KB081401

그 마음, 예술로 위로할게요

일러두기

1. 주석(*)은 각주 처리했습니다.

2. 책의 제목은 《 》로 표시하고, 노래·잡지·논문 등의 제목은 〈 〉로 표시했습니다.

3. 정확한 의미 전달을 위해 필요한 경우 한자나 영어를 병기했습니다.

4. 흔히 쓰이는 보건의료 분야의 용어들 일부에서는 띄어쓰기 원칙을 엄격하게 적용하지 않았습니다.

5. 이 책에 등장하는 사람들에게 〈정보제공동의서〉를 받았습니다. 단, 이름은 모두 가명이며 나이와 구체적인 상황 등은 부분적으로 각색이 이루어졌음을 밝힙니다.

6. 사진 속 아동은 모두 대역이며 명지병원 하나린 직장 어린이집 7세 아동들입니다.

COAH 예술치유센터
The Center of Arts & Healing

그 마음,
예술로 위로할게요

명지병원 예술치유센터 지음

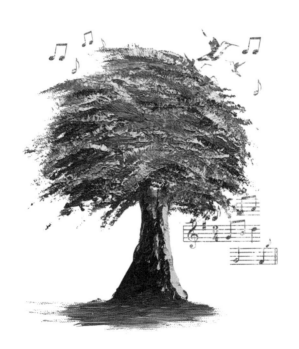

" 예술치료 현장의 기록 "

힐링앤북

예술치유는 곧 공감이다

21년 전 IMF 사태로 온 나라가 흔들거리고 있을 때, 파산한 병원을 인수해 인천사랑병원으로 개원하면서 내가 시도했던 최초의 혁신 작업은 바로 병원 로비에 무대를 만드는 것이었다. 무대 크기는 작았지만 조명장치가 천장에 설치되었고, 음향시설과 함께 한쪽에는 기증받은 그랜드 피아노가 놓여졌다. 그리고 대한민국 최초의 병원 로비음악회인 '인천사랑 가족의 밤' 행사가 시작되었다.

행사는 매달 개최되었는데 처음에는 외부에서 초청된 뮤지션들이 '열린음악회' 형식으로 무대를 꾸미고 진행했지만, 나중에는 소위 '전국노래자랑' 포맷으로 바뀌어 환자나 보호자 또는 지역주민들이 직접 무대에 출연했다. 라이브밴드 반주도 곁들여졌으며, 마지막 순서에는 섭외된 현역 가수들이 출연했다. 송대관, 태진아, 현숙, 조항조 등 웬만한 유명 트로트 가수들은 한 번쯤 다 다녀갔고, 윤형주, 임지훈 등 포크가수들도 재능기부 차원에서 기꺼이 출연해주었다.

병원 무대에서 음악회를, 그것도 환자와 가족들이 직접 출연해 의료진과 환자가 같이 노래 부르는 음악회는 당연히 장안의 화제가 되었고 뉴스에도 여러 번 소개되었다. 당시 IMF 사태 이후 한국의 의료 현황을 취재하던 아시안 월스트리트저널에서는 전면 특집으로 〈A Dose of Love may Revive Suffering Korean Hospitals〉라는 제목하에 인천사랑병원의 혁신적 실험이 어려움에 처한 한국의 병원들에게 새로운 비전이 될 것이라고 보도했다.

명지병원에 예술치유센터가 독립 조직으로 출범한 것은 2011년이

4

었다. 다양한 예술 프로그램을 병원문화 혁신과 환자중심의 치유 환경으로 접목하고자 노력해왔던 앞선 10여 년의 노력이 결실을 맺어 하나의 완성된 조직체로 구현된 것이다. 병원 내 예술 활동이 일회적인 행사나 환자들의 정서 함양 수준에 그치는 차원을 넘어, 본격적으로 음악과 예술을 의료와 환자케어에 접목하고자 했다. 더 나아가 예술치유 프로그램이 단지 임상치료의 보조처방 도구 중 하나로 머무르는 것이 아닌, 당당히 임상치료의 한 요소로 참여해 다학제적 치유 프로그램으로 승화시키는 것을 목표로 하였다.

처음의 우리 의도는 거창하고 대담했지만 사실 전범이 될 만한 게 전혀 없었다. 국내에서는 이러한 시도가 사실상 처음이었고 해외에서도 우리가 베껴올 만한 통합 프로그램이 온전히 구현된 곳을 찾기 힘들었다. 하지만 클리블랜드 클리닉의 예술치유연구소나 미국의 몇몇 어린이 병원들에서 행하는 프로그램들이 큰 자극이 되었다. 어차피 한국적 프로그램을 창의적으로 만들어야 했고, 더욱이 건강보험 등에서 재정적으로 보조받을 수도 없는 구조였으니 병원에서 환자들에게 덤으로 제공하는 프로그램으로 시작할 수밖에 없었다. 그뿐만 아니라 전문 인력을 찾고 채용하기도 쉽지 않았으며, 병원에서의 실전 경험이 있는 사람은 거의 없다시피 했다.

하지만 초기에 무엇보다 어려웠던 건 의료진, 특히 의사들이 예술치유 프로그램에 대해 그리 호의적이지 않았던 일이다. 왜 자기 환자들을 끌어들여서 귀찮게 하느냐는 불평부터 이러한 프로그램이 과연

의학적 근거가 있느냐는 편견 섞인 불만들이 속출하였다. 초기 몇 년이 지나 실증적인 효과와 임상자료를 얻기까지 예술치유센터에서 일하는 사람들에게는 상당한 끈기와 인내가 요구되었다. 그런 의미에서 암 환자나 정신과 환자들뿐만 아니라 발달장애가 있는 소아재활 분야나 치매 환자 치료에서 거둔 실적과 임상적 성과는 분명 명지병원 예술치유센터의 자랑거리가 아닐 수 없다.

뿐만 아니라 이제는 직원 대상의 리질리언스resilience 프로그램에서도 예술치유가 가장 핵심 프로그램이 되었고, 백세총명학교 사례에서 볼 수 있듯이 지역사회 조기 치매재활치료에서도 예술치유 프로그램이 메인으로 자리 잡았다. 이미 4개 분야(음악, 미술, 연극, 무용동작)에서 8명의 풀타임 치료사들과 10여 명의 파트타임 치료사들이 일하고 있으며, 연간 200여 회 로비음악회, 60여 회의 힐링콘서트, 매년 5월이면 일주일 동안 개최되는 유일무이한 '예술치유 페스티벌'에 이르기까지, 그 활동의 폭과 양은 세계적 수준을 자랑한다.

이러한 성과를 일궈내는 데 가장 결정적인 역할을 수행한 장본인은 처음부터 이 센터를 설립하고 이끌어온 이소영 센터장이다. 불모지나 다름없는 병원 현장에서의 예술치유 영역을 스스로 개척하고 주변 인맥과 사회적 자원을 총동원하여 명지병원을 예술치유의 메카로 만들어낸 이소영 센터장의 열정과 집념에 찬사를 보낸다. 특히 한국적 특성을 반영한 창의적 프로그램을 만들고 깐깐한 의료진과 교류하면서 통합적 프로그램과 다학제 시스템을 완성한 것은 정말 큰 업적이다.

나는 예술치유의 본질과 핵심이 결코 예술적 기교나 치유의 방법론에 있지 않다고 생각한다. 거꾸로 의학적 요소에 왜 예술치유가 접목되어야 하는지 묻는다면 그것은 아직까지도 환자를 대하고 치료하는 임상의 전 과정에 환자와의 정서적 공감과 전인격적인 접근이 부재하거나 부족하기 때문이라고 답하고 싶다. 따라서 예술치유 프로그램 자체의 의학적 치료 효과도 점점 더 발전하겠지만, 더욱 중요하게는 환자중심의 의료와 전인격적인 치유 환경을 만들어가려는 시도와 노력이 전면화되고, 그 한가운데에서 예술치유 프로그램이 효과적인 역할을 하기를 바라는 것이다.

명지병원이 귀감이 되어 우리나라의 모든 병원에서 예술치유가 보편화되고 대유행하기를 희망한다. 앞으로 명지병원과 그룹 산하의 모든 의료기관에서는 음악과 예술적 향기가 환자중심의 전인격적 치유와 어우러져서 미래 병원문화의 전범으로 자리 잡기 위해 더욱 노력할 것이다.

다시 한번 이소영 센터장을 비롯한 명지병원 예술치유센터 관계자들에게 치하를 드린다.

2019년 5월
명지의료재단 이사장
이 왕 준

세상 어디에도 없는

바람 거센 고단한 길 위에
우리가 집 하나 지어놓으면
새들이 와서 살아주겠지

우리 명지병원에는 '세상 어디에도 없는' 것들이 많다. 그중 하나가 병원가歌이다. 교가 없는 학교는 없지만, 원가 있는 병원은 들어본 적이 없다. 병원가 제목은 〈길과 집〉*이다. 길 위에 집 하나를 짓겠다는 의미로, 마지막 구절은 다음의 가사로 끝을 맺는다.

이 세상 온갖 근심과 걱정을
우리가 모두 짐 질 수 없지만
막으리라 없게 하리라
병든 서러움 서러운 아픔

모래처럼 팍팍한 이 세상, 아프면 더 서러운 길. 그 길에서 갈 곳 몰라 하는 사람들에게 병들어 서러운 마음만은 없도록 병원이 길 위의 집이 되겠다는 것이다. 매월 화요일 아침이면 우리는 이 노래를 부르

---

* 노혜경 작사, 이건용 작곡.

며 전 직원 월례조회를 시작한다.

국내 종합병원 내 통합예술치유센터로 소개되는 우리 센터 역시 '세상 어디에도 없는' 부서이다. 병원가에서 노래하는 '길 위의 집'에 '꽃밭' 같은 특별한 공간을 꿈꾸며 2011년에 개소하였다.

새삼 벤치마킹을 할 만한 롤모델이 없어 고심했던 개소 당시 상황이 떠오른다. 당시에도 특정과(재활의학과 혹은 정신과)를 중심으로 미술치료나 음악치료 등 한 치료에 한정해서 시행하는 작은 규모의 병원들이 있긴 했다. 그러나 국내 병원에서뿐만 아니라 해외 병원에서도 대학병원 규모에서 음악치료, 미술치료, 연극치료, 무용동작치료를 모두 포괄하여 의료진들과 다학제적인 협업이 유기적으로 이루어지고 있는 곳을 찾기란 쉽지 않았다. 어느덧 9년의 세월이 흐르며 예술치유센터는 '세상 어디에도 없는' 유일한the only one 센터로서 병원의 혁신 아이템 중 하나로 자리 잡았다. 그러는 사이에 암, 치매, 뇌졸중, 발달장애, 각종 사고와 폭력으로 인한 외상 후 스트레스 장애, 우울 및 불안장애 등 다양한 정신적·신체적 질병으로 병원을 찾는 많은 환우들이 예술치유센터에서 개별 및 집단 프로그램을 이용하였다.

고된 일상 가운데서도 우리 치료사들은 참 행복한 사람들이다. 환우들의 다양한 사연만큼이나 무지갯빛 다채로운 경험과 감동을 매일의 일상에서 접하기 때문이다. 그리고 그 돌봄과 감동의 중심에는 '예술경험'이 존재한다. 여기서는 특별한 예술적 소양을 갖추지 않았거나 교육을 받지 않은 누구라도 예술가로 변신할 수 있다. 예술치료실은 단순히 치료만 하는 곳이 아니라 환우들이 연극배우, 무용가, 화가, 음악가로 변신하는 마법 같은 공간이다. 또 한편으로는 즐거운 놀이터이자 따뜻한 쉼터가 되기도 한다.

예술치유센터의 모든 치료는 다학제적 팀워크를 기반으로 이루어진다. 예술치유센터에서 일하는 음악치료사, 미술치료사, 연극치료사, 무용동작치료사 간의 협업은 물론, 의료진 중에는 신경과, 재활의학과, 정신건강의학과 교수진과 재활치료사, 간호사, 사회복지사 등이 참여하는 단단한 네트워크에 기초한다. EMR(전자의무기록)을 기반으로 환우의 정보를 공유하고 처방과 진단이 이루어지며 예술치료 기록지가 작성된다. 이는 정례화된 케이스 컨퍼런스나 다학제 회의를 통해 체계적인 의료시스템의 하나로 구축되었으며, 그 결과는 담당 의료진 간에 열람될 뿐만 아니라 공동연구 자료로 활용되고 있다.

이 책은 이러한 다학제적 협업에 기반한 통합적 예술치료 프로그램을 운영하면서 우리 센터의 치료사들이 경험하고 축적한 치유와 감동 스토리를 모은 것이다. 제목 그대로 각종 질병과 그에 따른 마음의 상처로 힘들어하는 내담자들이 예술치료를 통해 어떤 위로와 치유를 경험했는지, 또 그 과정에서 치료사들 스스로는 어떤 감동과 변화를 겪었는지에 관한 이야기다. 이렇듯, 예술치료를 통해 치료사와 환우들의 삶과 일상이 어떻게 변화되고 정신적·신체적 건강이 어떻게 회복되었는지, 그 과정과 결과를 독자들과 널리 공유하고자 이 책을 펴낸다. 전문적으로 글을 쓰는 사람들이 아닌, 치료를 업으로 하는 치료사들의 글이어서 매끈하지는 않지만 치열한 치료 현장을 따뜻한 사랑의 시선으로 과장 없이 투명하게 그려내고자 했다.

　이 책은 크게 5장으로 이루어진다. 1장과 2장은 우리 센터의 치료 사례와 환우들의 사연을 모은 이야기다. 다양한 모습으로 찾아온 환우들 한 사람, 한 사람의 삶과 주된 치료 이슈, 치료 과정과 그 결과를 담아내고자 했으며 1장은 성인, 2장은 아동의 이야기로 나누어 구성했다. 특히 비슷한 질병이나 증상을 앓는 환우들과 보호자들에게 도움이 되었으면 하는 바람으로 글을 묶었다. 3장은 예술치유센터 치료사 자신들의 이야기다. 어떤 과정과 경로로 예술치료사가 되었는지, 예술치료가 자신을 어떻게 변화시키고 어떠한 감동을 선사했는지를 진솔하게 담아냈다. 4장에서는 예술치료를 잘 모르는 일반 독자들이 이해하기 쉽도록 음악치료, 미술치료, 연극치료, 무용동작치료 전반에 대해 설명하고 소개한다. 예술치료사를 꿈꾸는 이들이 좀 더 구체적인 상을 그릴 수 있도록 구성하였다. 5장은 예술치유센터 미술치료 시간에 환우들이 작업한 미술작품과 미술치료사의 작품으로 구성되어 있다. 작품 하나하나에 환우들의 사연과 치료사들의 수고가 스며들어 있다. 우리는 예술치유센터를 찾는 환우들을 위해 그간 응축된 많은 사람들의 땀과 수고를 이 책을 통해 빙산의 일각이나마 알리고자 하였다.

먼저 병원 내 '세상 어디에도 없는' 특별한 예술치유센터를 만들기로 결심하고 실행에 옮긴 이왕준 이사장과, 예술치유센터 활동을 치료의 일환으로 믿고 다학제적인 연계와 협업을 아끼지 않은 의료진들, 힐링콘서트와 같은 센터의 각종 행사에 도움을 준 행정팀과 류혜원 선생을 비롯한 직원들에게 감사를 드린다. 이 책의 출간을 맡아 수고해준 청년의사 박재영 주간을 비롯한 출판편집팀과 책의 출간을 위해 밤낮으로 수고를 아끼지 않은 음악치료사 주지은 선생에게 특별한 고마움을 전한다. 또한 날개 없는 천사처럼 한결같은 돌봄으로 환우들을 섬겨왔고 귀한 글을 제공해준 예술치료사 선생님들과 추천의 글을 흔쾌히 수락해준 최병철, 박미리 교수에게도 감사를 드린다. 마지막으로 명지병원의 예술치료 프로그램에 참여하며 우리 치료사들에게 한결같은 믿음과 격려, 사랑을 보내준 환우들과 보호자들에게 고개 숙여 감사 인사를 드린다. 우리는 이들을 치료하면서 치유받았다.

예술로 그들을 위로하면서 결국 우리가 위로받았다. 이 책은 환우들과 함께 성장하며 만든 것이다. 우리 센터에 발걸음하는 모든 환우들과 보호자들에게 이 책을 바친다.

2019년 5월
명지병원 예술치유센터장
이 소 영

축 하 의 글

국내 예술치료의 새로운 역사

《그 마음, 예술로 위로할게요》의 발간을 축하합니다. 2011년 9월 20일, 명지병원 예술치유센터가 개소한 이래 벌써 9년이 되었습니다. 개소식에서 축사를 한 기억이 엊그제 같은데 세월이 그렇게 흘렀다니 꿈만 같습니다. 지난 시간의 치료 과정을 책으로 담아내어 감동을 나눈다고 하니 또한 기쁩니다.

대학병원에 소속된 예술치유센터는 소아 및 성인재활, 정신질환, 암, 치매 등 다양한 질병을 가진 환우들과 함께 국내 예술치료의 새로운 역사를 만들어내고 있습니다. 9년의 시간이 흐르는 동안 의학적인 기반 위에 음악치료, 미술치료, 연극치료, 무용동작치료를 시행하는 유일한 기관이 되었습니다. 나아가 다학제적인 컨퍼런스와 임상이 바탕이 되는 연구들을 통해 예술치료가 추구해야 하는 길을 잘 제시하고 있습니다.

이 책은 환우들과 보호자들은 물론, 치료사를 꿈꾸는 이들에게도 도움이 될 것입니다. 1장 '상한 영혼을 위하여'와 2장 '너는 특별하단다'는 다양한 환우들을 대상으로 치료하는 의미 있는 순간들에 대한 내용입니다. 3장 '치료사, 예술로 치유하고 치유받다'는 치료사들의 에세이입니다. 4장 '예술치료 엿보기'는 치료에 대한 이론적인 설명이며, 마지막 5장 '마음의 소리를 보다'에서는 미술치료를 경험한 환우들과 미술치료사의 작품을 감상할 수 있습니다.

앞으로도 더욱 뿌리내리며 성장해나갈 명지병원 예술치유센터의 무궁한 발전을 기원합니다!

2019년 5월
(사)한국음악치료학회장
숙명여자대학교 음악치료대학원 명예교수
최 병 철

축하의 글

새로운 길 위, 아름다운 발자취

명지병원 예술치유센터가 처음 문 열었던 날, 예술치료 전문가들과 함께 색색의 리본을 자르던 기억이 마치 어제처럼 생생합니다. '세상 어디에도 없는' 귀한 센터가 출범하는 현장을 지켜보면서 우리는 참으로 설레고 감격하였습니다. 국내 굴지의 종합병원에 마침내 예술치료가 자리하게 되다니! 그것은 오랜 꿈이 실현되는 순간이었습니다.

이후 9년이라는 시간이 흐르는 동안 예술치유센터가 어떻게 눈부시게 발전하였는지 이 책을 통해 확인하면서 새삼스럽게 기쁨과 감동을 느낍니다. 이 책은 단순히 여러 증상의 환우들이 예술치료를 통해 치유되고 회복한 작업을 기록하는 데 그치지 않습니다. 여기에는 예술치료에 대한 다각적이면서도 깊이 있는 사색과 통찰이 담겨 있습니다.

먼저, 예술치료사들이 환우들과 만나 각각의 고유한 예술 매체를 어떻게 사용하여 치유와 회복을 이루는지 꼼꼼하게 기록함으로써 예술치료에 대한 전반적인 이해를 돕습니다. 그리고 예술치료 작업 현장에서 치료사와 환우가 어떻게 참 만남을 경험했는지 진솔하게 서술합니다. 이 과정에서 치료사 스스로 자신을 성찰하는 것이 얼마나 중요한지, 그것이 때로는 얼마나 처절하고 고통스러운 일인지 고백합니다. 또한 이를 통해 어렵고 힘든 일을 감당할 수 있는 겸허함과 용기를 얻게 됨을, 그래서 이 길이 행복하고 아름다운 것임을 밝힙니다. 이

모든 것은 결국 '보이지 않는 것을 보게 하는' 예술이 바로 치열한 우리 삶에 함께 있기 때문임을 깨닫게 합니다.

　이 책은 세계 유일의 예술치유센터 치료사들이 흘린 땀과 눈물의 결실입니다. 결코 길지 않은 시간 동안 이러한 성과를 이루었다는 것이 놀랍기만 합니다. 무엇보다 선두에서 그 무게를 기꺼이 감당해온 이소영 센터장님의 노고에 감사드립니다. 예술치료라는 새 길 위에서 사람이 꽃보다 아름다움을 실천하고 보여주신 여러분 모두 수고하셨습니다. 우리는 예술치료의 길이 아직도 멀고 험하다는 것을 잘 알고 있습니다. 앞으로도 지금처럼, 날마다 새롭게 힘을 얻고 더욱 아름다운 발자취를 남기기를 기대합니다.
　이 책의 출간을 진심으로 축하합니다!

2019년 새 봄을 맞으며
용인대학교 연극치료학과 교수
박 미 리

목차

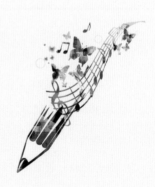

1장

상한 영혼을 위하여

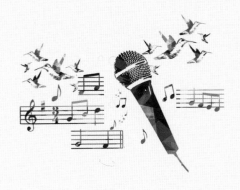

2장

너는 특별하단다

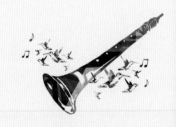

1장
상한 영혼을 위하여

나비가 되어 훨훨 날기를
가정폭력 피해 여성

이소영 음악치료사

"밤마다 많이
무서웠을 텐데"

7살, 4살의 두 아들을 둔 수정 씨는 여느 가정폭력 피해 여성보다 더 극심한 불안과 우울에 시달리고 있었다. 자존감이 낮아 예쁘장한 얼굴인데도 모자로 얼굴의 반을 가렸고, 50킬로그램도 안 되어 보이는데 하체 비만이라며 헐렁한 바지를 입고 있었다. 나는 치료에 앞서 그녀의 이야기를 들어보았다.

수정 씨는 고등학교 졸업 후 들어간 회사 근처에서 혼자 자취했다. 그런데 어느 날부터인가 같은 회사에 다니는 남자가 자주 찾아오더니 아예 눌러앉으면서 원치 않는 동거가 시작되었다. 동거남의 음주와 폭력은 일상적이었고 수정 씨가 첫 아이를 출산한 후에는 강도가 더 세졌다.

동거남은 알코올 중독과 함께 우울증도 심했다. 집에 불도 켜지 못하게 하고 온종일 방안에만 누워 있었다. 때문에 집 안에는 항상 어둡고 음습한 기운이 가득했다. 인내심의 한계를 느낀 수정 씨는 몰래 아이들을 데리고 나와 지금은 자립을 준비하고 있다고 했다.

◦—◦

　치료 초기, 수정 씨는 동거남에게 자신의 거주지가 발각될까 봐 두려워했다. 또 장기간의 폭력과 학대로 인하여 무기력이 일상화된 그녀는 자신의 감정을 표현하는 것에 매우 위축되어 있었다. 그녀가 느끼는 공포와 두려움도 문제였지만, 치료사인 나에게는 수정 씨 스스로 무능력하고 쓸모없다는 부정적인 자기 인식이 더 큰 치료 이슈로 다가왔다. 〈너는 아름답다〉*를 들려주어도 그녀는 전혀 공감하지 못하고 자기가 '뚱뚱하고 못났다'고만 확신했다. 수정 씨 자신에게 느끼는 긍정적인 이미지를 물어보자 하나도 없다고 단호하게 대답했고 엄마로서도 부족함을 많이 느끼고 있었다. 나는 수정 씨가 왜 이렇게까지 왜곡된 자아상을 가지게 되었고 자존감도 낮은지 궁금했다. 동거남의 오랜 학대로 인해 위축된 것임은 틀림없지만 좀 더 근본적인 이유가 있지 않을까 생각했다.
　하루는 수정 씨에게 〈세상의 아름다운 것들〉**을 들려주고 떠오르는 시절을 그림으로 표현하게 했다. 그녀는 교복을 입고 살짝 미소 띤 여학

---

* 이은미 작사, 윤일상 작곡.
** 구본웅 작사·작곡.

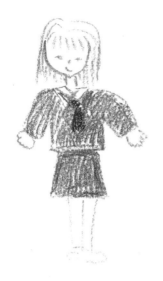

수정 씨의 여고 시절 자화상

생의 모습을 그렸다. 17살의 여고생 수정이를 그린 자화상이었다.

수정 씨에게 고등학교 1학년 시절은 유일하게 아름답게 기억되는 때였다. 가족들이 수정 씨에게 신경 써주고 관심을 가져주었던 시절이었기 때문이다. 특히 유일하게 의지하던 큰오빠가 결혼한 후 소원해졌던 관계에서 벗어나, 자신에게 신경을 많이 써주어서 좋았다고 했다. 수정 씨에게는 할머니와 아버지, 어머니, 두 오빠가 있었는데 그녀는 마치 큰오빠만 가족인 것처럼 말했다. 나는 수정 씨의 성장 과정과 결혼 전 가족 관계가 더욱 궁금해졌다.

수정 씨는 초등학교 시절부터 중학교를 졸업할 때까지 부모님과 살지 않고 옆 도시에서 할머니와 오빠들과 함께 살았다고 했다. 그런데 오빠들이 학교를 졸업하고 결혼하면서 집에는 할머니와 중학교 3학년이 된 수정 씨, 둘만 남게 되었단다. 얼마 되지 않아 할머니는 그녀를 남겨둔 채 본가로 돌아갔다. 가족들이 자기를 왜 홀로 방치하는지 이해되지 않았지만 수정 씨는 학교 친구들을 의지하며 1년을 버텼다.

우리는 잠시 이야기를 중단하고 중학교 3학년인 수정이에게 편지 쓰는 시간을 가졌다.

> 수정아, 밤마다 많이 무서웠을 텐데
> 잘 참고 견디며 학교생활 잘해줘서 정말 고마워.
> 졸업식 날 아빠가 데리러 와서 집으로 돌아갈 때
> 친구들과 헤어지는 게 싫어 많이 울기도 했는데….
> 참 대견스럽구나.

수정 씨로서는 난생처음 해보는 셀프 칭찬이자 위로였다.

고등학교는 부모님 집에서 다녔지만 그녀는 혼자 살던 시절이 그리웠다. 한집에서 겪는 엄마의 철저한 무관심은 그녀를 더 힘들고 외롭게 했다. 그러고 보니 엄마는 학교에 단 한 번도 온 적이 없었다. 입학식이나 졸업식같이 중요한 행사에도 오지 않았고 등교 전 제때 아침 식사를 챙겨준 적도, 점심 도시락을 싸준 적도 없었다. 종일 굶은 뒤 야간자율학습을 마치고 집에 와 첫 끼니를 스스로 챙겨 먹는 일이 다반사였다.

참다못해 고2 때 수정 씨는 처음으로 엄마에게 따져 물었다. 어떻게 나한테 이럴 수가 있냐고. 당신이 친엄마인지조차 의심스럽다고.

미안하다는 말을 기대했지만 뜻밖의 답이 날아왔다.

"그래. 난 네 친엄마가 아니야."

설마 했는데 청천벽력 같았다.

"알고 보니 저는 3살 때 보육원에서 데려온 입양아였어요."

수정 씨 아버지는 어느 날 친구 따라 방문한 보육원에서 혼자 울고 있는 여자아이를 발견하고 집으로 데려왔다. 아들 둘 낳고 평범하지만 부족함 없이 살던 엄마는 남편이 갑자기 데려온 여자아이가 부담스럽기만 했다. 아이가 살갑게 애교 부려도 시원찮은데, 낯가림 심하고 새침하다 못해 툭하면 울기나 하니 정이 가지 않았다. 설상가상으로 동네에서는 남편이 바깥에서 바람피워 아이를 데려왔다며 수군거렸다. 난감하던 차에 마침 아들 둘이 옆 도시 학교에 다니게 되자 살림을 붙여 입양 딸도 함께 보내버린 것이었다. 한 번도 제대로 정을 준 적 없는 아이가 고등학생이 되어 집에 돌아오니 엄마는 껄끄럽기만 했다.

자신이 입양아라는 사실을 알게 된 수정 씨는 가족들에게 어떤 기대도 할 수 없다는 걸 깨달았다. 결국 대학 가는 걸 포기하고 졸업과 함께 독립을 결심했다. 무엇보다 입양되었다는 사실이 수치스럽고 창피했다. 태어날 때부터 버림받았다는 것이 지금 가족들의 무관심보다 훨씬 더 아프게 다가왔다. 오빠들에게도 이 사실을 말하지 못하고 졸업과 동시에 집을 나왔다. 그리고 지금의 동거남을 만났다.

큰아이를 낳고 나니 얼굴도 모르는 생모 생각이 간절해졌다. '나를 낳은 엄마도 이렇게 배 아파서 힘들게 낳았겠지? 그런데 무슨 사정으로 나를 버렸을까…'

수정 씨의 라이프 스토리는 듣는 것만으로도 마음이 참 아팠다. 그동안 봐왔던 가정폭력 피해 여성 중에 가장 기구했다. 수정 씨의 극도로 낮은 자존감이 비로소 이해되었다. 부모로부터, 아니 세상으로부터 버림받은 존재, 사랑받지 못하는 존재로 살아온 그녀가 스스로를 사랑할 원천이 있을 리 만무했다.

이런 그녀에게 무슨 음악이 힘이 될 수 있을까…. 음악이 굿 이너프 마더*가 될 수 있도록 나는 마음을 다잡고 온 힘을 다하여 키보드 즉흥 연주를 통해 그녀를 지지하고 위로해주었다. 그리고 〈넌 할 수 있어〉**를 들려주었다.

가위로 오려낸 것처럼 다 지난 일이야

후회하지 않는다면 소중하게 간직해

언젠가 웃으며 말할 수 있을 때까지

너를 둘러싼 그 모든 이유가

견딜 수 없이 너무 힘들다 해도 (중략)

수정 씨 자신에게 가장 비밀스럽고 수치스럽게 느껴지는 출생 이야기가 나온 후 치료사와 굳건한 치료 동맹***이 형성되고 나니 치료는 급격하게 진행되었다. 무엇보다 수정 씨의 낮은 자존감을 높이기 위해서 그간

---

* 굿 이너프 마더(good enough mother)란 심리학 용어로 유아에게 최적의 편안함과 위안을 주는 어머니, 즉 '충분히 좋은 어머니'를 뜻한다. 아이가 원하는 것을 적기에 적절하게 제공하며 아이가 좌절, 공격성, 상실을 경험할 때 계속적으로 공감해주고 안아주는 환경이 되어 든든한 지지를 제공해주는 어머니이다. 음악치료에서는 치료사뿐만 아니라 음악 그 자체도 굿 이너프 마더로서 내담자의 상처를 보듬고 안아주는 역할을 할 수 있다.

** 강산에 작사, 홍성수 작곡.

*** 치료 동맹은 치료 과정에서 치료사와 환자가 협력하고 협동하는 관계를 가리킨다.

가족들로부터 받지 못한 사랑을 그녀 스스로에게 줄 필요성을 절감했다. 나는 수정 씨에게 한 주 동안 매일 한 가지씩 자신이 잘한 일을 생각하고 칭찬해줄 것을 과제로 내주었다. 또한 이루고 싶은 소원을 버킷리스트로 작성할 것도 권유했다.

회기가 거듭될수록 그녀 스스로 칭찬하는 횟수가 하나둘씩 늘기 시작했고 외모에도 조금씩 변화가 나타났다. 더 이상 모자로 얼굴을 가리지 않았고, 가지런히 넘긴 머리와 화장으로 생기 있어 보였다. 헐렁한 바지 대신 치마를 입고 오는 날도 생겼다.

외모만큼이나 수정 씨의 즉흥연주도 변화를 거듭했다. 즉흥연주는 내담자의 심리를 악기 연주로 표현하게 하는 음악치료의 한 방법이다. 치료 초기, 치료사인 내가 동거남이 주로 썼던 "조용히 해"라는 말과 함께 연주를 시도했을 때 수정 씨는 연주하지 않고 가만히 있었다. 내 연주 소리가 부드러워진 후에야 작은 소리로 북을 조금 두드렸다. 북이 동거남처럼 느껴지니 무서워서 큰 소리를 내기 어려웠던 것이다. 그런데 치료가 중반에 접어들면서 수정 씨의 북소리가 조금씩 커지고 강해졌다. 그녀의 이너보이스inner voice, 즉 내면의 목소리가 점차 또렷해짐을 알 수 있었다.

치료가 진행되면서 외모나 음악의 변화만큼이나 부정적인 자아 인식에도 드라마틱한 변화가 발견되었다. 수정 씨 스스로 나도 잘할 수 있다고, 사랑스럽다고 느끼기 시작한 것이다. 또한 자신만의 시간을 가지려고 노력하기도 했다. 가사 도우미 일을 그만두고 학원에 등록해 자격증을 준비하면서 좀 더 전문적이고 안정적인 직업을 갖겠다는 포부도 세웠다. 아이를 양육하면서 겪는 어려움을 적극적으로 해결하기 위해 부모 교육도 받기 시작했다. 자기 자신에 대한 인식의 변화는 글로도 분명히 표현되었다.

나는 센스가 있다.
나는 무엇이든 부딪히면 잘할 수 있다.
나는 젊고 예쁘다.

나비는 알에서 애벌레가 되고 번데기를 거쳐 아름다운 모습을 가지게 된다. 수정 씨에게는 어린 시절부터 30대인 지금까지 아프고 힘든 일들이 무척이나 많았지만 알이었던 시절, 애벌레였던 시절, 번데기였던 시절을 다 지나 이제 아름다운 나비가 되어 훨훨 날아다녔으면 좋겠다.

나의 클로버*

엄마는 수아, 정아 곁에 있어 행복해
같이 게임하고 책 읽을 때 행복해

수아가 학교생활 잘하고
친구들과 잘 놀고
시험 성적 좋을 때 행복해

정아가 유치원에서 잘 지내고
칭찬받을 때 행복해

우리 모두 안 아프고 건강하게
서로 바라보고 밝게 웃을 때 행복해

수아야 사랑해, 정아야 사랑해
나의 클로버, 사랑해

---

* 수정 씨의 '치료적 노래 만들기' 활동 중에 나온 노랫말이다. 치료적 노래 만들기는 음악치료 중에 환우 스스로 작사·작곡하고 불러보면서 자기표현을 증대하고 삶에 대한 통찰력과 미적 성취감을 증가시키는 효과가 있다. 수정 씨는 브레인스토밍 과정에서 두 딸을 자신에게 희망과 행운을 가져다주는 네잎클로버에 비유하는 시를 써왔다. 우리를 이를 채택하여 노래로 완성했다.

멈춘 시간과 입맞춤
외상 후 스트레스 장애 환우

이소영 음악치료사

> "모든 게
>
> 나 때문이에요!"

동화 〈잠자는 숲속의 공주〉에서는 공주가 마법에 걸려 잠든 사이 다른 모든 사람의 시간도 함께 멈춘다. 이렇게 멈춘 시간은 삶이 정지된, 죽은 시간이다. 죽은 이에게 시간은 흐르지 않기 때문이다.

그러나 때로는 살아 있는 사람들에게도 시간은 멈출 수 있다. 특히 불의의 사고로 사랑하는 사람을 잃은 이들은 떠나버린 이의 시간 속에 함께 갇힌다.

해마루*에 입원 중인 30대 초반 현미 씨는 터미널 화재로 이모를 잃

---

* 해마루는 '밝고 따스한 햇살이 비치는 언덕'이라는 뜻으로 조현병, 우울증, 기분조절장애 등 정신건강의학과 환우들을 위한 공간이다. 반개방형 병동으로 되어 있으며 쇠창살과 감금 및 편견이 없는 것이 특징이다. 음악치료와 미술치료 등 예술치료가 진행되고 있다.

은 외상 후 스트레스 장애** 환우다. 화재 이후 회사 측으로부터 신속한 보상이 이루어지고 장례도 치러졌다. 피해 유가족들은 뿔뿔이 흩어졌고 화재 원인과 그 책임자를 가리는 재판은 공허하게 진행되고 있었다. 바뀌지 않는 거리의 풍경처럼 세상은 여전히 일상의 시간 속에 잘 돌아가는 듯했다.

오로지 현미 씨에게만 그날을 기점으로 더 이상 시간이 흐르지 않는다.

••

음악치료 첫 시간, 창백한 얼굴과 불안한 눈빛으로 나를 쳐다보던 현미 씨는 치료실 문을 닫지 못하게 하고 비상문부터 확인했다. 나는 극도로 긴장한 현미 씨의 심신을 이완하기 위해 편안한 음악을 들려주었다. 눈을 감게 하고 심호흡을 유도했다. 하지만 그녀는 불안과 공포로 눈을 감지 못했고 심호흡에 집중하지도 못했다.

다행히 음악치료가 진행되면서 상당한 라포***가 형성되었고 치료 동맹도 잘 이루어져 안정적으로 치료가 진행되는 듯했다. 그러나 그사이에도 현미 씨는 매캐한 냄새와 함께 불길이 자신을 삼키는 것 같다며 발작을 일으키는 등 환각, 해리, 공황발작 증세로 치료가 중단되는 상황이 반복되었다.

한 달이 지나니 그녀의 몸무게가 급속히 늘었다. "먹어도 먹어도 배가

** 외상 후 스트레스 장애(post traumatic stress disorder)는 충격적인 사건을 경험한 사람에게 발생할 수 있는 정신 및 신체 증상들로 이루어진 증후군을 일컫는다.

*** 라포(rapport)는 사람과 사람 사이의 상호신뢰 관계를 말하는 심리학 용어이다.

고파요." 슬픔이 허기로 치환된 것일까…. 직계 가족도 아닌 이모를 잃은 슬픔과 고통이 이렇게 클 수 있을까?

어느 날, 나는 현미 씨를 짓누르는 고통의 진짜 이유를 알게 되었다.

"사실 이모는 나 때문에 돌아가신 거예요."

현미 씨는 비밀을 말하듯이 조심스럽게 말문을 열었다.

"내가 죽인 거나 다름없어요."

"왜 그렇게 생각하세요?"

그녀는 어렵사리 말을 이어갔다.

"불이 나고 엄마와 함께 터미널 바깥으로 피하면서 화장실에 있는 이모와 통화했어요. 제가 이모를 구하러 갈 테니까 기다리라고 했어요."

현미 씨는 흐느끼기 시작했다.

"이모는 나를 기다리느라 빠져나오지 못했던 건지도 몰라요."

이제 울음은 걷잡을 수 없었다.

"이모를 구하러 터미널로 다시 들어가려다 제지당하고 나왔을 때 어머니가 물으셨어요."

어머니의 말이 비수처럼 그녀 가슴에 박혀버렸다.

—왜 혼자 나왔니? 이모는 어떡하고?

이모의 생사를 확인하려는 걱정스러운 물음이었지만, 그녀에겐 책망과 비난처럼 들렸다.

"이모의 죽음은 현미 씨 탓이 아니에요. 그건 사고였어요."

"아니에요! 내가 같이 여행을 가자고만 하지 않았어도, 내가 기다리라고만 하지 않았어도 이모는 돌아가시지 않았을 거예요. 모든 게 다 나 때문이에요! 그때 어떻게든 찾으러 들어갔어야 했는데… 사람들이 지금 들어가면 죽는다고 만류하는 바람에….”

그랬다. 현미 씨는 이모의 죽음이 자신 때문이라는 엄청난 자책감과 죄의식에 사로잡혀 있었다. 더구나 현장에서 이모를 구하지 않고 혼자만 살아남았다는 전형적인 ‘생존자증후군’을 앓고 있었다.

현미 씨의 아픈 사연을 들었을 때였다. 아버지가 갑자기 돌아가신 뒤 심한 우울증을 겪던 어머니가 낮고 떨리는 목소리로 나에게 어렵사리 꺼냈던 말이 생각났다.

“내가 그날 집을 비우지만 않았더라면….”

그랬다. 우리 어머니를 몇 년이나 괴롭혀온 감정은 죄책감이었다. 아버지의 죽음을 막지 못한 책임이 본인에게 있지 않았나 하는…. 어머니는 자신을 옥죄던 “나 때문이 아닐까”라는 말을 입 밖으로 발설하는 데 무려 5년이 넘게 걸렸다.

“엄마! 아빠가 돌아가신 건 절대 엄마 탓이 아니에요. 건강했던 아빠의 죽음은 누구도 예측할 수 없었어요. 아빠의 운명이고 우리가 이해 못하는 하나님의 뜻이었다고 생각하세요.”

남편을 잃은 슬픔과 더불어 깊은 자책까지 하면서 어머니의 시간은 이렇게 5년 동안 멈추어 있었다. 불쌍한 우리 엄마….

아버지의 죽음에 자신의 책임이 일부 있는 건 아닐까 남몰래 힘들어했던 어머니와, 이모의 죽음을 자기 때문이라고 자책하는 현미 씨의 고통이 겹쳐져 보였다. 나도 모르게 울컥했다.

“저희 엄마는 부모님을 일찍 여의어서 이모가 단 하나뿐인 혈육이었어요. 이모는 엄마에게 부모나 다름없는 분이었어요. 그런 엄마 앞에서 내 슬픔과 고통을 표현할 수가 없어요."

현미 씨를 힘들게 했던 또 다른 요인이 있었다. 충분한 애도와 따뜻한 위로가 필요한 그녀였지만, 자기보다 더 힘들 어머니를 의식해서 슬픔을 밖으로 표현하지 못하고 속으로만 외롭게 사투를 벌이고 있었던 것이다. 평소에도 '심청이 신드롬'이란 단어가 떠오를 만큼 부모와 가족에 대한 책임 의식이 남달랐던 현미 씨였기에 가족들 앞에서 힘든 모습을 보이는 게 쉽지 않았다. 현미 씨의 그런 모습이 이번에는 나와 겹쳐졌다.

아버지를 갑자기 잃은 슬픔과 황망함이 나를 압도했지만 혼절하다시피 하는 어머니 앞에서, 일상으로 복귀해 돌봐야 하는 어린 두 아이 앞에서, 나는 마음껏 울거나 넋 놓고 있을 수 없었다. 아버지를 가슴에만 묻고 있다가 그로부터 10년 뒤, 정신분석치료를 받으며 아버지와의 갑작스러운 이별이 나에게 인생 최대의 '재난'이었음을 알게 되었다. 재난 당한 자에게 응당 필요한 애도와 위로가 충분하게 이루어지지 못했던 것이 지난 10년 동안 아버지 기일 전후로 반복되는 우울감의 원인이었음도 그때 알았다. 사흘 밤낮을 울고, 때늦은 나만의 장사를 치르며, 아버지를 비로소 내 맘속에서 보냈던 과정이 그녀에게도 필요해 보였다.

적절한 시기에 충분한 애도와 위로가 이루어지지 못해서 멈춘 시간을 붙들며 오늘을 살지 못하는 사람들. 그들에게 단지 시간이 흘렀다는 이유로, 혹은 경제적인 보상을 받았다는 이유로 "이제 그만해! 지긋지긋해!"라고 하는 말들이 얼마나 잔인한지 사람들은 과연 알까?

현미 씨가 치료 환경에 심리적인 안정을 느끼며 자신의 이야기를 꺼내놓기 시작하자 나는 본격적으로 애도를 위한 즉흥연주를 중재했다.

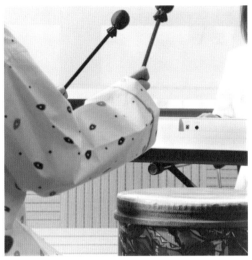
투바노를 연주하는 환우와 신디사이저를 연주하는 치료사

더디긴 했지만 조금씩 애도의 과정이 진척되면서 그녀의 모습도 호전되어갔다.

마침내 이모와의 작별을 고할 때가 왔다. 오늘의 즉흥연주는 이모와의 작별 인사였다. 즉흥연주가 진행되던 중 현미 씨가 갑자기 연주를 멈추고 타악기 투바노를 마치 이모처럼 끌어안은 채 엉엉 울며 소리쳤다.

"이모, 가지 마! 가지 마!"

순간 나는 씻김굿을 진행하는 무녀가 된 듯했다. 무녀가 그렇듯이 나역시 이모를 잘 떠나보낼 수 있도록 제의를 마무리 지어야 했다. 피아노로 완전 5도 위아래를 번갈아가며 두 화음을 반복하면서 저음의 구음으로 그녀의 울음소리를 부드럽게 감쌌다. 이렇게 음악이 컨테이너*로서

---

* 음악치료에서 컨테이너(container)란 치료사가 중재하는 음악과 반응이 내담자의 정서와 상태를 담아주고 지지해주는 그릇으로 사용됨을 의미한다.

현미 씨의 아픔과 슬픔을 담아주고 지지해주는 역할을 하는 동안 그녀의 울음소리가 잦아들었다. 음악이 끝나자 그녀는 떨리는 목소리로 작별을 고했다.

"이모…. 잘…가…."

우리는 땀과 눈물로 뒤범벅이 된 채 한동안 침묵하며 앉아 있었다. 현실로 돌아온 그녀에게 나는 괜찮은지 물었다. 현미 씨는 힘은 들었지만 감정적으로 후련해진 것 같다고 대답했다. 가장 힘든 고비는 넘긴 듯했다. 그녀는 퇴원하고 외래를 다니면서 치료를 이어갔다.

그런데 어느 날, 현미 씨가 몹시 분노에 찬 모습으로 치료실에 들어왔다. 화재 사고의 책임을 가리기 위해 공사를 진행했던 회사를 상대로 재판하러 다녀온 직후였다.

"재판에 다녀오면 그 열패감은 이루 말할 수 없어요. 안전시설도 제대로 갖추지 않고 무리하게 공사를 진행하다 화재를 일으킨 회사가 어찌나 당당한지…. 보상금도 다 받았으면서 이제 와서 시체 장사라도 하는 사람 취급을 받는 것 같아 분통이 터져요. 이런 식으로 가면 회사는 무죄 판결을 받을 게 뻔해요. 그럼 우리 이모의 죽음은 누가 책임져요? 대법원까지 가서도 판결이 회사 쪽에 유리하게 나면 내가 할 수 있는 일은 이 부끄러운 보상금을 그 회사 옥상에 가서 뿌리고 분신자살하는 것밖에 없는 것 같아요. 다 끝난 게 아니라는 걸, 이런 유가족도 있다는 걸 세상에 알리지 않고서는 살 수가 없어요!"

이럴 수가…. 그녀의 말을 듣는 나는 황망하기 그지없었다. 그간의 치료가 다 물거품이 되는 듯했다. 그러나 치료를 지속하며 보니 현미 씨 내면의 상처는 어느 정도 회복되었고 이제 법적이고 사회적인 보상과 위로를 쟁취하기 위한 그녀의 새로운 싸움이 시작되었음을 알았다. 멈춘 그녀의 시간이 다시 살아나 하루속히 평범한 일상을 회복하게 되기를 기대하면서, 조금 더 단단해진 모습의 현미 씨를 응원하며 치료를 종결했다.

●●

현미 씨 사례는 내 마음에 '사회적인 문제로 발생하는 개인의 희생과 재앙 앞에서 멈춘 시간을 다시 흐르게 할, 구원의 입맞춤은 무엇일까?'라는 질문을 던지며 오랫동안 울림을 주었다. 피해자들에 대한 진정한 위로와 치료는 어떻게 이루어지는 걸까? 특히 안전 불감증과 같은 우리 사회의 고질적인 병폐로 인하여 피해자는 발생하는데 회사도, 국가도 아무런 책임을 지지 않는다면? 나는 피해자들이 유령처럼 보이는 가해자들에게 헛발길질을 하다가 종국에는 그 발길질이 자신을 향한 심리적 자해로 귀결됨을 본다. 사회적 재난으로 인한 생존자증후군이나 외상 후 스트레스 장애로 고통받는 이들에게 개별적인 심리치료만으로는 분명 한계가 있다. 가해자의 진정 어린 사과와 책임 규명과 같은 사회적 정의 실현과 이를 위한 연대 및 공명이야말로 피해자들의 일상을 회복하고 죽은 시간을 다시 살리는 진정한 입맞춤이 아닐까.

미움조차 이제 그리움으로
말기 암 환우

이소영 음악치료사

　　　　　　　　　　　　　　　　"남편을 보니

　　　　　　　　　　　　　　　　눈물이 나더라고요"

　임상의학관 엘리베이터 앞에서 2년 만에 우연히 만난 용숙 님. 몰라보게 젊고 건강해져 있었다. 우리 예술치유센터가 주관하는 힐링콘서트에서 용숙 님이 자작곡을 발표한 지 딱 2년이 되는 때였다.

　"용숙 님, 그간 잘 지내셨어요? 건강해 보이세요! 그렇지 않아도 어떻게 지내시는지 궁금했는데요. 저 기억하시지요?"

　"어머, 반가워요. 센터장님, 저는 건강해요. 남편이 여기 입원해서 왔어요."

　당시 용숙 님은 위암 4기 진단을 받고 항암치료를 받으면서 음악치료를 받던 60대 후반의 여성이었다. 남편과 두 명의 자녀, 그리고 손주들이 있어 다복해 보이는 평범한 주부였다. 교회도 열심히 다니고 늘 웃으며 "감사합니다"를 입에 달고 살 정도로 매사에 긍정적이었다. 덕분에 센터에 그녀가 오고 갈 때면 행복 바이러스가 온 치료실을 따뜻이 감싸는 듯했다.

이러한 용숙 님의 모습을 반영이라도 하듯이 그녀가 만든 노래 제목은 〈감사해〉였다. '감사하네 감사하네, 작은 생명이라도 소중하다는 것'으로 끝맺는 이 노래는 힐링콘서트에서 발표할 당시 많은 환우들과 청중들에게 감동을 주었다. 위암 4기라는 어려운 치료를 받으면서도 신앙 안에서 다른 사람에게 용기를 줄 수 있다니, 나도 막상 저 상황에 처하게 되면 용숙 님처럼 긍정적으로 살아갈 수 있을까, 하고 감탄이 나올 정도였다.

우리는 인연을 다시 지속하기 위해 음악치료를 한 차례 더 진행하기로 했다. 급하게 다루어야 할 심리치료 이슈가 있는 것은 아니어서 가볍게 일기 쓰듯이 현재의 소소한 일상을 담은 노래 하나를 완성하기로 했다.

●●

막상 치료가 진행되고 면담에 들어가 보니 상황은 달랐다. 감사로 포장되어 있던 외면과 달리 용숙 님의 속마음은 지독한 원망과 절망의 늪에 빠져 있었다.

용숙 님은 동네의 작은 교회를 30년 정도 다녔다. 위암 판정 소식을 알릴 데라곤 가족과 교회가 전부일 정도로 교회 여신도들과의 교류는 그녀의 삶에 절대적인 비중을 차지했다. 용숙 님은 위암 판정을 받자마자 교회의 가까운 교우들에게 자신의 병을 알리고 기도를 부탁했다. 따뜻한 기도와 위로를 기대했지만 돌아온 건 예상 밖의 무관심이었다. 인간에 대한 심한 배신감과 절망이 암 자체에 대한 두려움과 통증의 고통보다 더 크게 느껴졌다고 한다.

설상가상으로 그녀는 가족에게도 따뜻한 공감과 위로를 받지 못했다. 몸이 아프니 젊어서 남편에게 받은 상처가 다시 올라오고 그 서운함은 배가되었다. 그 상처는 20년 전 남편의 외도에서 비롯되었다. 세월이 흘러도 용서가 되기는커녕, 당시의 절망스러웠던 심정만이 더 또렷이 기억될 뿐이었다. 젊은 시절부터 누적되어온 주변 관계에 대한 원망과 분노는 음악치료가 거듭될수록 폭포수처럼 쏟아져나왔다.

암 환자들은 질병 자체가 주는 신체적 고통 외에도 뜻하지 않는 정서적 고통으로 더욱 힘들어한다. 평소 누적되어온 가족이나 친구들과의 불화, 이로 인한 외로움이 암 투병을 계기로 곪은 상처가 터지듯 분출되기 때문이다. 음악치료는 이러한 암 환우들의 심리적 고통에 공감해주고 내면의 억압된 감정을 분출시키는 계기를 마련해준다.

그러던 어느 날, 음악치료가 중반기로 접어들 무렵이었다. 용숙 님이 복부에 심한 통증을 느끼고 검사를 받았는데 위암이 다시 재발하여 복부 전체에 퍼져 있음이 발견되었다. 불과 몇 개월밖에 살지 못할 것이라는 진단이 나왔다. 가족들은 물론이고 이 소식을 전달받은 나도 순간 눈앞이 아득해졌다. 그러나 마냥 슬픔에 빠져 있을 수는 없었다. 그녀의 얼마 남지 않은 삶을 위하여 말기 암 환자를 위한 음악치료로 전환해야 했다.

암 환자를 위한 음악치료로는 '치료적 노래 만들기'가 효과적으로 사용된다. 치료적 노래 만들기 기법은 내담자가 암 투병 중에 느끼는 감정이나 이야기를 직접 노랫말과 선율로 담는 것이다. 노래를 만들면서 억압된 내면세계를 표출하고 외부세계와 소통하게 되는, 환자 개인을 위한 맞춤형 노래 만들기라 할 수 있다.

용숙 님은 노래를 만들기 전 브레인스토밍* 과정 때 긴 에세이를 써왔다. A4 용지 두 장을 가득 채운 그녀의 글은 사무치는 그리움과 원망, 자신에 대한 자책이 곳곳에 배어 있었다.

> 나에겐 너무나 소중한 그리움이다. 잊을 수 없는 친구들, 떠나간 사람들이 보고 싶다. 손을 펴면 닿을 수 있는 거리에 사는 친구들인데도 서로 교통과 왕래가 없다. 내가 그동안 잘못 살아서…. 오늘도 나는 하늘을 보고 외쳐본다. 어쩌다 나는 왜! 고독과 싸워 소리쳐본다. 어금니를 악물고 아픔과 울분을 소리쳐보지만 아무런 대답도, 반응도 없다. 나는 지금도 가슴 한편에서 눈물이 솟구쳐 흐른다. 아픔이, 왠지 모를 서운함이 지금도 지워지지 않는다. 정말로 보고 싶다. (후략)

언제 삶이 끝날지 모르는 시한부 인생을 사는 사람들의 마음을 일반인들은 가늠할 길이 없다. 용숙 님에게 죽음에 대한 공포보다 더 무서운 건 관계의 상실로 인한 외로움이었다. 우리는 용숙 님의 긴 에세이를 노랫말로 간추리기 위해 꼭 필요한 단어들을 찾았다. 에세이를 시로 만들

---

* 음악치료에서 브레인스토밍(brainstorming)이란 노래의 소재와 주제를 잡기 위한 구상 단계로 에세이나 편지, 시, 일기 또는 인터뷰 등을 통하여 내담자의 심리적 당면 이슈를 파악하고 아이디어를 정리하는 과정을 뜻한다.

고 노랫가락을 얹어 즉흥적으로 노래를 불렀다. 나는 용숙 님이 부른 노래를 녹음하고 악보로 만들어 다시 들려주면서 조금씩 가사와 멜로디를 고치는 과정을 도와주었다. 노래가 조금씩 완성되면서 그녀의 외로움과 울분도 점점 사그라져갔다. 몸은 악화되었지만 마음은 평온을 찾는 듯했다. 용숙 님이 쓴 에세이의 후반 내용이 달라졌기 때문이다.

> 길은 언제나 힘이 든다. 걷기에도 인생길에도.
> 사랑으로 미움까지도 그리움으로 승화시킬 수 있는
> 미움마저도 부메랑으로 돌아와 더 큰 그리움이 된다.

인생을 길에 비유하며 미움까지도 그리움으로 승화시키는 그녀의 노래는 감사와 사랑으로 마무리되었다.

> 감사와 사랑으로 미움과 원망을 모두 날려보내고
> 앞으로의 미래를 행복으로 다져보며
> 포부와 희망으로 꿈꾸며 용기와 이해로 내 마음속에
> 발돋움되어 오늘도 당신께 감사드립니다.

노랫말이 완성되고 노랫가락이 반쯤 완성될 무렵, 용숙 님의 병이 악화되면서 더는 음악치료를 진행하기 불가능해졌다. 임종실로 옮겨가면서 노래는커녕 간단한 대화를 하는 것조차 어려워졌던 것이다. 임종을 앞두고 병실에 들렀을 때 그녀는 미소 띤 얼굴로 매우 어렵게 입을 뗐다.
"선생님, 남편이 어제 와서 울더군요. 저도 눈물이 나더라고요."

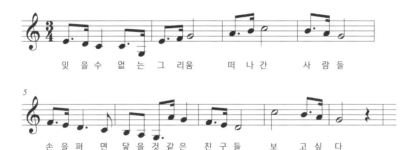

잊 을 수 없 는 그 리움　　 떠 나 간　　 사 람 들

손 을 펴　면　닿 을 것 같 은　친 구 들　　 보　고 싶　다

용숙 님의 자작곡 〈그리움〉의 첫 악절

　미소를 머금은 채 살짝 내보인 용숙 님의 눈물은 남편을 향한 용서와 화해의 눈물이었다. 그녀의 분노와 원망은 노래 작업 중에 많이 정화되었지만 사실 현실에 적용하는 건 또 다른 과제였다. 그러나 이제, 그녀에게 오랜 숙제였던 남편과의 화해를 통해 세상과도 화해하면서 긴 작별의 순간을 준비하고 있었다.

　나도 내 몫을 해야 했다. 용숙 님을 떠나보내기 위한 마지막 의식을 준비했다. 나는 용숙 님의 자작곡 제목을 〈그리움〉으로 짓고 그녀의 동의를 얻어 미완성 가락을 서둘러 마무리 지었다. 용숙 님이 평소에 좋아했던 찬송가 몇 곡과 완성된 자작곡으로 프로그램을 구성해서 음악치료사 선생님들과 함께 임종 병실에서 용숙 님만을 위한 작은 음악회를 열었다.

　용숙 님은 우리가 병실에 들어서자 힘겹게 일어나 앉아 내 손을 꼭 쥐었다. 노래가 시작되자 허리를 꼿꼿이 펴고 두 손을 모으며 온 힘을 다해 자신이 만든 노래를 집중해서 들었다. 평소 좋아하던 찬송가 〈내 영

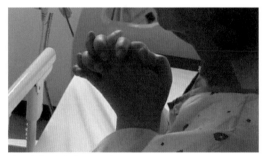
임종 병실에서의 작은 음악회

혼의 그윽이 깊은 데서)*가 나올 때는 나지막이 후렴구를 따라 불렀다.

"평화 평화로다. 하늘 위에서 내려오네."

원래 높고 맑았던 용숙 님의 목소리가 낮고 탁하게 변하여 마치 다른 사람이 부르는 것 같았다. 슬프고 안타까웠지만 한편으로는 어떤 노랫가락보다도 아름답고 따뜻하게 느껴졌다.

◦•

이제 그녀는 세상에 없다. 그러나 나에게 선물처럼 주고 간 그녀의 노래와 편지가 있다.

사랑으로 선생님께 보답하고 싶습니다.
건강하게 살아서 선생님 실망시키지 않고,

---

* Cornell WD 작사, Cooper WG 작곡.

건강하게 살아서 사랑으로

오늘도 내일도 선생님 기대에 어긋나지 않고

건강하게 활기찬 내일을 위해 살렵니다.

인생에 정답은 없다고 한다. 그래도 하나의 정답을 찾아야 한다면 바로 '사랑'이 아닐까. 그녀가 나에게 주고 간 메시지다.

슈퍼우먼
외상 후 스트레스 장애 환우

장문정 음악치료사

"선생님,

저 완전히 바보가 됐나 봐요"

가영 씨가 우리 병원을 찾아온 건 2015년이었다. 가영 씨는 2014년 끔찍한 교통사고를 겪고 장기간 입원한 후 재활치료를 받고 있었다. 재활치료를 꽤 오래 해도 그녀의 고통은 나아지지 않았다. 그녀를 가장 고통스럽게 하는 건 바로 '두통'이었다. 아무리 독한 약을 먹어도 나아지지 않는 심한 두통. 결국 두통 완화를 위해 두피에 보톡스*까지 맞아야 했다.

그뿐만이 아니었다. 두통 못지않게 심각한 허리 통증, 뼈 마디마디가 시큰한 느낌, 온몸 무기력 증세까지…. 더 심각한 문제는 내분비계 이상

---

* 일반적으로 피부 미용에 효과가 있는 것으로 알려진 보톡스는 여러 치료 시술에도 쓰이는데 편두통 완화에 효과가 좋은 것으로 알려져 있다.

으로 인한 피부 트러블이었다. 한창 꽃다운 나이의 여성이 트러블 때문에 피부가 다 뒤집히다시피 해서 심한 여드름 피부처럼 보였다. 교통사고로 인한 2차, 3차적인 후유증들…. '이루 말할 수 없이 안타깝다'는 말밖에는 당시 상황을 설명할 수 있는 표현이 달리 없었다. 이때까지만 해도 나는 가영 씨를 '슈퍼우먼'이라는 별명으로 부르게 될 줄 상상도 하지 못했다.

◗◖

사고가 나기 전, 가영 씨는 금융 분야에서 일하던 똑똑한 커리어 우먼이었다. 가영 씨와의 대화에서 나는 그녀가 얼마나 활발하고 밝은 사람이었는지를 금세 알 수 있었다. 책 읽기를 좋아하고 두어 개의 동호회를 만들어 운영하면서 수십 명을 이끌고 맛집을 찾아 여행을 다니는 여성 리더였다. 그렇게 활발하게 지냈던 기억이 사고 이후에는 오히려 심리적으로 위축되고 무기력하게 하는 요인으로 작용하는 듯했다.

"선생님, 저 완전히 바보가 됐나 봐요."

불안 섞인 담담함이 묻은 한마디였다. 가영 씨는 사고 이후 달라진 자신의 모습을 견디기 어려워했다. 사고 후에는 일도 그만두어야 했고, 동호회 활동도 모두 그만둘 수밖에 없었다. 무엇보다 책 읽기를 좋아했지만 이제는 단어를 두 개만 읽어도 30여 분을 그냥 멍하니 있는 자신의 모습에 스스로도 깜짝깜짝 놀란다고 했다. 그럴 때면 '나 완전히 바보 됐구나'라며 자신을 향한 자책이 계속되었다.

음악치료에서 내담자의 심리적 기저에 숨어 있는 문제를 탐색하기 위해서 사용되는 방법 중 심상음악치료*라는 것이 있다. 하지만 외상 후 스트레스 장애 환자의 경우에는 이 심상음악치료를 할 때 상당히 조심스럽게 접근해야 한다. 심상음악치료의 과정은 무의식이나 기억하지 못하는 과거를 떠올리게 해서 내담자가 상처를 직면할 수 있게 하는데, 외상 후 스트레스 장애 환자들은 자칫 플래시백**으로 인한 문제가 생길 수 있기 때문이다. 따라서 이런 경우에는 의식을 가볍게 살펴보는 프로그램을 훈련된 치료사가 조절하여 진행한다. 이러한 심상음악치료 과정에서 나는 가영 씨가 과거에 슈퍼우먼이었다는 것, 정확하게는 슈퍼우먼이기를 강요받았다는 것을 그녀의 기억을 통해 발견할 수 있었다.

가영 씨의 유년 시절 기억에는 맞벌이 부부였던 부모님과 두 살 어린 여동생이 크게 자리했다. 그 기억에는 "너는 언니니까 어린 동생을 잘 돌봐줘야 해", "네 역할은 이거야", "큰 딸이니까 빨리 돈 벌어야 해", "너는 항상 혼자서 잘해야 해", "엄마 아빠 신경 쓰이게 하면 안 돼", "언니니까 참아"와 같은 '의무'들이 함께하고 있었다.

"저는 약하면 안 되는 사람이었어요. 아파서도 안 되는 사람이었고요."

그런데 사실 어떤 어린아이가 그럴 수 있을까? 누군가 때리면 울고 싶고, 가끔은 땡땡이치고 놀러 다니고 싶고, 부모님에게 어리광도 부리고 싶은 게 어린아이의 마음 아닐까?

자동차 사고 이전에는 긍정적이고 자기 일도 잘하던 그녀에게 사고

---

* GIM(Guided Imagery and Music)으로도 불리는 심상음악치료는 유도된 심상과 음악으로 음악을 감상하며 떠오르는 심상, 이미지 등을 경험하는 것을 뜻한다. 치료사와 심상에 대해 대화로 나누거나 만다라 그림으로 표현해보기도 한다.
** 플래시백(flashback)은 외상 후 스트레스 장애로 인해 발생하는 증상 중 하나로, 과거의 트라우마와 관련한 어떤 것을 접했을 때 그 기억에 강렬하게 몰입되어 당시의 감각이나 심리 상태 등이 그대로 재현되는 증상이다.

이후 큰 문제들이 많이 생겼는데, 그 후유증 밑에는 심리적인 요인이 함께 자리하고 있었다. 그것은 바로 어린 시절 주변으로부터 강압적으로 요구받았던 역할, 약하면 안 된다는 무의식적인 억압이었다. 다시 말해서 어린 소녀는 슈퍼우먼이 되어야 한다는 강요를 받고 있었다. 그렇게 자라온 소녀가 사고 이후 나약하기만 한 자신을 바라보고 있자니 얼마나 불안했겠는가. 아무런 일도 못 하고, 공부도 안되고, 돈도 못 벌고…. 자신은 나약하면 안되는 사람인데, 더는 슈퍼우먼이 아닌 자신의 모습이 불편해서 못 견디겠고 그야말로 '죽고 싶은' 심정이었을 것이다. 그래도 참 다행이었던 건 슈퍼우먼이었던 그녀였기에 정신과 치료와 음악치료의 병행을 적극적으로 결정할 수 있었다는 점이었다.

이후 가영 씨는 정신과 치료, 재활치료, 음악치료를 병행하기 시작했다. 음악치료를 처음 시작할 때부터 가영 씨는 '인지적인 회복'을 상당히 중요하게 생각하고 있었다. 책을 너무나 좋아하는데 읽지 못하니 너무 불편하다는 것이었다. 어쩌면 그 또한 '빨리 슈퍼우먼으로 회복되어야 한다'는 스스로에 대한 강요였을지도 모른다. 하지만 나는 치료사로서 가영 씨의 심리적인 안정을 위해서라도 구조적인 음악들을 사용해 그녀가 필요로 하는 인지기능 향상에 도움을 주었다. 치료가 어느 정도 진행되어 인지 능력이 조금씩 회복되기 시작하고, 그녀와의 라포가 잘 형성된 이후에는 유년 시절에 슈퍼우먼이기를 강요받던 소녀 가영이를 위로하게 되었다.

"자아, 오늘은 초등학교 5학년이 되는 거예요. 가영 씨가 초등학교 5학년 때 가장 좋아했던 노래를 같이 불러볼까요?"

가영 씨의 음악치료는 '어른아이'가 아니라 '어린아이'로, '슈퍼우먼'이 아니라 그저 '소녀'로의 여행이었다. 때로는 울기도 하면서 어린 시절 다른 이에게, 심지어 부모에게도 한 번을 해보지 못한 어리광을 부려보기도 하며 우리는 마음을 나누었다.

어느 날부터인가, 가영 씨가 '아무것도 안 하면 어때? 내가 진취적으로 살고는 있지만 약해도 괜찮아. 나도 울 수 있어. 나도 다른 사람으로부터 도움을 받아도 돼!'라는 생각을 받아들이기 시작했다. 본격적인 '치료'가 시작되었고 그녀는 진취적이던 본래의 모습을 찾아갔다. 대처 능력과 분석 능력이 뛰어나고, 게다가 유머 감각까지 갖춘 모습이었다. 그중 특이한 점은 음악치료 이후 그녀가 자기 자신을 위해 돈을 쓰기 시작했다는 것이다. 슈퍼우먼 시절의 가영 씨는 늘 다른 사람을 위해 돈을 쓰는 사람이었다. 반면 자신에게는 매우 인색했다.

예전의 멋진 여성의 모습으로 돌아간 그녀는 이제 자신이 원하는 삶을 적극적으로 준비하고 있다. 캘리그라피, 수채화 그리기, 바리스타 과정 등을 배우면서 자신감을 찾아갔다. 바리스타 과정을 수료한 가영 씨가 직접 볶고 내린 커피를 치료 시간에 가져오기도 했다.

"제가 볶은 커피예요. 선생님 좀 가져가서 가족들하고 함께 드세요. 아, 얼마 전에 제가 이 원두 싸게 파는 곳 찾았는데 알려드릴까요?"

가영 씨는 평소와 다름없이 활발한 모습으로 이야기했다. 그런데 나는 그녀에게서 전과 다른 점을 느꼈다. 그래서 그녀의 표정, 몸짓 등을 유심히 살펴보다가 깜짝 놀랐다.

"어머나, 그 옷 새로 사신 거예요?"

가영 씨는 여성스러운 원피스를 입고 있었다. 주로 단색 티셔츠와 청바지를 입곤 했는데 그날은 원피스와 함께 꽃처럼 나타났던 것이다. 지금 내 앞에 앉아 있는 가영 씨는 너무나 사랑스러운, 맛있는 커피와 예쁜 옷을 좋아하는 '여인'이었다. 그녀를 바라보는 내 눈빛이 부끄러웠는지 가영 씨는 금세 화제를 돌렸다.

"올해 크리스마스에는 나 자신에게 선물을 주려고 해요. 제가 초등학교 시절에 가장 좋아했던 가수 아시죠?"

"신승훈이요?"

"네. 글쎄, 신승훈 콘서트가 열린다지 뭐예요? 그래서 정했어요. 신승훈 콘서트 티켓을 나에게 주는 크리스마스 선물로요. 저는 너무 사랑스러우니까요."

여린 모습도 자연스럽게 드러내는 '여인'이 된 가영 씨에게서 이제는 내가 종종 위로받기도 한다. 점점 밝아지고, 사고 이전처럼 진취적인 모습을 찾아가는 가영 씨의 모습에 보람을 느끼고, 그녀가 가끔 건네는 따뜻한 말들이 나를 위로하기도 한다.

가영 씨의 사례는 자신이 가진 고유한 모습들을 그대로 살려서 살아가는 것이 우리 인생을 얼마나 행복하게 하는지 잘 보여준다. 해야 하는 일과 하고 싶은 일의 균형을 찾는 것 역시 우리에게 매우 중요하다. 그것을 알아가고 맞춰가는 그녀의 치료 과정에 음악을 통해 함께 동행할 수 있어서 나 또한 참 행복했다.

빛처럼 빛나게 달릴 수 있기를!

외상 후 스트레스 장애 환우

장문정 음악치료사

"그나마 여기서는
웃게 되네요"

경수 씨는 나에게 '아픈 손가락' 같은 내담자이다. 치료가 잘 되어서
그가 빨리 회복하기를 바라는 마음이 누구보다 크다. 또한 본인이 바라
듯이 경수 씨가 가족들과 다시 오붓한 시간을 가졌으면 하는 마음도 간
절하다.

내가 치료하면서 봐왔던 그는 다정한 가장의 전형으로 굉장히 온화한
성격이었다. 게다가 센터에서 마주치는 어린아이들을 바라보는 경수 씨
의 눈빛에서 알 수 있듯이 그는 아이들을 무척 좋아한다. 경수 씨에게도
너무나 사랑스러운 네 살배기 막내 아이가 있기 때문이다. 늘 "아빠, 아
빠~" 하며 경수 씨 곁에서 떨어지지 않는 막둥이를 그는 세상에서 가장

54

소중한 선물이라고 생각했다.

그런데 어느 날이었다. 여느 때처럼 아빠 곁에서 재잘거리며 칭얼대는 막둥이가 그날따라 신경에 거슬렸던 걸까? 평소와는 다르게 느닷없이 화가 치밀어서 아이를 확 밀쳐버렸고, 아이는 저 멀리 나가떨어졌다고 한다. 너무 순식간에 벌어진 일이라 경수 씨 자신도 놀라서 어쩔 줄 몰랐다. 경수 씨는 일반인보다 힘이 센 사람이다. 전직 운동선수 출신으로 육상 국가대표까지 지냈다. 그래서 아이를 때린 그 순간 '이러다가 내가 아이를 죽일 수도 있겠구나. 왜 통제가 안 되지?' 하는 생각에 스스로가 가장 놀랐고 큰 충격에 빠졌다고 한다. 교통사고로 인해 분노가 조절되지 않는 게 원인이었다. 이 일을 통해 경수 씨는 정신과 치료를 받아야겠다고 결심했고, 정신과 진료를 계기로 우리 병원의 예술치유센터까지 찾아오게 되었다.

●●

우리가 잘 알듯이 운동선수 중에서 이름이 알려지고 성공의 길을 걷는 이들은 극소수에 불과하다. 많은 운동선수들이 빛을 보지 못한 채 운동을 그만두고 다른 직업을 갖게 되는데, 경수 씨 또한 그런 많은 운동선수 중 한 명이었다. 운동선수 특유의 활동적인 성향이 있으면서 가정을 소중하게 여기던 따뜻한 가장 경수 씨는 일과 가정 모두에 성실했고 소소한 행복을 누리던 사람이었다.

그러나 어느 날, 불행은 순식간에 찾아왔다. 그가 운전하던 승용차가 화물차 밑에 완전히 끼어들어가는 대형사고가 일어난 것이다. 경수 씨는 온몸이 찢기고 뼈가 다 으스러졌다고밖에 표현할 수 없을 정도로 크게 다쳤다. 계속된 수술로 몸을 조금씩 움직일 수는 있게 되었지만, 여기저기 다 찢어진 팔을 자연스럽게 쓰기란 어려웠고 망가진 무릎의 통증도 계속되었다.

내가 경수 씨를 처음 만났을 때 그는 이미 여러 차례 수술을 받았으나 신체적인 능력이 잘 회복되지 않아 다리를 절고 있었다. 하지만 운동선수 출신다운 파이팅이 있어서 '재활치료만 잘 받으면 곧 정상적인 생활로 돌아갈 수 있겠지' 하는 기대를 하고 있었다. 그러던 중 막둥이를 밀치는 사건이 일어나면서 그는 정신과 치료를 함께 받기로 결심했다. 그러나 치료에 적극적으로 나섰던 것과는 달리, 첫 상담 때 경수 씨는 내 눈을 똑바로 마주치지도 못할 정도로 위축된 상태였다.

"식사는 하셨어요?"

"아직…. 안, 먹었…어…요….."

기골이 장대한 외모와는 다르게 경수 씨는 항상 기운이 없었고 귀를 기울여야 간신히 들릴법한 작은 목소리로 대답했다. 사실 경수 씨는 우리 센터에 치료받으러 나오는 것 자체가 병이 호전되었다고 여길 수 있을 정도로 우울이 심했다. 온종일 집에만 누워 있다 보니 몸을 움직이지 않아서 살이 찌고, 또 그런 자신의 모습이 다른 사람들 보기에 안 좋을 것 같아서 집 밖에 더욱 나오지 않았다. 그는 은둔형 외톨이라 부르는 '히키코모리'처럼 생활하고 있었다.

경수 씨를 가장 힘들게 하는 후유증은 분노 조절이 안 된다는 것이었다. 또한 사고 이후 직장을 잃자 경제적으로도 어려워졌다. 그로 인해 부인과 자주 싸우게 되면서 관계가 소원해졌다. 4남매를 둔 경수 씨에게 아내는 세상에서 가장 친한 친구였다. 술을 좋아했던 둘은 가끔 한 잔씩 나누며 하루를 마무리하는 잉꼬부부였다. 그런 부인과의 관계가 악화되자 그는 큰 상실감을 느꼈다. 또 사고 전에는 아빠처럼 운동선수가 되겠다는 초등학생 아들의 운동을 도와주곤 했는데, 사고 이후론 몸이 따라주지 않아 아들을 돕지 못한다는 죄책감도 컸다. 누구보다 건강했던 경수 씨였기에, 사고로 아무것도 할 수 없게 된 현실이 얼마나 감당하기 어려운지 나는 짐작도 하기 어려웠다.

이렇게 경수 씨는 심리적으로 위축되어 소극적이고 예민해진 상태라 깊이 있는 심리치료 방법을 적용하기 어려웠다. 무엇보다 그는 플래시백이 너무 심한 케이스라서 '눈을 감는 것'을 몹시 불안해했다. 불안장애나 외상 후 스트레스 환우들의 경우에는 눈을 감는 것 자체가 내담자를 더욱 불안한 상황으로 몰고 갈 수 있다. 눈을 감으면 무슨 일이 일어나는지 보이지 않아서 편도체가 과하게 각성하기 때문이다. 따라서 이런 환우들에게는 음악을 감상할 때도 눈을 뜨게 한다. 내면을 돌아보게 해주기 위해 음악을 들려주는 게 아닌, 심상을 경험하고 감정을 지지받을 수 있는 음악을 눈을 뜨게 하고 들려주는 것이다. 어떤 환우들보다 조심스럽게 치료를 계획하고 적용할 수밖에 없다. 나는 경수 씨가 허용하고 표현할 수 있는 선에서 안정감을 기반으로 하여 치료에 음악을 적용했다.

조심스럽게 음악치료를 이어가던 어느 날, 경수 씨가 나에게 자신의 어린 시절 이야기를 들려주었다. 운동에 소질이 있던 그는 초등학교 3학년 때부터 숙소 생활을 했다면서 마음 깊은 곳에 있는 '외로움'을 이야기했다.

경수 씨에게는 여동생이 있었는데 여동생도 운동에 소질이 있어서 함께 육상을 했다. 그런데 경수 씨도 재능이 훌륭했지만 여동생은 운동을 시작하자마자 대표선수가 될 정도로 훨씬 뛰어났다고 한다. 그래서 부모님의 지원은 대부분 여동생에게 가 있었다. 이로 인해 경수 씨는 상대적으로 부모님의 응원을 받지 못했던 서러움을 가지게 되었다. 그는 자신은 남자니까 혼자서 다 해낼 수 있다고 다짐하며 버텼다고 했다. 경수 씨 스스로는 예전 일들을 다 잊었다고 생각했는데, 사고 이후 집 밖에도 나가지 않을 정도로 위축된 상태로 지내다 보니 마음 깊은 곳에 켜켜이 쌓여 있던 외로움과 서러움이 떠올랐고, 그를 더 우울하게 만들었다.

고등학교 시절, 경수 씨는 친구와 함께 기타를 치면서 노래 부르는 것을 좋아했다. 방학이 되면 친구와 무전여행을 하면서 지방 곳곳에서 버스킹도 했다고 했다. 나는 그의 치료 과정에 '노래 부르기'를 적용했다. 상대방의 눈을 똑바로 보지 못할 정도로 위축된 경수 씨와 함께 노래를 부른다는 건 쉽지 않은 일이었다. 그래서 경수 씨가 좋아하는 노래를 치료사가 대신 불러주곤 했고, 치료사가 부른 노래에 관해 함께 이야기를 나누었다.

또한 노래를 통해 치유를 시도하는 성악심리치료*의 방법들을 종종 시도했다. "저는 아~무것도 못해요"라는 말만 반복하던 경수 씨였지만, 고등학교 시절 친구와 함께 기타를 치면서 노래를 불렀던 경험이 바탕이 되어 자연스럽게 기타 연주를 하게 되었다. 그에게 가장 중요한 건 자신감을 회복하는 일이었다. 그래서 기타 코드를 쉬운 걸로 바꾸고, 치

---

* 성악심리치료(Vocal Psychotherapy)란 다이앤 오스틴 박사에 의해 만들어진 음악치료 임상모델로, 목소리를 기반으로 하는 심리치료의 방법이다. 소리내기, 노래하기, 성악즉흥연주 등을 통해 개인의 안과 밖의 문제들을 해결하도록 돕는다.

료사와 함께 흥얼흥얼 노래를 부르는 것부터 시작했다. 그럴 때면 경수 씨의 기분이 조금씩 좋아지고 있음이 느껴졌다.

"기분 좋은 일이 하나도 없었는데, 그나마 여기서는 웃게 되네요."

점차 상태가 좋아지는 경수 씨의 모습을 볼 때마다 치료사로서 굉장히 뿌듯하고 감사한 마음이 들었다.

그러나 숙제는 계속 남아 있었다. 꾸준히 호전되고 있기는 하지만 다른 사람들에 비해서 그 속도가 매우 더뎠던 것이다. 그는 다른 환우들보다 감정 기복도 컸다. 내가 경수 씨를 '아픈 손가락'이라고 부르는 이유이기도 하다. 음악치료사로서의 경험을 통해 어떤 내담자들의 경우 '금방 좋아지겠구나' 또는 '이분의 경우에는 꽤 오래가겠다'는 예상이 되곤 한다. 경수 씨는 안타깝게도 후자에 속했다. 다른 사람의 도움과 돌봄이 가장 필요한 상황임에도 불구하고 그런 환경이 부족했기 때문이다. 그는 환자인데도 어렸을 때와 마찬가지로 자신의 아픔을 혼자 감당해내야만 했다.

하루는 치료받으러 온 경수 씨가 처음처럼 잔뜩 위축된 모습을 보였다. 모자를 푹 눌러쓰고 와서는 아무것도 하지 않고 우울한 기색만 내비치고 있었다.

"너, 너무 우울했…고, 종일 아, 아무것도 안 했고… 오늘…도 사실 오고 싶지… 않았지만… 애써 왔어요…. 말할 기운도… 없어요, 선…생님. 그, 그냥… 오늘은 선생님이… 계속 말을… 하셨으면 좋겠어요…."

그때 나는 육상 이야기를 슬쩍 꺼냈다. 분위기를 조성하기 위해 운동과 관련된 음악도 하나 들려주었다.

"제가 어제 육상경기를 보는데 뛸 때 이렇게 하던 게 있던데, 제가 그

용어를 잘 몰라서요" 하고 묻자 경수 씨가 용어를 하나씩 설명하기 시작했다. 육상 이야기를 하면서 그의 기운이 조금씩 살아났다. 나는 그의 기분을 지속시키기 위해 관련된 질문을 계속했다.

"제가 잘 몰라서 그러는데, 그건 어떻게 하는 거예요? 자, 여기가 트랙이라고 생각하고 그때 기분 좀 얘기해주실 수 있겠어요? 음악도 틀어드릴게요. 여기가 운동장이라고 생각하시고 한번 생생하게 이야기해주세요. 진짜로 달리기하시면 안 되고요!"

경수 씨는 마치 운동장에 있는 것처럼 하나하나 의기양양하게 설명했다. 앞으로 뻗어나가는 역동적인 음악과 함께 경기장을 달리며 결승선을 넘는 경수 씨의 강한 에너지를 그대로 느낄 수 있었다. 그는 그런 사람이었다.

●●

경수 씨의 경우 성공이라면 밖이라고는 전혀 나오지 않던 사람이 3년 가까운 시간 동안 치료를 받으러 병원에 왔다는 점이다. 보호자 없이 스스로 아침에 씻고 치료받으러 오고, 치료 시간을 잘 보낸 후 무사히 집으로 돌아가는 것만으로도 그에게는 너무나 큰 변화와 발전이었다. 무엇보다 자신의 감정을 인식하고, 자신의 강점들을 확인하면서부터 분노가 올라오는 수위가 많이 낮아졌다.

이제 경수 씨는 나에게 한 주 동안 들었던 음악 중 좋았던 곡을 추천해주기도 하고 나와 함께 기타를 치며 노래를 부르기도 한다. 개미만큼 작은 소리가 아니라 제법 잘 들릴 정도로 크게 부른다. 친구와 거리 공연하던 때처럼 어깨에 힘주고 기타를 치는 그의 모습에서 자신감을 발견할 때면 가슴이 뭉클해진다.

경수 씨는 단단하게 일어설 수 있는 힘을 가진 분이다. 그 힘은 없어진 것이 아니라 잠시 기능하기를 멈췄을 뿐이다. 노래와 연주가 에너지가 되어 그의 힘을 동작시키고 조금씩 제자리를 찾아가도록 돕고 있다는 사실이 감사할 따름이다. 경수 씨는 언젠가 반드시, 빛을 내며 달리게 될 것이라고 나는 믿는다.

저도 미술치료 받고 싶어요

분리불안 아동 엄마

|

조지연 미술치료사

> "할머니,
> 그때 왜 그랬어요?"

9살 딸 혜진이의 분리불안 증세를 상담하러 온 정애 씨를 처음 만났을 때가 떠오른다. 그녀는 30대 초반이라는 나이에 맞지 않는 옷차림에 화장기 하나 없이 건조하고 어두운 얼굴을 하고 있었다.

초등학교에서 1년을 잘 보낸 아이가 새삼 2학년 때 분리불안이 오는 경우는 드물다. 애착 대상자와 떨어지는 데서 오는 불안 증세는 보통 유치원을 들어가는 시기에 나타나는 경우가 많기 때문이다. 혹시나 혜진이가 아무에게도 말 못 하고 혼자 힘들어하는 사건이 있는 건 아닐까 하는 염려스러운 마음에 나는 바로 아이의 미술치료를 시작하기로 했다.

미술치료 시간에 혜진이와 그림을 그리며 이야기를 나눠보니 나의 염려와는 다르게 특별한 일로 인해 분리불안이 온 것은 아니었다. 하지만 곧 분리불안의 뿌리에는 엄마와의 관계가 있음을 알게 되었다. 혜진이의 증세는 1학년이 끝나가는 시기부터 엄마가 조심하라고 과하게 주의를 준 말들이 누적되면서 시작된 것이었다.

아이들의 심리적 증상은 부모의 잘못된 양육 방식으로 인한 경우가 많다. 이럴 때 아동에게는 미술치료를 통해 정서적으로 안정감을 주는 한편, 적절한 방식으로 자신의 감정을 표출하면서 소통할 수 있는 방법을 익히도록 한다. 또한 부모상담을 통해 부모의 변화를 끌어내는 치료가 동시에 진행된다.

정애 씨는 부모상담 시간에 '아이를 위해서 솔직해지겠다'고 하면서 자신에 대해 많은 이야기를 했다. 그녀는 어린 시절 엄마의 정을 못 받고 자랐지만 아이에게는 좋은 엄마가 되고자 육아 서적도 많이 읽고 매사에 최선을 다했다. 하지만 그때마다 힘들고 지친다는 생각이 들었다고 했다. 힘들어도 참고, 딸아이가 해달라는 것은 다 해주려고 했지만 한순간 인내심의 한계를 느끼고 감정이 폭발하면 과하게 화를 냈다. 그러고 나면 이내 후회하면서 '다시는 안 그래야지' 하고 다짐했지만 매번 실패하고 후회하기를 반복했다. 혜진이는 한없이 잘해주다가도 갑자기 화를 내는 엄마의 행동을 종잡을 수 없었고 엄마가 언제 화를 낼지 모르기 때문에 잘해줄 때도 늘 불안했다.

치료가 진행되면서 혜진이에게는 트라우마를 일으킬만한 사건이 없었지만, 정작 정애 씨 어린 시절에는 '말 못 하고 혼자 힘들어하는 사건'이 있었음을 알게 되었다. 정애 씨는 9살 때쯤 비가 오는 날 동네에서 성추행을 당했다. 하지만 무서워서 누구한테도 그 사실을 말하지 못했다. 시간이 지나 잊었다고 생각했는데 막상 혜진이가 9살에 가까워지니 눌러놓은 기억이 무의식중에 떠올랐는지 정체 모를 불안감이 짙게 드리워졌다. 이런 불안감이 딸에게 전달되면서 결국 혜진이의 분리불안을 일으키게 된 것이다.

혜진이는 미술치료를 하면서 자신의 감정을 알아차리고 적절하게 표출시키는 방법을 배웠다. 엄마에게도 자기 생각이나 마음을 자유롭게 표현할 수 있게 되었다. 정애 씨 역시 부모상담을 통해 갑작스러운 '화'를 조절하는 방법을 익혔다. 엄마가 감정을 참다 폭발시키는 것이 아니라 적절하게 표현하고 화를 조절하게 되자 아이는 정서적으로 빠르게 안정되어갔다.

●●

"선생님, 저도 미술치료 받고 싶어요!"

혜진이의 치료 종결 시기를 논의하는 중, 정애 씨가 용기를 내서 어렵게 말을 꺼냈다. 내심 상담을 권하고 싶었던 나도 마음이 전달된 것 같아 감사한 마음마저 들었다. 아이들이 자라면서 부모에게 많은 영향을 받는 건 자연스러운 일이다. 그래서 때때로 상담받으러 오는 아이의 증상을 호전시키기 위해 부모의 변화가 필요한 경우가 있다. 그럴 때 부모에게 상담을 권유하기도 하지만, 아이 일로 상담하러 온 부모에게 본인의 상담을 권하는 일은 매우 조심스럽다. 자신에게 문제가 있다는 사실을 인정하지 않으려는 부모의 방어 기제가 작용하여 자칫 아이의 치료마저 중단될 수 있기 때문이다.

정애 씨처럼 아이 때문에 온 엄마가 자진해서 상담받겠다고 하는 일은 흔치 않다. 어쩌면 부모상담 중 '아이를 위해 솔직해져야 한다'고 했던 정애 씨의 말은 자신도 상담받고 싶다는 다른 표현이었을지도 모른다.

사실 상담받으려는 그녀의 용기에는 딸아이에 대한 '질투'가 큰 힘을 발휘했다. 엄마가 딸에게 질투심을 느낀다니, 좀 의아할 수도 있겠지만 사람은 누구나 초감정*을 가지고 있다. 이 초감정은 여러 겹으로 둘러싸여 있어 의식하지 못하는 경우가 많고, 경우에 따라 초감정이 여러 가지 존재할 수도 있다. 정애 씨는 혜진이가 미술치료로 좋아지는 모습을 보는 내내 내심 딸이 부럽다 못해 질투심을 느꼈다. 이 질투심이 미술치료를 받겠다는 용기를 내게 해준 것이다.

정애 씨는 엄마가 아닌 외할머니 손에서 자랐다. 외할머니는 어렵고 힘든 살림 속에서 외손녀를 키우기가 힘에 부치셨는지 "너 때문에 내가 못 산다"는 원망의 말을 자주 하셨다. 어린 정애는 잘못도 없는데 외할머니의 끊임없는 원망을 감내해야 했고, 자신의 존재 자체가 부정되고 있음을 느꼈다. 그러다 보니 자연히 자존감이 낮은 사람으로 성장할 수밖에 없었다. 어쩔 수 없는 현실에 부딪혀 무의식 어느 한편에 '화'가 자리 잡았으며, 무의식에 형성된 초감정은 혜진이를 키우면서 불쑥불쑥 올라오곤 했다. 어린아이가 하는 흔한 투정이 자신을 원망하는 소리로 들릴 때는 욱하며 자신도 모르게 딸에게 화를 냈다. 정신을 차리고 보면 왜 그렇게 화를 냈는지 알 수 없을 때도 많았다. 정애 씨는 그런 자신에게 깊은 자괴감을 느꼈다. 정애 씨 자신은 불우한 어린 시절을 보냈지

---

* 초감정(meta-emotion)이란 자기감정에 대해서 느끼는 원초적인 감정, 어떤 상황에서 특별히 더 민감하고 예민하게 받아들여지는 감정을 뜻한다.

만 아이에게만은 좋은 엄마가 되고 싶어 육아 서적을 보며 열심히 노력했다. 그러나 스스로도 모르게 터져 나오는 '화'라는 감정 때문에 아이가 불안 증세를 보이니 모든 노력이 공염불처럼 느껴졌다.

상담받기로 용기를 낸 정애 씨는 미술치료를 통해 어린 시절을 돌아보면서 성추행 사건을 비롯한 여러 힘든 감정들을 직면했다. 그동안 몰랐던 자신의 초감정을 알아가면서 딸에게 가졌던 감정들이 비로소 이해되었다. 자신은 어렸을 때 한 번도 누리지 못했던 것을 혜진이는 마음껏 누리면서도 투정한다고 생각되니 그때마다 화가 나기도 하고 때론 딸이 부럽고 질투가 났음을 스스로 깨닫기 시작한 것이다.

우리의 기억이 '장면'으로 저장되어서일까? 미술치료 임상 중에 이루어지는 작업들은 내담자의 모호한 머릿속 생각이나 감정들을 시각화해서 보여준다. 이를 통해 언어로 다 말할 수 없는 것들을 표현하거나 때때로 시공간을 초월해서 그간 해결하지 못했던 과거의 감정을 불러오곤 한다.

정애 씨는 미술치료를 받으면서 지금은 돌아가신 외할머니를 다시 만났다. 그리고 어린 시절에 미처 하지 못했던 이야기를 하면서 서러운 마음을 녹여냈다.

"할머니 그때 왜 그랬어요. 내 잘못도 아닌데…."

"미안하다. 먹고 살기도 힘든데 너까지 키우느라 힘들어서 그랬어."

"아무리 그래도 그렇지. '내가 너 때문에 못 산다'는 말은 너무 싫었어요. 무섭고 힘들었어요. 정말 꼭 그래야 했어요?!"

"미안하구나. 너를 볼 때마다 불쌍한 네 엄마 생각이 나서 그랬어. 아무리 힘들어도 어린 너한테 그러는 게 아니었는데…. 미안하구나."

"그래요. 너무했어요…."

정애 씨는 한참을 눈물을 흘렸다. 할머니의 진심 어린 사과가 그녀의 원망스러운 마음을 녹이고 있었다.

"할머니도 농사지으랴 어린 나 키우랴 힘들었을 텐데…."

"나를 버리지 않고 이만큼 키워주셨잖아요. 감사해요."

"이젠 괜찮아요."

정애 씨는 시공간을 넘나들며 어린 시절부터 겪었던 감정과 기억들을 시각화하고 객관화했다. 그러면서 자신을 더욱 이해하게 되었다. 그 결과 지금까지 힘들게 쌓아두기만 했던 감정들을 하나씩 해결해가면서 자존감이 회복되었다. '상처받은 내면아이'가 치유되자 그녀는 좀 더 성숙한 모습으로 변화했다. 이러한 변화는 그녀가 살아오면서 한 번도 느끼지 못한 편안함을 느끼게 해주었다. 과거가 재조명되면서 새로운 기억으로 재구성되는 것을 보면, 우리의 뇌가 '사실'을 기억하는 것이 아니라 '감정'을 기억하고 있다는 말이 맞을지도 모르겠다.

●●

미술치료가 종결된 후에도 정애 씨는 가끔 자신이 잘하고 있는지 나에게 확인받으러 오기도 하고, 주변의 힘들어하는 사람들에게 자신이 치료를 통해 느꼈던 편안함을 나눠주고 싶어 상담을 권유해 치료받도록 돕기도 했다. 치료 후 8년이 지난 지금까지도 정애 씨는 가끔 안부를 전해온다. 정애 씨의 연락을 받을 때면 정성껏 만든 파이를 건네며 환하게 웃던 그녀의 반짝이는 얼굴이 생각나 나도 모르게 미소를 짓곤 한다.

미술치료를 받고 과거를 떨쳐내며 반짝반짝 빛났던 정애 씨를 떠올리며 "선생님, 저도 미술치료 받고 싶어요" 하고 용기를 낸 그녀의 내면아이에게 박수쳐주고 싶다.

몽골의 따뜻한 돌

외상 후 스트레스 장애 환우

|

배미현 음악치료사

"몽골 친구가
따뜻한 돌을 건네주었어요"

40대 초반의 김이환 씨는 교통사고로 얼굴뼈가 함몰되고 두개골이 손상되는 등 심각한 외과적·신경학적 문제와 그로 인한 만성 통증에 시달리고 있었다. 사고 직후 혼수상태에 빠졌다가 의식이 돌아오기는 했지만 삶의 어떤 부분은 잘 기억나지 않았다. 모든 사회 활동이 끊어졌고 부인과 아이들마저 결국 그를 떠나간 상황이었다. 이환 씨는 삶에 대한 의욕, 회복에 대한 희망 등 이 모든 것에 회의적이었다. 자동차를 타는 것이 두려웠고 깊고 편안한 수면을 취하는 것조차 어려웠다.

이환 씨는 기억장애가 일부 있지만, 추상적이고 상징적인 생각을 할수 있는 좋은 인지기능을 갖고 있었고 영적 삶에 대한 관심도 컸다. 나는 심상음악치료로 중재를 시도했다. 치료실 한쪽에 있는 푹신한 카우치에 이환 씨가 앉으면 음악을 들려주었고, 이환 씨는 떠오르는 심상을 이야기했다. 처음에는 꿈처럼 난해해서 낯설어했지만 치료가 진행될수록 점차 심상의 의미를 이해했고 마음의 문제와도 연결 짓게 되었다. 음악감상을 하면서 이환 씨는 거의 모든 회기에서 두통이나 가슴 통증이 약해지거나 사라지는 경험을 했으며 마음이 편안해지는 것을 느꼈다. 이환 씨는 사고 가해자에 대한 억울함과 분노를 격렬한 드럼 연주로 드러내기도 했다. 그는 독실한 기독교 신자였는데 자신이 왜 이런 상실과 고통을 겪어야 하는지 절대자에게 원망스러운 마음을 표현했다.

한 번은 그가 사고 전에 갔던 몽골에서의 기억을 떠올렸다. 그것은 대단히 중요한 치료적 심상이었다. 때 묻지 않은 순수한 몽골 친구가 모닥불 앞에서 이환 씨에게 건강과 우정을 염원하는 따뜻한 돌을 건네주었던 기억.

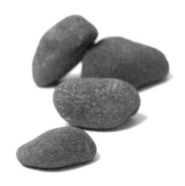

그 심상을 떠올리는 순간 이환 씨는 실제로 손에서 따뜻한 열기를 느꼈고 몸의 통증과 불편감이 느껴지지 않았다고 했다. 오래된 심리적 아

품을 다루는 데 필요한 정신적 지지감과 새로운 에너지를 몸으로 느꼈던 중요한 경험이었다.

또 다른 날에는 자신을 떠난 부인에 대한 씁쓸한 감정과 자녀들을 향한 진한 그리움을 표현하면서 이곳 한국을 떠나 새로운 일을 하고 싶다고 말했다. 마음의 상처로 인한 현실 도피적 태도와 함께 새로운 돌파구와 변화에 대한 절실함이 느껴졌다. 어떤 날에는 치료실에 온 이환 씨의 얼굴이 환하게 빛났다. 몇 년 만에 처음으로 낮잠을 잤고 몸과 마음의 상태가 매우 좋다면서 예전처럼 다시 일하고 싶다는 의욕을 보였다. 그렇게 치료는 순조롭게 진행되었고, 마지막 회기는 이환 씨의 해외여행으로 한 달여 정도 미뤄졌다.

그 해외여행은 만성 통증과 수면장애, 교통수단에 대한 공포가 있는 이환 씨에게 큰 변화를 가져다주었다. 이환 씨는 마지막 회기의 심상에서 자유롭게 춤추는 무용수를 객석에서 바라보았다. 무용수는 자신에게 다가오는 묵직한 장애물을 가볍게 툭 쳐서 밀어내고 아름다운 춤을 이어갔다. 이환 씨는 그 무용수가 자기 자신인 것처럼 느껴졌다며, 인생의 장애물을 대하는 방법에 대한 중요한 메시지를 받았다고 말했다.

●●

이환 씨에게 심상음악치료는 대단히 용기 있는 여행이었다. 삶을 송두리째 망가뜨린 사고에 대한 억울함과 분노를 분출하고 끝없는 좌절과 무기력의 순환 고리를 끊게 도와주었다. 실제로 그는 약한 모습을 타인에게 보이거나 힘든 상황을 불평하기를 꺼려왔다고 했다. 심상 안에서는 이러한 부정적인 감정을 고스란히 표현할 수 있었고 더 나아가 심리적 문제에 대한 새로운 시각을 가질 수 있었다. 또한 이환 씨 스스로 변화를 이끌어낼 수 있는 내적 에너지도 발견할 수 있었다. 치유적 경험이 치료실 안으로 한정되지 않고 일상을 향한 진지한 고민과 실질적인 변화를 위한 노력으로 이어졌다는 점 또한 대단히 바람직하다. 그 밖에도 이환 씨는 통증 완화 및 스트레스 관리를 위해 음악을 사용한 호흡 조절, 근육 이완, 긍정적 자기암시 방법들을 배우고 훈련했다.

이환 씨가 이국의 친구로부터 받은 따뜻한 돌은 새롭게 부여받은 삶의 온기를 상징할 수 있다. 심리적·신체적 고통으로 잃었던 온기 그리고 의욕과 동기, 즐거움, 희망에 관한 초월적 경험이자 긍정적 암시로 이해해도 무방할 것이다. 끝으로 이환 씨가 이룬 상징적이고 현실적인 진보를 진심으로 축하하며 앞으로도 계속될 변화와 성장의 여정에 응원을 보낸다.

날카로운 첫 키스의 감동

치매 노인 그룹

이소영 음악치료사

"아유 나 못해요,
한 번도 안 해봤는데"

오늘따라 비도 추적거리고 하늘도 뿌옇다. 날씨가 좋지 않으니 몸이
으슬으슬 춥고 요통도 더 심해진 듯하다. 백세총명학교* 프로그램이 있
는 금요일 아침의 날씨는 나에게 중요하다. 특별히 밝은 분위기와 높은
에너지가 필요한 치매 어르신 그룹의 치료가 있는 날이기 때문이다. 날
씨 영향을 많이 받는 나는 이런 날 어떻게 컨디션을 조절하고 바닥난 에
너지를 끌어올릴지 고민이다. 또 치매 어르신들의 컨디션은 어떨지, 참

---

* 명지병원 공공의료사업단 산하 백세총명치매관리센터(센터장-김우정 정신건강의학과 교수)는 '백세총명학
  교'라는 이름으로 고양시 거주 노인 중 경도인지장애나 초기 치매 진단을 받은 사람들에게 16회기 뇌 건강
  인지예술치료 프로그램을 6년째 무료로 제공하고 있다. 필자는 백세총명학교 교장으로서 그리고 음악치료
  사로서 일하고 있으며 이곳을 거쳐간 수강생들은 500명에 달한다.

석률은 저조하지 않을지 이런저런 걱정이 뒤따른다.

오늘 준비한 노래는 하필 추가열의 〈행복해요〉이다.

"살아 있어 행복해! 해~♬"

순도 100퍼센트의 해맑고 상큼한 노래를 몸도 마음도 천근인 오늘 어떻게 소화해서 어르신들의 활동을 이끌어갈지 난감하다. 하긴, 날씨가 안 좋은 날 〈고향의 봄〉*이라도 불렀다간 두고 온 고향과 지나간 옛 시절을 떠올리며 어르신들이 여기저기서 눈물을 훌쩍이고 분위기가 침체될 게 뻔하다. 오히려 밝은 노래가 더 낫겠다.

이런저런 상념 속에 발걸음을 재촉하니 어느새 노인종합복지관에 도착했다. 이 기관은 우리 병원과 MOU를 맺고 백세총명학교 프로그램 장소를 제공하고 있다. 심호흡을 가다듬고 드르륵 문을 여니 동그랗게 둘러앉은 어르신들이 하나둘 눈에 들어온다. 어르신들은 오매불망 치료사만을 기다렸다는 듯이 먼저 눈을 맞추며 반갑게 맞아주신다. "안녕하세요?" 하고 눈인사를 나누는데 몇몇 어르신이 갑자기 환영의 표시로 박수를 친다. 매주 이렇게, 오랜만에 집에 돌아온 자식을 맞이하듯이 기쁜 마음으로 반갑게 맞아주신다. 내가 어디 가서 이런 사랑과 환영을 받을까. 그저 황송한 마음뿐이다. 그 따뜻하고 푸근한 기운에 아직 잠이 덜 깬 내 몸의 세포도 기지개를 켠다. 천근만근 무겁던 몸이 가벼운 새털처럼 변하는 마술이 시작되는 순간이다.

"어르신들! 이번 주도 잘 보내셨어요? 오늘 날씨도 안 좋은데 다들 건강한 모습으로 나오셨네요. 저는 날씨가 흐리고 춥다 보니 몸도 찌뿌듯

---

* 이원수 작사, 홍난파 작곡.

하고 마음도 움츠러드는데 어르신들은 괜찮으세요?" 하고 인사를 건넸다. 어르신들은 여기저기서 손사래 치며 이구동성으로 "아유, 괜찮어. 여기만 오면 기운이 펄펄 솟고 기분도 좋은데 뭐!"라고 씩씩하게 말씀하신다. 속내엔 '무슨 이 정도 날씨 가지고 젊은 사람이 골골거리느냐'는 뜻도 담겨 있다.

아! 역시 오늘도 나만 기운내서 잘하면 되겠구나.

첫 시작은 언제나처럼 헬로송 〈안녕하세요 여러분〉이다. 장구채 잡고 굿거리장단의 반주를 시작하면 어르신들은 어깨를 들썩이거나 손뼉을 치며 "우리 모두 함께해요. 즐거운 이 시간"을 부른다.

백세총명학교 헬로송은 프로그램의 시작을 구조적으로 인지시키고 사람들과 그룹 응집력을 쌓는 워밍업을 위해 고안되었다. 그러면서도 주의집중력 강화를 위해 가사암기 능력과 과제수행 응용력을 키우는 약간의 장치가 마련되어 있다.

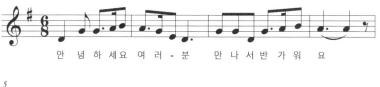

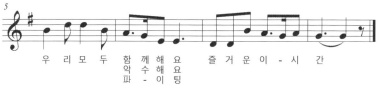

헬로송 〈안녕하세요 여러분〉(이소영 작사·작곡)

1절 '우리 모두 함께해요'가 2절에서 '우리 모두 악수해요'가 되면 옆
사람과 악수를 나누게 한다. 3절에서는 '우리 모두 파이팅' 하며 하이파
이브가 시도되는데, 언제나 어르신들의 실수가 유발되는 부분이다. 같
은 멜로디가 반복되지만 가사가 조금씩 바뀌고 그에 따라 동작이 바뀌
니 치매 어르신들에게는 항상 낯설고 긴장되는 순간이 아닐 수 없다. 특
히 3절 가사에서 옆 사람과 손바닥을 마주치며 '딱!' 소리가 나도록 하이
파이브를 성공시키기란 더 어려운 일이다. 소리가 잘 날 때까지 두 번,
세 번 시도하자 여기저기서 하이파이브가 성공적으로 이루어진다. 어르
신들의 표정은 더욱 밝아지고 어렵사리 성공했다는 성취감에 웃음소리
도 더욱 커진다. 헬로송 하나만 해도 본 활동 하나를 끝낸 것처럼 분위
기가 무르익는다. 나 역시 엔도르핀이 온몸에 확 솟아오름을 느낀다.

행복 바이러스, 웃음 바이러스란 말이 있듯이 백세총명학교는 '감동
바이러스'란 신조어가 만들어지는 곳이다. 일반인에게는 지루하게 느껴
지는 반복되는 경험이 치매 어르신들에게는 기억 속에 누적되지 않는
다. 그러므로 어르신들이 경험하는 모든 음악 활동은 매 순간 '날카로운
첫 키스(?)'처럼 감동적이다. 설사 기억이 나더라도 '옛사랑의 희미한 추
억'같이 어렴풋하다. 그러니 모든 노래 부르기 및 악기 연주와 한삼춤은
매번 새롭고 인생에서 처음이자 최고의 경험이 된다. 단순한 헬로송조
차도 최고의 응원 속에서 악수와 하이파이브가 이루어지기에 항상 감격
과 감동이 뒤따른다. 일상이 일상 아닌 특별한 순간이 되기에, 매 순간
이 마술 같은 일상이 되는 것이다.

헬로송이 끝나면 이제 진짜 본 활동인 '치료적 노래 부르기'로 넘어간

다. 16회기 중 첫 회기 때는 각자 별명을 소개한 뒤 〈꿩꿩 장 서방〉이란 전래민요를 다 같이 부른다. 이 민요는 치매 어르신을 위한 음악치료 중재에서 첫 회기 때 주로 부르는 노래이다.

(후렴) 꿩꿩 장 서방 꿩꿩 장 서방
1. 어디 어디 사세요, 저 산 너머 살지
2. 무얼 먹고 사세요, 콩 까먹고 살지
3. 누구하고 사세요, 새끼하고 살지

아주 단순한 멜로디로 이루어진 전래민요로 질문과 응답 형식으로 이루어져 있다. 자신이 맡은 부분이 질문인지 응답인지 식별해 노래하게 함으로써 구조 인식과 노래를 통한 대화하기에 효과적인 가창이다.

〈꿩꿩 장 서방〉에 어느 정도 익숙해지면 이제 어르신들이 자신의 이야기를 노래에 담아 부르는 응용시간으로 넘어간다.

"흑곰 님, 어르신은 사는 동네가 어디세요?"

화정동, 행신동, 삼송동 등 덕양구의 여러 동이 언급된다. 어떤 분은 갑작스러운 질문에 본인이 사는 곳을 잊어버려 머뭇거리다 그냥 "…고양시"라고만 하시고, 어떤 분은 아파트 동호수까지 줄줄 외운다. 같은 치매 진단을 받아도 MMSE* 점수 차이만큼 반응도 각각이다.

좋아하는 음식을 물어보면 한결같이 "에이, 특별히 좋아하는 거 없어

---

* 치매선별검사(간이정신상태검사)의 하나인 MMSE(Mini-Mental State Examinination)는 일대일 인터뷰 형식의 총 30문항으로 이루어져 있다. 지남력, 기억등록, 기억회상, 주의집중 및 계산 능력 등을 포함한 평가 도구이다.

요. 그냥 밥 먹고 살지 뭐. 입맛이 하나도 없어"라고 대답한다. "그래도 잘 잡수시는 거 딱 하나만 골라보세요"라고 거듭 여쭤보면 어느새 '커피', '초콜릿', '나물', '소주' 등 다양한 먹을거리가 등장한다.

별명이 '소주'인 어르신이 〈펑펑 장 서방〉의 가사를 바꿔 자신의 이야기를 얹는다.

"소주 님, 소주 님, 무얼 먹고 사세요?"

"소주 먹고 살지."

여기저기서 재미있다는 듯 웃음이 터진다. 소주 님은 가락과 박자에 맞춰 대답을 잘 해낸 데 대한 뿌듯함으로 입꼬리가 눈 밑까지 올라간다. 치매 진단 후 위축되고 낮아진 자존감이 자그마한 성취만으로도 조금이나마 회복되는 순간이다.

소주 님처럼 백총 어르신들은 누구나 이름 대신 애칭을 가지고 있다. 나의 별명은 '막걸리 선생님'이다. 내가 중학교 2학년이었을 때 목소리가 허스키하다며 학교 선생님들이 지어주셨다. 중2 여학생이 받아들이기엔 상처가 컸던 별명이지만 지금 어르신들이 부르기에 친근감 있어 좋다.

어르신들 대부분은 좋아하거나 자신의 이미지와 비슷한 동물, 꽃, 음식 등으로 별명을 만든다. 얼굴이 검고 몸이 건장하신 남자 어르신 별명은 흑곰이다. 막둥이 님은 나이가 60세를 조금 넘은 조기 치매 환우인데, 그룹에서 가장 어리다고 스스로 '막둥이'란 별명을 지었다. "젊은 나이에 벌써 치매라니!" 하며 의기소침해할 만도 하건만, 의자를 나르거나 이름표를 걷는 등 여러 가지 일들을 도맡아 하고 어르신들에게 막내로서의 재롱도 서슴지 않는다. 청바지 사업을 평생 해온 사장님은 별명을 청바지로 지었다. 그 외 까치, 돼지, 장미, 이쁜이, 애기, 포메론, 너구리 등 어르신들의 사연만큼이나 별명도 다양하다. 서로 별명을 소개하고 부르다 보면 살아온 길의 한 단면도 슬쩍 만나게 되고, 처음 만나 생기는 어색함도 눈 녹듯 사라진다.

별명은 노래 부르기에도 활용된다. 그 대표적인 노래가 바로 전래민요 〈꿩꿩 장 서방〉이다. 후렴구 '꿩꿩 장 서방' 대신 "흑곰 님 흑곰 님", "애기 님 애기 님" 하고 어르신들의 별명을 부르면서 어디 살고, 무얼 먹는지, 누구랑 사는지 등을 노랫가락에 얹어 질문하고 답한다. 그러면서 만난 지 30분도 안 되었지만 서로 몇 년은 알고 지낸 사이처럼 친근해진다.

본 활동의 두 번째 순서는 악기를 활용하는 시간이다. 악기 연주 활동은 어르신들이 가장 집중하면서 새로운 경험으로 충만한 기쁨을 느끼는 시간이기도 하다. 악기를 연주할 분 없는지 손을 들게 하면 처음에는 다들 묵묵부답하며 딴청을 피운다. 치매 어르신들은 심지어 2, 3주 전에 만져본 악기도 기억나지 않기 때문에 연주를 권하면 해본 적이 없다며 고개를 절레절레 흔드신다.

"제가 도와드릴게요. 할 수 있으세요."

망설이는 어르신들에게 구애하듯 끈질기게 악기를 손에 쥐여드리면 그제야 악기를 흔들어본다. 정작 악기 연주가 끝나면 자신이 어디 가서 이런 악기를 만져보겠냐며 고마워하고, 내심 스스로를 자랑스러워하신다. 평소 접하기 어려운 가야금을 돌아가며 소리 내게 할 때는 이런 실랑이가 더 크고 그만큼 성취감도 커진다.

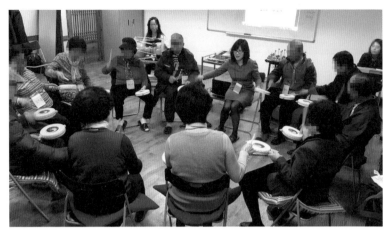

백세총명학교 어르신들과의 음악치료 장면

　이렇게 어르신들을 몇 년 경험한 끝에 얻은 나의 결론은 어르신들의 '못 한다'는 소리를 치료사가 액면 그대로 받아들이면 안 된다는 것이다.

　그중에서도 어르신들이 특히 좋아하는 건 핸드벨 연주이다. 핸드벨 소리는 어린 시절 두부장수 종소리를 연상시키기도 하고, 성탄절 시즌의 구세군 종소리를 떠올리며 추억에 잠기게도 한다. 핸드벨 연주는 어르신들에게 정서적으로도 친근감을 주지만 눈-손-귀의 협응 능력을 키우는 데도 안성맞춤이다.

　어르신들이 좋아하는 핸드벨 곡으로는 다장조의 제주민요 〈너영나영〉이 있다. 빨간색, 하늘색, 녹색 그룹으로 나뉜 어르신들은 자신이 무슨 색 악기를 들고 있는지 확인하고 컬러악보에 제시된 가사가 어떤 색깔로 되어있는지도 맞춰본다. 치료사의 지휘를 열심히 보지만, 막상 노래가 시작되면 옆 사람이 핸드벨을 흔들 때 나도 같이 흔들어야 하는지, 아니면 다음 차례까지 기다려야 하는지 여간 헷갈리는 게 아니다. 그러니 그 어느 때보다 정신을 바짝 차리고 치료사와 컬러악보를 번갈아 살펴보고, 내가 무슨 색의 악기를 들고 있는지 되뇌어야 한다. 그렇게 노래 한 곡을 마치면 고강도의 두뇌 활동을 했다는 뿌듯함과 함께 어느새 그럴듯하게 울리는 화음으로 미적 만족감도 충만해진다. 어르신들에게 핸드벨 연주는 일석이조의 즐거움을 선사한다.

웃고 박수치며 핸드벨을 흔들다 보면 어느새 한 시간이 훌쩍 지난다. 이제 〈진도아리랑〉을 개사한 굿바이송 〈마치는 노래〉를 부를 차례이다. 다시 장구를 가져와 세마치장단을 치며 어르신들에게 물어본다.

"오늘 우리가 뭘 했지요?"

갑작스러운 질문으로 어르신들 표정에는 '내가 뭐했더라?' 하며 당황하는 기색이 역력하다. 그러나 금세 "노래도 부르고", "종도 흔들고" 하며 열심히 미간을 모으고 조금 전을 떠올린다.

"네! 오늘 〈꿩꿩 장 서방〉도 부르고 〈너영나영〉에 맞추어 종도 흔들었지요. 아주 잘하셨어요. 그럼 제가 노래 부르면서 무엇을 잘했는지 여쭈면 지금 말씀하신 걸 넣어서 답해주세요."

> 아리아리랑 쓰리쓰리랑 아라리가 났네
> 아리랑 으으응 아라리가 났네(후렴)
> 잘했네 잘했어 무엇을 잘했나
> 노래와 악기 연주를 신나게 잘했네

노래를 마치고 악수하는 손에 슬며시 쥐여주는 초콜릿, 사탕, 복지관 식권…. 나를 향한 어르신들의 사랑과 고마움의 표시이다. 백세총명학

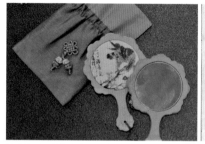

졸업생 어르신에게 선물로 받은 손거울　　　　백세총명학교를 수강하신 어르신의 편지

교 졸업 때 한 어르신이 손수 만들어주신 손거울은 지금 손때 묻은 내 애장품 1호가 되었다. 손거울을 볼 때마다 너무나 건강했던 분이었는데 졸업 후 다음 달 후속 모임에서 폐렴으로 돌아가셨다는 부고를 받고 모두 망연자실했던 기억이 떠오른다.

•••

"살아 있어 행복해! 해~♬"

나는 오늘도 치료하러 왔다가 더 큰 치료를 받고 복지관을 나선다. 어르신들이 전해주는 날카로운 첫 키스의 감동 바이러스는 어느새 내 안에 있는 매너리즘을 몰아내고 초심을 상기시키는 치료제가 된다. 입꼬리를 올리고 〈행복해〉의 후렴구를 흥얼거리며 병원으로 돌아오는 나를 보며 누군가 인사를 건넨다.

"센터장님, 무슨 좋은 일 있으신가 봐요!"

다르지 않아요
정신건강의학과 낮병동 '별마루' 그룹

주지은 음악치료사*

> "너, 우리랑
>
> 다르다"

꾸벅꾸벅 조는 태산 님, 피아노를 잘 치는 소영 님, 다소곳한 호연 님, 치료사를 잘 도와주는 영호 님, 묵직하게 중심을 잡아주는 태영 님, 조용한 정민 님, 똑똑한 정우 님, 음악에 관심이 많은 아영 님까지. 모두 월요일 오후에 만나는 정신과 낮병동 별마루** 환우분들이다. 눈 두 개, 귀 두 개, 코와 입 하나씩, 그리고 검은색 머리칼까지 우리와 다르지 않은 이들

---

* 이보미 연극치료사와의 대담을 바탕으로 엮음.

** 명지병원 정신건강의학과 낮병동 '별마루'는 낮 시간 동안만 통합적 치료와 재활 프로그램에 참여하는 통원 형식의 입원치료 프로그램이다. 대상 질환은 조현병이나 기분장애와 같은 재발이 잦은 정신질환들로 기질성뇌증후군, 불안장애, 정동장애, 공황장애, 강박장애, 불면증, 알코올의존증, 사회공포증 및 대인공포증, 우울증 등이다. 정신건강의학과와 예술치유센터가 연계되어 별마루 환우들에게 음악, 연극, 미술 그룹 치료를 진행하고 있다.

이다. 그럼에도 불구하고, 많은 사람들은 이들이 마치 별나라에서 온 것처럼 인식하는 경우가 허다하다. 그래서 사실 외롭게 지낸 분들이다.

●●

나와 보조치료사는 연극치료 초기 중재로 연극을 관람하는 것처럼 편안하게 극 보여주기를 시도했다. 연극은 숲속 중앙에 홀로 있던 나무가 외롭고 쓸쓸해하는 내용이었다. 그때 어디선가 참새가 날아와 짹짹짹, 시원한 바람도 불어와 간질간질거린다. 다람쥐는 나무를 안아주었다. 외로웠던 나무에게 친구가 생기는 과정을 연극으로 보여주면서 환우들에게 '관계 맺음'에 대해 말하고 싶었다.

다음에는 연극을 진행했다. 환우들 대부분 자존감이 낮고 자기상이 왜곡되어 있었기 때문에 〈피노키오〉를 선택했다. 제페토 할아버지의 입장에서 나무로 어떤 피노키오를 만들고 싶은지 이야기 나누고, 피노키오의 입장이 되어보는 작업도 했다. 제페토 할아버지의 입장과 아이의 입장으로 역할을 나눴던 것은 절대적인 지지자인 아버지에 대한 상과 말썽을 피우는 피노키오에 대한 상이 모두 필요했기 때문이었다.

연극 상황임에도 쉽게 이야기를 꺼내지 못하다가 태산 님이 입을 열었다. 다소 충격적인 설정이었다. "제페토 할아버지가 아이에게 기름을 부었고, 불을 붙였어요." 태산 님은 다음 상황도 설명해주었다. "아이는 큰절을 하고, 더는 장난을 치지 않았어요." 엄격하고 권위적인 아버지 밑에서 자란 태산 님은 극에도 무서운 아버지의 상을 투사하고 있었다. 얼마나 아버지가 무서웠으면 불을 붙였다고 표현했을지 상상조차 할 수 없었다.

다음에는 호연 님이 피노키오가 학교에 가는 상황을 연출해주었다. 피노키오는 학교에 가기 전의 두려움을 호소했다. 제페토 할아버지에게 "학교 못 가겠어요. 떨려요"라고 말했지만, 끝내 등교를 해야 했다.

친구 1: 너 누구야? 우리랑 다르다.

피노키오: (시선을 아래로 향함) 나… 나는 피…노…키…오.

친구 2: 우리 피노키오랑 놀지 말자! 피노키오는 가끔 혼잣말로 중얼중얼 거리고, 미래에서 왔다고 거짓말도 해. 이상한 행성 이름도 말하고 쟤랑 있으면 혼란스러워.

피노키오: (훌쩍훌쩍 울면서) 제페토 할아버지, 저 속상해요. 친구들 좀 혼내주세요.

제페토 할아버지: 네 이놈들! 우리 피노키오에게 그러면 못 써.

피노키오: 할아버지, 고마워요.

호연 님은 학교에서 왕따를 당한 경험이 있었다. 친구들이 아무도 놀아주지 않았고, 싸운 적도 한두 번이 아니었다. 누군가 자기 대신 친구들을 혼내주기를 바랐던 마음을 극 상황에 표출시킨 것이다.

극이 여기까지 전개되자, 피노키오에게 새로운 친구들 만들어주자며 똑똑한 정우 님이 끼어들었다.

친구 3: 너 누구야? 우리 같이 놀까?

피노키오: 어? 나, 나랑?

친구 3: 응. 나랑 햄버거 먹으러 매점에 갈래?

피오키오: (머뭇거리며) 어? 나도… 가고 싶어….

역시 똑똑한 정우 님이었다. 왕따를 당한 기억이 있는 호연 님의 마음에 따뜻함을 안겨주었다. 다른 사람들에게 별나라 사람들이라 여겨지며 여기저기서 상처받고, 왕따당하고, 쓸쓸하고 외롭게 지내던 이들이 치료가 진행될수록 서로의 상처를 보듬어주는 치유자가 되고 있었다.

이분들과는 일 년 넘게 계속 작업을 해왔다. 연극치료에 대체로 협조적이고, 예술치료를 굉장히 오랫동안 받아오셔서 적극적으로 참여하려는 마음이 있는 분들이었다.

●●

나는 성악 전공이었다. 그런데 연극치료사가 되었다. 성악을 전공한 후 4~5년 동안 뮤지컬 배우로 지냈다. 이전의 나는 자신의 감정을 표현하지 못하고 다른 사람에게 일방적으로 맞춰주는 사람이었다. 그러다 연극으로 성격이 바뀌면서 연극치료가 나에게 매력적으로 다가온 것 같다. 대사를 통해 그동안 못했던 표현을 하니 속이 다 시원했다.

나도 처음에는 정신과 환우들이 우리와 동떨어진 사람들인 줄 알았다. 하지만 직접 만나보니 어떤 진단명을 가졌든 나와 공통점이 많은 이들이었다. 나도 한때 산후우울이 심하게 왔었고 때로는 깊은 공허함도 경험했다. 지금은 나와 다르지 않은 이분들에게 연극치료 시간을 통해 긍정적인 영향력을 전해 드린다는 생각으로 하루하루를 감사한 마음으로 치료에 임하고 있다.

무지개 너머로 설레는 만남

'요한의 집' 성인 발달장애우 그룹

주지은 음악치료사[*]

"놀러와,

놀러오세요"

한 달에 한 번, 반갑고 설레는 만남이 있다. 요한의 집[**]에서 방문하러 오는 분들 덕분이다. 빨간색을 좋아하는 종석 님, 주황색이 어울리는 다연 님, 노란색을 닮은 은수 님, 초록색 정혁 님, 파란색 하영 님, 남색 송우 님, 보라색 범석 님까지 7명이다. 7명 모두 아이같이 순수하고 맑은 어른아이다.

---

[*] 엄수진 연극치료사, 조지연 미술치료사, 이정미 무용동작치료사와의 대담을 바탕으로 엮음.

[**] 요한의 집(원장-이대성 신부)은 강화도 소재의 '우리마을(촌장-김성수 전 대한성공회 대주교)'에 위치한 발달장애우 거주시설이다. 30여 명의 중증장애우들이 거주하고 있는 요한의 집은 지적 및 자폐성 성인 장애우에게 안정된 거주서비스와 당사자의 욕구에 기초한 서비스를 제공하여 사회 적응 및 자립 능력을 향상시키고 장애우가 지역사회 내에서 사회통합적인 행복한 삶을 영위하도록 돕는 곳이다. 2017년부터 명지병원과 MOU를 맺고 7명의 장애우들이 매달 병원을 방문하여 음악, 미술, 연극, 무용동작 그룹 치료를 받고 있다.

요한의 집은 병원과 1시간 정도 떨어진 곳에 있다. 요한의 집 환우분들은 월마다 기관 선생님들과 함께 소풍 오듯 와서 VIP 병실이 있는 뉴 호라이즌에서 즐겁게 치료받고 돌아간다. 1월엔 음악, 2월엔 미술, 3월엔 연극, 4월엔 무용동작, 5월엔 또다시 음악 순으로 예술치료가 진행되고 있다.

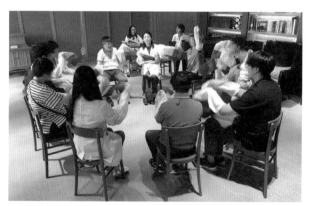
요한의 집 환우들과 함께하는 음악치료

음악치료 시간, 〈도레미송〉 노래를 들려주자 종석 님과 다연 님이 크게 따라 부른다. 다른 분들은 흥얼거리면서 멜로디를 익혔다. 멜로디를 어느 정도 익힌 후, 우리는 가사를 바꿔보기로 했다. 도는 도마뱀, 레는 레고, 미는 미용실, 파는 파란 하늘, 솔은 솔잎까지 가사가 완성되고 '라'를 정할 차례가 되었는데, 송우 님이 갑자기 "라면!"이라고 외쳤다. 그 모습에 한바탕 웃음바다가 됐다. 송우 님에게 라면을 좋아하는지 물었

더니 "응, 짜장라면 좋아해"라고 대답한다. 그렇게 라는 라면, 시는 시루
떡으로 가사가 완성되었다. 마이크를 주자 더 신나게 노래를 불렀고 무
지개색으로 이루어진 핸드벨로 연주도 했다.

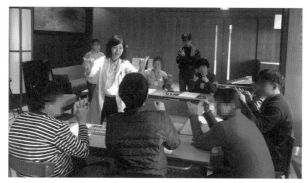

요한의 집 환우들과 함께하는 미술치료

"우리도 당장 미술치료 해야겠어요."

처음 미술치료를 하던 날, 기관 선생님께서 지켜보다가 하신 말씀이다.
환우분들이 미술치료를 너무 즐겁게 하셔서 기관에서도 해야겠다는 것
이다. 이번 미술치료 시간에는 수준을 더 높여 입체 표현하기를 했다. 투
명한 커피 컵에 나무를 세우고, 모래를 채우는 활동이다. 오른쪽, 왼쪽,
위, 아래를 다 살피면서 해야 하는 어려운 작업이기도 했다. 모두들 열심
히 참여하고 있는데, 한쪽에서 "엇!" 하는 소리가 났다. 정혁 님이 컵을
엎질러서 그 안에 담겨 있던 모래들이 전부 쏟아졌다. 빨간 모래, 노란 모
래, 초록 모래. 책상에 색색의 모래들이 쏟아져내리고 있었다. "괜찮아요.

정혁 님. 다시 담으면 돼요." 치료사의 도움으로 모래를 다시 컵에 담았다. 굳었던 정혁 님의 표정이 밝아지고, 작품도 멋지게 완성했다.

•—•

"토끼가 저쪽으로 갔어요."

연극치료 시간에는 함께 즐길 수 있는 다양한 놀이를 했다. 우리는 무대를 만들어 사냥꾼과 토끼 이야기를 연출해보기도 했다. 사냥꾼은 토끼를 잡으러 가고, 토끼는 도망가야 하는 상황이었다.

#1.

범석(토끼): 어, 도망가자. (무대 오른쪽으로 도망감)

치료사(사냥꾼): 토끼 잡으러 가야겠다. 여러분, 토끼가 어느 쪽으로

　　　　　　　갔나요?

범석(관객 1): 몰라요. 저는 공부할 거예요.

하영(관객 2): (무대 왼쪽을 가리키며) 저쪽이요.

송우(관객 3): (무대 오른쪽을 가리키며) 토끼가 저쪽으로… 저쪽으로 갔어.

종석(관객 4): 저쪽 맞아요. 잘했죠?

송우 님과 종석 님은 거짓말하지 못하고 토끼가 간 쪽을 그대로 이야기했다. 치료사가 다시 상황을 설명해주었다. 지금 토끼가 사냥꾼에게 잡히면 큰일이 날지도 모른다고, 어쩌면 죽을 수도 있다고 하니 송우 님

이 "다시 할게요!"라고 외쳤다.

#2.

범석(토끼): 어, 도망가자. (무대 오른쪽으로 도망감)

치료사(사냥꾼): 토끼 잡으러 가야겠다. 여러분, 토끼가 어느 쪽으로
　　　　　　　갔나요?

송우(관객 3): (고개를 저으며) 토끼 몰라.

종석(관객 4): 토끼 몰라요. 잘했죠?

　모두 까르르 웃었다. 재미있는 극 한 편이 또 완성되었다. 연극 상황에
는 종종 가치 판단이 들어가야 해서 어렵긴 하지만 이러한 시간을 통해
환우분들은 무대 경험을 갖게 된다. 또 직접 대사를 말하지 않아도 상황
을 이해하고 몸동작으로 표현하기도 한다.

●●

　무용동작치료 시간에는 다 같이 파라슈트를 잡고 위로 올렸다가 아래
로 내리고, 안으로 모였다가 밖으로 나가는 움직임을 했다. 환우분들은
인지기능에 따라 몸을 세밀하게 움직이는 데 어려움이 있어서 치료사가
적절한 방향성을 제시해주어야 한다. 그런데 은수 님 혼자 파라슈트를
잡지 않고 얼음이 되어 가만히 있었다. 치료사가 손을 잡고 움직임을 도
와주었다. 그러자 은수 님의 몸이 로봇처럼 움직이기 시작했다. 팔과 다
리를 뻗어보고, 파라슈트의 움직임에 따라 고개를 돌려보기도 했다.

다음에는 예쁜 레드카펫을 바닥에 펼쳐놓고, 캣워킹하듯이 차례대로 그 위를 걷는 활동을 했다. 마치 오늘 밤 주인공이 된 것처럼 멋지게! 종석 님은 손을 귀에 대고 보디가드처럼 빠른 걸음으로 걸었고, 하영 님은 평소에 하고 다니는 선글라스를 착용하고 여배우처럼 뽐내며 걸었다. 은수 님은 치료사가 손을 잡고 함께 걷자 다리를 조금씩 움직여 카펫 끝까지 걸어갈 수 있었다.

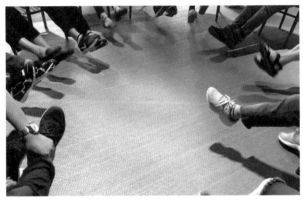

요한의 집 환우들과 함께하는 무용동작치료

요한의 집 분들과 치료사들의 만남은 언제나 서로에게 설렘을 준다. 그 설렘 때문에 헤어짐이 아쉬울 때도 있다. 한 번은 송우 님이 치료사의 손을 꼭 잡고 "놀러와. 놀러오세요"라고 말했다. 어느 날씨 좋은 날, 치료사들 모두 요한의 집으로 놀러가 파티를 하면 좋겠다. 그날은 분명 하늘 저편으로 선명한 빨강, 노랑, 파랑, 보라색의 무지개가 수놓아질 것이다.

2장

너는 특별하단다

내가 이럴 줄 알았어!

뇌병변 아동

조지연 미술치료사

"오늘이 우리의

마지막 여정이에요"

나는 마트의 치료 종결을 앞두고 있다. 마트가 7살 때 만나 미술치료를 해온 우리는 4년이라는 시간을 같이했다. 세상사 모두 회자정리會者定離, 만나면 언젠가 헤어지게 된다고는 하지만 우리 치료사들과 내담자들처럼 헤어짐을 전제로 시작되는 만남이 또 있을까… 미술치료를 하면서 많은 이별을 겪었지만 애정이 듬뿍 든 내담자들과의 헤어짐은 여전히 익숙해지지 않는다. 마트의 치료 종결을 앞두니, 처음 마트를 만났을 때 했던 치료 방향에 대한 고민들, 점차 발달해나가며 아이가 보여준 수많은 감동의 순간들이 엊그제 일처럼 선명하게 떠오른다. 마트도 4년 전에 자신이 그렸던 그림을 가리키며 "이거, 내가 근우 그림 따라 그린 거예요!" 하고 마치 어제 일처럼 생생하게 이야기하는 모습을 보니, 마트도 나와 비슷하게 느끼고 있는 건 아닐까.

◦◦

우리가 처음 만났을 때, 뇌성마비인 마트는 착석 시간이 짧고 혼자 분주하게 움직일 때가 많았다. 치료사가 제시하는 작업을 따라 하기도 했지만, 그보다 자신이 하고 싶은 작업만 반복할 때가 훨씬 많았다. 치료 초기에는 치료실을 빙글빙글 뛰어다니며 CD에 수록된 곡의 트랙 번호를 계속해서 말했고, 한 가지 미술재료나 소재만을 반복해서 사용하는 아이였다.

나는 부드럽게 움직이며 변화하는 미술 매체를 이용해 이완 작업을 하거나, 단단하고 틀이 있는 매체들을 이용해 통제 작업을 하면서 마트의 조절력을 길렀다. 만약 물감이나 크레파스 등 한 재료만 활용할 때는 표현하는 방법에서 변화를 주었다. 동물, 집과 같은 소재를 반복할 때도 미술재료를 다양하게 활용하거나 좀 더 정교한 표현법을 익히도록 해서 마트의 표현력이 길러지도록 했다. 마트 스스로 그림을 잘 그리고 싶어 하던 시기에는 그리기 연습을 하기도 했다.

마트는 손 떨림이 조금 있었다. 그래서 정교한 작업을 할 때 다른 아이들보다 더 많은 노력이 필요했다. 곡선 그리기를 처음 시도할 때는 사포지에 점을 그려주고 마트가 따라 그리게 했다. 사포는 손 떨림이 있어도 재미를 느낄 수 있고 색도 선명하게 나타나기 때문에 아이들이 좋아한다. 마트는 사포지 위에 오리를 그리고 '아기 오리'라며 '엄마 오리'도 그리고 싶다고 했다. 내가 사포지를 한 장 더 붙여 큰 오리를 점선으로 그려주니 마트는 엄마 오리를 그리고 채색도 했다. 그런데 엄마 오리를 다 그린 마트가 갑자기 여백에 거친 직선을 그리기 시작했다. 나는 속으로 '선 그리기가 힘들어 발산 작업*을 하나 보다'라고 생각했다. 그런데 선을 그리던 마트가 "오리는 비 오는 날을 좋아해"라고 말했다. 아하! 나는 오리들 위로 사포지를 더 붙여주었다. 마트는 좁은 공간을 벗어나 마음껏 비를 그리며 재미있게 마무리했다.

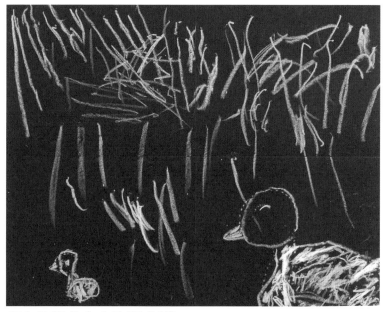

마트의 미술작품 〈오리는 비 오는 날을 좋아해〉

* 발산 작업이란 심리적·신체적 원인으로 억눌려 있던 에너지를 형태가 아닌 역동적 신체 활동을 통해 표현함으로써 이완하는 작업을 뜻한다.

우리 병원 예술치료센터에서는 매년 5월이 되면 '예술치유 페스티벌'을 진행한다. 페스티벌 기간에는 환우들의 미술작품도 전시하는데 마트의 〈오리는 비 오는 날을 좋아해〉도 전시되었다. 마트 부모님은 아이의 작품이 전시된 모습을 보며 뿌듯해했다. 그런데 막상 마트가 이 전시에 별다른 반응을 보이지 않았다. 우리는 마트에게 전시가 큰 의미를 주지 않는가 보다 생각했다.

마트가 초등학교에 입학하고 나서야, 작품 전시가 아이에게 특별한 의미였다는 사실을 알게 되었다. 학교 선생님이 특정 주제를 주고 그림을 그리라고 했는데, 마트가 엉뚱하게도 주제와 다른 오리 그림을 그린 것이다. 마트 어머니가 오리의 의미를 바로 알아차리고 설명해드리니 선생님께서는 빙그레 웃으셨다고 한다. 이렇게 좋은 선생님, 친구들과 1학년 생활을 잘 보낸 마트는 2학년이 되기 전, 아홉 살은 어떤 모습일지 상상하며 그림을 그렸다. 마트는 교실이 바뀔 거라며 마치 평면도 같은 새 교실 풍경을 그렸다. 또 여덟 살 마트 옆에 키가 자란 아홉 살의 마트가 서 있는 그림을 그리고 〈키도 쑥쑥 자랐어요〉라는 제목을 붙였다.

2학년이 된 마트는 이번에는 종이접기를 했다. 마트가 먼저 제안한 활동이었다. 학교 종이접기 시간에 오리를 만들었는데, 잘하지 못해서 미술치료 시간에 다시 하고 싶다고 했다. 손 떨림이 있는 마트에게는 친구들처럼 선 맞춰 접는 일이 쉽지 않았을 것이다. 나는 마트가 오리를 접는 모습을 관찰했다. 그리고 아이가 어려워하는 부분을 스스로 해결할 수 있는 방법을 찾아주었다. 결국 마트가 원했던 주황색 주둥이를 가진 노란 오리가 완성되었다. 마트는 환하게 미소 지었다.

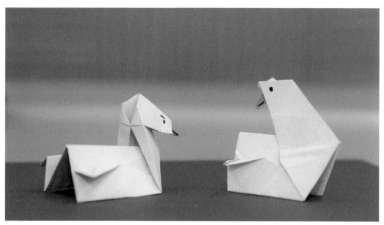
마트의 종이접기 작품 〈오리〉

미술치료의 결과물이 같다고 해서 진행 과정도 다 같지 않다. 미술재료나 소재를 다루면서 발생하는 문제를 해결하거나, 표현에 묻어나는 감정을 다루는 등 다양한 일들이 벌어지는 과정 자체에 미술치료 효과가 있기 때문이다.

지금의 마트를 보면 4년 전 처음 만났을 때의 모습이 상상도 되지 않을 만큼 정말 많이 성장했다. 처음 미술치료 목표를 설정할 때, 마트 어머니는 아이가 하고 싶은 미술작업을 하면서 즐거워하는 것이 목표라고 했다. 이 얼마나 아이에게 더없이 좋은 목표인가! 우리 예상보다 마트가 학교생활에 훨씬 더 잘 적응해가는 모습을 보면서 마트 어머니도 나도 도움반 선생님도 마트가 더 잘했으면 하는 욕심을 낼 때도 있었다. 우리뿐만 아니라 마트 자신도 욕심이 있는 아이였다. 시험 기간에는 또 얼마나 열심히 공부하는지 마트 어머니는 "저 혼자 고시 공부하잖아요" 하며 농담하기도 했다.

마트의 정서적 안정에는 어머니의 역할이 컸다. 마트 어머니는 천천히 성장하는 아이를 기다릴 줄 알았다. 장애가 있다고 감싸기만 하지도 않았다. 마트에게 맞는 교육을 하면서 스스로 할 수 있는 부분은 하도록 했고, 아이의 작은 성취에도 만족하는 분이었다. 치료사들과도 충분한 신뢰 관계를 맺고 상담에 적극적이었다. 마트 아버지 역시 타인의 시선보다 아이의 행복을 우선시하는 분이라 마트의 행복에는 부모님의 역할이 크다고 생각한다.

마트는 결석 없이 꾸준하게 나왔다. 가끔 일이 있어 빠질 때는 스스로 보강을 요구할 정도로 미술시간을 좋아했다. 좋아하는 작업을 반복하면서도 그리기, 만들기, 입체, 평면, 조립, 조형 등 다양한 영역에서 꾸준하게 발달했다. 마트가 좋아하는 자동차를 조립할 때는 예상보다 너무 쉽게 해내서 나를 놀라게 하기도 했다. 마트에게 만 9세용 조립이 어려울 것이란 나의 생각은 고정관념이었다. 마트는 좋아하는 버스나 기차를 만들며 종이접기, 선 그리기 등 다양하고 정교한 작업을 이어갔다.

마트는 표현하는 작업 자체를 즐거워했는데, 나는 때때로 마트가 그림을 더 잘 그리기를, 글씨를 좀 더 잘 쓰기를 욕심내곤 했다. "마트야 집중해서 힘을 주고 선을 그리면 더 잘 그릴 수 있어", "글씨를 예쁘게 쓰는 게 중요하진 않지만, 선생님은 사람들이 마트가 쓴 글씨를 알아보면 좋겠어" 등등. 그러면 마트는 집중해서 곧은 선을 그리거나 또박또박 글씨를 쓰곤 했다. 비록 표현하고 싶은 게 너무 많다 보니 집중이 오래가진 않지만.

2학년의 마지막 날, 마트는 치료실에 들어오며 이렇게 말했다. "작년엔 아홉 살을 그렸으니까 오늘은 열 살을 그릴 거예요. 오늘의 주제는

'열 살을 준비해요'예요." 그러더니 "이제 곧 열 살이에요. 열 살에 하고 싶은 일을 그려봅시다" 하며 마트 스스로 레퍼토리를 잘도 이어갔다.

생각이 커진 만큼 일 년 전에 비해 그림 내용도 많이 달라졌다. 새 교실이 그려졌고 선생님 자리와 친구들, 교구도 표현됐다. 복도에는 마트를 3명 그리고 말풍선을 달았다.

'어떤 친구들을 만날까?'

'어떤 선생님을 만날까?'

'어떤 활동이 좋을까?'

마트의 질문이다. 마트는 어쩜 이리도 기특한 생각을 할까.

•─•

어느 날, 마트의 어머니가 치료 종결을 상담해왔다. 마트가 올해 3학년이 되면서 시간을 맞추기 어렵게 된 것이다. 발달단계에 따른 욕구 조절이나 자기표현이 잘되고 있었고 학교생활도 정서적으로 안정되어 있어서 종결을 준비해도 되었다. 하지만 마트가 종결을 완강히 거부해왔기에 우리는 치료를 좀 더 진행했고 센터 마감보다 늦은 시간에 치료를 진행해왔다. 오후 늦은 시간이라 마트가 너무 힘들어하면 시간을 다시 조정하기로 했으나, 마트는 좋아하는 미술 활동이라 그런지 늦은 시간에도 잘 적응했다.

그로부터 10개월이 흐른 지금, 몸과 마음이 더욱 성장한 마트는 종결을 받아들이고 있었다. 마트는 몸도 마음이 쑥쑥 자라고 있었다.

"우리가 만날 날이 3주밖에 안 남았어요."

마트는 매번 남은 횟수를 세며 아쉬워했다. 그러면서도 회기 내내 자리에 앉아 열심히 작업했다. 뇌성마비인 마트가 50분 내내 착석을 유지하기 위해서는 엄청난 노력이 필요하다. 아마도 치료사 선생님이 자신을 좋은 모습으로 기억해주길 바랐던 것 같다. 우리는 종결을 준비하면서 한 번은 치료사인 내가 제안하는 작업을, 한 번은 마트가 제안하는 작업을 하고, 마지막 활동 때는 그동안 했던 작업을 돌아보고 마무리하기로 했다.

나는 마트의 정서와 그동안의 변화를 표현할 수 있도록 흰색, 검은색이 반반인 화지에 자유화 그리기를 제안했다. 마트는 흰색 도화지에는 '우정나무'라며 어른 나무와 아이 나무를, 검은색 도화지에는 놀이터가 있는 아파트를 그렸다. 아이 나무는 옮겨심기를 해서 뿌리를 튼튼하게 심고 물도 줄 것이라 했다. 아파트 그림 한쪽에는 다양한 놀이 시설이 있는 놀이터를 그렸는데, 아파트에 사는 부모 그림 위로 "드디어 아들이 옹알이를 했구나!" 하며 기뻐하는 말풍선이 달려 있었다. 그림을 통해 본 마트의 마음은 새로움을 맞이할 준비가 되어 있었고 그 속에는 나름의 놀거리도 있었다. 종결에 대한 마음의 준비가 된 것 같아 흐뭇했다.

마트에게 다음 주에 마지막으로 하고 싶은 작업을 물었다. 마트는 오르세미술관*을 그리고 싶다고 했다. 마트는 한 가지 관심 분야가 생기면 오랫동안 몰두했는데, 한동안 기차와 기차 노선에 관심이 많았다. 기차의 역사도 훤히 꿰고 있었고, 자신의 그림에 대해 이야기 나누는 것을

---

* 오르세미술관(Orsay Museum)은 1900년 개최된 '파리만국박람회'를 계기로 파리 국립미술학교 건축학 교수였던 빅토르 랄로에 의하여 오르세역으로 다시 지어졌다. 현대적으로 지은 역사(驛舍)였으나 1939년 문을 닫은 이후 방치되었다가 1979년에 현재의 미술관 형태로 실내 건축과 박물관 내부가 변경되어 1986년 12월 오르세미술관으로 개관되었다.

좋아했다. 최근엔 버스와 버스 노선도에도 관심이 커져서 회기마다 노선도 그리기를 먼저하고 다른 작업을 하곤 했다. 그래서 나는 마트가 마지막 작업으로 노선도를 택할 줄 알았는데, 뜻밖에 오르세미술관을 선택해서 조금은 의외였다.

⚭

어느덧 마트의 치료를 종결하는 날이다. 마트도 입실하면서 말했다. "너무 아쉬워요. 오늘이 우리의 마지막 날이에요." 그러더니 "우리가 복도에서 만날 수는 있지만, 미술치료를 같이 하는 건 마지막이에요"라고 한다. 마트가 다른 치료들은 계속하기 때문에 우리는 병원 복도에서 마주칠 기회가 있다. 이 사실이 마트에게도 나에게도 헤어짐의 아쉬움을 달래주었다.

마트는 지난주에 말했던 오르세미술관을 그렸다. 노란 색종이를 반으로 접은 뒤 오르세미술관을 정성껏 그리더니 이렇게 말하는 것이 아닌가.

"4월 30일에 기차 운행 후 폐차된 것처럼, 우리도 오늘이 마지막 여정이에요."

마트가 오르세미술관을 그리는 건 미술치료의 마지막 날을 기념하기 위해서였다. 감동을 넘어서 전율이 밀려왔다.

마트는 스스로 위로하듯 몇 번이고 말했다. "미술치료는 같이 못 해도 병원에 오면 만날 수 있어요." 마치 기차역이 미술관이 되어 오늘날까지 존재하는 것처럼.

내가 작별에 대한 아쉬움이란 감정에 사로잡혀 있는 동안, 마트는 미술작업을 통해 작별을 준비하고 있었다. 마트의 생각이, 마음이 자라나는 모습을 지켜보면서 그 표현에 여러 번 감동을 받았지만 나는 오늘 또다시 가슴이 뭉클했다. '마트는 마지막까지 나를 감동시키는구나!' 하고 생각했는데 진짜 마지막이 아직 남아 있었다.

마트의 작업이 끝나고, 우리는 그동안 마트가 만든 작품들을 사진으로 보며 이야기를 나누었다. 어떤 작품은 마트에게, 어떤 작품은 나에게, 때론 우리 둘에게 바로 어제 만들었던 것처럼 생생히 기억되어 있었다. 마트는 대화하면서도 "나를 잊으면 안 돼요"라고 몇 번이나 말했다. 그때마다 나도 "어떻게 마트를 잊겠니. 절대 잊지 않을게" 하면서 서로의 아쉬움을 달랬다.

나는 이별 선물로 마트가 좋아하는 색연필을 주었다. 마트는 노선도 그리기를 같이 못 해서 아쉽긴 했는지 색연필을 받고 "이걸로 노선도 그리라고 주시는 거죠?" 하며 밝게 웃었다.

미술 활동을 마무리하고 마트 어머니와 상담하는 동안 마트는 다시 책상 앞에 앉아 색종이를 꺼내서 반으로 자르고 무언가를 열심히 그렸다. 한참을 그리던 마트가 나에게 완성작을 건넨다. 버스 그림이었다. 언젠가 내가 출근할 때 버스를 탄다고 했던 말을 기억하고 그림으로 그려준 것이다. 두 장을 그려서 한 장은 나에게 주며 자기 생각날 때마다 보라고 했고, 나머지 한 장은 자신이 간직하겠다고 했다. 순간 참았던 눈물이 왈칵 쏟아졌다. 내가 생각했던 것보다 마트는 훨씬 더 많이 성장해 있었다.

••

마트의 치료를 종결하고 어느덧 일주일이 지났다. 나는 아직도 그 사실이 실감 나지 않아 내담자와 종결할 때 그리던 종결 반응그림*도 그리지 못하고 있다. 오늘도 출근한 뒤 치료 일정을 점검하며 '이제 마트를 볼 수 없구나' 하고 생각하니 마음 한 곳이 서운해진다. 바쁜 하루가 지나고 어느덧 마트가 병원에 오는 오후 4시. 나는 일부러 치료실 문을 활짝 열었다. 그때, 마트가 복도를 뛰어오면서 나를 보며 환하게 웃는다.

"내가 이럴 줄 알았어!"

마트는 이 시간을 얼마나 기대했을까. 우리의 마음이 통했다. 마트의 말대로 미술치료는 함께하지 못해도 이렇게 만나 반갑게 인사할 수 있다.

마트의 해맑게 웃는 얼굴을 보고 나니 이제는 마트와의 치료 종결에 대한 나의 종결 반응그림을 그릴 준비가 된 것 같다. 마트에 대한 나의 반영 작업은 어떻게 나올까? 아마 무럭무럭 자라고 있는 '사랑나무'가 등장할 것 같다.

---

* 반응그림이란 치료사가 환자와 미술치료를 진행하면서 환자에게 느꼈던 감정을 미술작업으로 표현한 그림을 뜻한다.

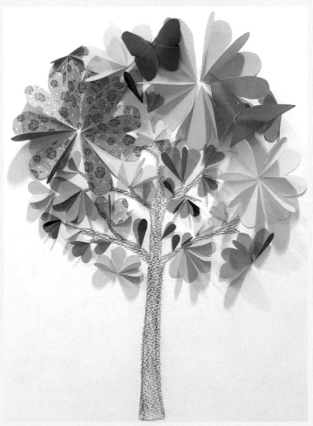

마트와의 시간을 담은 종결 반응그림 〈사랑나무〉

너희도 먹어볼래?
외상성 뇌손상 아동

|

엄수진 연극치료사

> "아무도 못 들어오게
> 문 닫았어요"

초등학교 4학년 종하는 교통사고 후유증으로 연극치료를 받고 있다. 종하는 극 중에서 어떤 역할을 맡아도 항상 "저리 가!" 하고 치료사를 밀치고는 문을 닫아버린다. 평소 여동생에게 시달리면서 혼자서만 있고 싶던 마음을 그렇게 표현하는 것이다.

종하가 연극 중에 무의식적으로 '흘리는' 이야기 속에는 여동생과의 불편한 관계가 담겨 있다. 종하가 말하는 일상 이야기에는 항상 여동생이 등장했다. 왈가닥 여동생에게 맞았지만 참았고, 어쩌다 한 대 갚아주다 부모님께 되레 혼났다는 이야기가 동어 반복적으로 등장했다. 종하의 감정에는 여동생으로 인한 분노와 억울함이 상당히 크게 자리 잡고 있었다.

하지만 종하는 연극 속에서조차 그 분노를 직접적으로 표출하기 어려워했다. 오히려 주저하며 소극적으로 짜증내는 것에 그쳤다. 어쩌다 치료사인 나도 맏이라 동생들 대신 야단맞고 속상했다는 이야기라도 하면 종하는 덩달아 흥분해서 동조했다. 하지만 연극 속에서는 만남을 귀찮아하고 거부하는 '은둔자' 역할을 선호했다. 연극 중에 종하와 관계를 맺으려는 인물이 나타나면 예외 없이 "됐어! 저리 가!" 하고 밀치면서 방으로 들어가버렸다. 연극에서 일어나는 모든 상황에서 히키코모리라도 된 것처럼 다른 사람과의 관계를 거부했다.

한 번은 내가 "옆집 사는 사람인데요, 문 좀 열어주세요. 치킨 좀 드셔보시라고요"라고 했더니 "내가 문 다 잠갔다", "안 먹어", "배 안 고파!" 하며 종하는 요지부동의 집주인을 연기했다. 그쯤 되니 나는 "사실 저는 열쇠공이에요. 그래서 문을 열고 들어갈 수 있어요"라고 말하며 다가갔다. 처음에는 어쩔 수 없이 다른 도망칠 곳을 찾던 종하였는데, 나중에는 "에이, 선생님. 열쇠공 좀 그만하세요" 하며 짜증을 냈다. 무턱대고 도망치고 숨기보다는 불편한 심정을 드러내고 조금이라도 솔직하게 표현해서 그나마 다행이었다.

종하가 연극에서 사람들과 관계 맺기를 거부한다고 해서 혼자 대단한 무언가를 하는 것도 아니었다. 극 중 종하는 먹는 것도 귀찮아했고, 이불을 뒤집어쓰고 잠자는 것만 좋아했다. 자기만의 공간에서 가만히 있는 것…. 종하가 간절히 원하는 것은 어쩌면 그런 '쉼'이 아닐까? 그럼 종하가 원하는 대로 내버려두자. 오로지 혼자 있고 싶다면 그렇게 할 수 있도록 돕자. 대신 나는 종하와 조금 떨어진 곳에서 재미있게 노는 모습을 보였다. 마치 종하에게 아무런 관심 없는 것처럼.

한동안은 평행선처럼 각자의 공간에서 독립된 활동을 하는 듯했다. 그러던 어느 날, 나를 조심스럽게 지켜보는 종하의 시선이 느껴졌다. 모르는 척하고 내 할 일을 하자, 종하가 소심한 방해자 역할을 시작했다. 종하가 직접 나서서 방해하기도 했고, 부하로 독수리를 보내 내가 무엇을 하는지 보고 오게도 했다. 또 내가 소중하게 간직하던 것을 몰래 훔쳐 나를 골탕 먹이며 통쾌해하는 장면이 연극에서 등장하기 시작했다. 종하는 부하도 독수리 정도는 되어야 만족했다. 평소 힘에 대한 갈망이 있지만 막상 갖지 못한 것에 대한 보상심리 때문이었다. 독수리를 부하로 삼는 주인 종하라니! 얼마나 근사한가.

그때부터 나는 연극에서 종하의 소심한 복수에 당하는 피해자 역할을 많이 하게 되었다. 종하는 평소 자신을 화나게 하는 사람들을 내게 투사했다. 내가 바보처럼 매번 당하기만 하자 종하는 은근히 기뻐했다.

연극치료에서 환아들이 즉흥적으로 설정하는 극적 상황은 무의식적으로 자신의 현재 심리 상태를 반영한다. 종하가 여동생과의 갈등을 극적 상황에 투사하는 것처럼 자신이 관계 맺고 있는 주변 사람들과의 갈등을 연극에 투사한다. '투사'란 쉽게 말해 우리의 마음을 다른 인물이나 사물에 담아 표현하는 것이다. 이것은 우리가 세상을 이해하고 관계 맺는 방식이기도 하다.

연극치료의 투사는 심리치료에서의 투사와 차이가 있다. 일반적으로 심리치료에서 투사는 방어 기제로서의 기능에 초점을 맞춘다. 방어 기제란 특정 감정을 자기 외부로 떼어내 부인하는 방식을 말한다. 심리치료에서는 내담자가 부인하던 것을 토론과 분석 등의 통찰 과정을 거쳐 자신의 것으로 재통합하는 데 중점을 둔다. 반면, 연극치료에서는 투사를 극적 형식과 연결해 내면의 문제를 외적으로 표현하는 것에 중점을 둔다. 이로써 자신과 삶을 발견하고 창조적으로 탐험할 수 있게 된다.

●●

크리스마스가 다가왔다. 나는 종하와 성탄절 연극을 진행했다.

"산타 할아버지가 왔어요. 문 좀 열어주세요."

산타 할아버지가 된 내가 말한다. 성탄절 기다리는 아이 역할을 맡은 종하는 "내가 문 다 닫아놓았어요. 아무도 못 들어와요"라고 한다. 이번 에도 종하는 문을 열어주지 않았다. 언제쯤 그 문이 열릴까…. 나는 다시 루돌프 사슴이 되어 문을 열어달라고 간절히 요청했다. 이번에도 문은 열리지 않았다. 결국, 나와 보조 치료사는 종하를 내버려두고 둘이서 만 대화했다. 나는 루돌프, 보조 치료사는 여동생 역할이었다.

> 루돌프: 너희 오빠 왜 그러니? 산타 할아버지가 와도 문을 안 열어주고, 루돌프가 와도 문을 안 열어주잖아.
>
> 여동생: 몰라요. 제가 오빠를 너무 괴롭혀서 그런가 봐요.
>
> 루돌프: 너는 오빠를 왜 그렇게 괴롭혔어?
>
> 여동생: 괴롭힌 게 아니라 사실 같이 놀고 싶었던 거예요. 저 때문에 오빠가 문을 안 열어주나요?
>
> 루돌프: 글쎄. 그게 전부는 아닌 것 같아. 혹시 너희 오빠 친구가 없니? 학교에서도 친구들이 오빠를 막 괴롭히는 거 아니야?
>
> 여동생: 몰라요….

종하는 집에서 혼자 짜장면과 탕수육을 먹으며 루돌프와 여동생의 대화를 가만히 듣고 있었다. 그때였다. 종하가 불쑥 말을 건넸다.

"너희도 이것 좀 먹어볼래?"

종하가 자신의 공간 너머로 먼저 나와서 던진 첫마디였다. 학교에서 또래 친구들로부터 받은 스트레스가 있었던 것인지, 대화 중간에 '학교'와 '친구' 이야기가 나오자 종하가 드디어 반응을 보인 것이다.

우리는 다 같이 짜장면과 탕수육을 맛있게 나눠먹었다. 이것은 어쩌면 작은 시작점인지도 모른다. 무엇이든 피하고 혼자서만 있고 싶어 하던 종하는 그 이후 조금씩 달라지는 모습을 보였다.

앞으로 종하가 어떤 선택을 할지 아직은 모르겠다. 다만, 혼자 있거나 함께 있는 다양한 경험을 통해, 자신이 정말로 원하는 공간을 찾거나 스

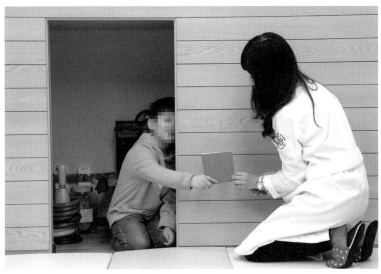

문을 열고 나와 손을 건네는 종하

스로 만들어나갈 수 있는 힘을 기르게 될 것이라는 생각이 든다. 그리고 우리가 함께하는 시간이 그 힘을 이끌어낼 수 있는 품의 일부가 되기를 기대한다.

토끼야, 뭐 먹고 싶어?
프래더윌리증후군 아동

엄수진 연극치료사

> "너는 학교 가지 말고
> 집에만 있어!"

프래더윌리증후군Prader-Willi syndrome을 가진 여름이를 지난가을에 만났다. 15번 염색체 이상으로 나타나는 질환인 프래더윌리증후군을 가진 아동들에게는 발달지체의 공통적 요소들이 관찰되는데, 특히 두드러지는 특징의 하나가 '과도한 식욕'이다. 먹고자 하는 욕구가 엄청나서 제대로 조절하지 않으면 심한 비만으로 이어지는 경우가 많다. 그래서 여름이 부모님도 아이가 과식하지 않도록 항상 신경을 썼다.

여름이의 연극치료에는 먹는 장면이 종종 등장했다. 연극치료를 진행할 때는 결정 권한이 항상 대상 아동에게 주어지는데, 여름이는 아이스크림 수십 개를 먹어치우는 먹성을 연극에서 표현하곤 했다. 아무도 주지 않고 혼자 음식을 다 먹어버리고 뿌듯해했다. 나는 현실에서 억압되었던 식욕을 연극에서 마음껏 풀어보라고 여름이를 방해하거나 굳이 다른 내용으로 바꾸지 않고, 여름이의 의도대로 연극이 흘러가게 해주었다.

여름이의 연극에는 음식 말고도 자주 등장하는 '동물'이 있다. 여름이의 가족 인형극에는 엄마, 아빠, 남자아이(오빠), 여자아이(여름이 자신)와 함께 '토끼'가 등장하는데 토끼는 다름 아닌 여름이의 남동생이다. 남동생을 토끼에 투사하는 것이다.

여름이가 진행하는 연극에서 토끼는 대개 왕따가 된다. 예를 들어 다같이 여름이에게 수영 강습을 받는데, 토끼가 제대로 따라 하지 않았다며 집으로 돌려보내는 식이다. 또 낮잠 시간을 어겼다면서 토끼에게 화내고 벌을 주기도 했다. 토끼가 최선을 다해 여름이의 말에 따라도 소용없다. 엄한 표정과 목소리로 토끼만 따로 멀리 보내버리거나 가두기 일쑤였다. 다른 가족들에게는 음식도 잘 주면서 토끼에게만 유독 깐깐하게 조건을 붙여 주지 않았다. 여름이는 즐거운 가족의 모습에 토끼를 좀처럼 함께 두고 싶어 하지 않았다.

"너는 학교에 가지 마. 집에만 있어!"

여름이가 토끼에게 소리를 질렀다. 토끼가 학교에 가고 싶다고 해도 안 된다며 보내지 않았다. 그러고는 토끼만 빼고 오빠랑 자신만 학교에 가는 장면을 만들었다.

나는 어느 날, 토끼가 어떻게든 학교에 가도록 개입했다. 그러자 여름이는 토끼를 학교에 혼자 두고 나머지 가족들은 집으로 돌아오게 했다. 그리고 토끼가 집으로 돌아올 수 없게 학교에 가두려 했다.

이렇게 연극치료 초반에 여름이는 토끼가 아파도 모른 척하고, 가혹하다 싶은 행동을 이어갔다. 가족 관계에서 단서를 찾을 수 있을 것 같아 어머니에게 여름이와 남동생의 관계를 물어보았다. 어머니는 여름이가 오빠와는 괜찮은데, 남동생과는 유난히 사이가 좋지 않다고 했다. 특히 여름이는 남동생이 자신보다 음식을 조금이라도 더 먹는 것 같으면 과민 반응을 보인다고 했다. 여름이 오빠는 여동생을 위해주지만 남동생은 아직 어려서 그렇지 못했다. 남동생이 누나인 자신을 무시하는 것 같고, 오빠처럼 양보도 해주지 않는 경쟁자여서 여름이에겐 굉장한 스트레스였던 것이다. 그래서 여름이는 현실 세계에서 남동생에게 속상하고 화났던 감정들을 극적 세계에서 나름대로 풀어냈다.

그러다 보니 여름이는 연극하는 시간만 손꼽아 기다릴 정도로 연극을 좋아했다. 평소에 좋아하는 걸 여러 가지 제약 때문에 하지 못하다가, 극적 세계라는 안전한 공간에서는 맘대로 할 수 있기 때문이다. 미운 동생을 토끼에 투사하여 안심하고 토끼에게 가혹한 행동을 하는 건 연극이 마련해주는 안전한 공간 때문이었다.

여름이가 연극 속에서 만들어내는 이야기를 통해 나는 여름이의 심리에 영향을 미치는 대상이나 상황을 파악할 수 있었다. 또 연관되는 인물들과의 역학적 관계나 감정을 추론했다. 나는 여름이가 토끼에게 가혹하게 대하는 연극이 상당한 회기 동안 진행되도록 충분한 시간을 주었다. 토끼가 아파서 응급실에 실려 가거나, 때론 죽을 뻔했던 상황들이 극에서 벌어졌다. 그렇게 여름이는 토끼에게만 가혹하게 대하는 편파적 행동을 몇 달 정도 지속했다.

그러던 여름이가 어느 순간부터 토끼를 조금씩 봐주고, 벌을 주지 않고, 따돌리지 않는 태도를 보였다. 심지어 토끼를 챙기기 시작했다. 엄마, 아빠, 오빠와 비슷하게 대하고, 가족으로 챙기는 모습을 보이기 시작한 것이다.

음식에 대한 욕심은 여전히 연극에서 폭발하곤 했다. 가족들에게 골고루 음식을 나눠주다가도 좋아하는 간식 앞에서는 혼자만 먹겠다고 도망쳤다. 하지만 전처럼 토끼만 따돌리거나 가혹하게 대하지는 않았다.

여름이는 이제 토끼가 밉다고 하지 않는다. 그동안 자신의 감정을 충분히 표출했기 때문이다. 극 중 인물을 연기하며 자신과 토끼의 상황을 더욱 잘 인식하게 되고, 다양한 이야기를 통해 관계를 이해하게 된 덕분이기도 하다. 이로써 남동생으로 인해 억압되었던 분노와 질투의 감정을 재통합할 수 있지 않을까.

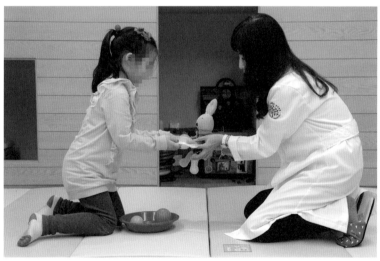

토끼에게 음식을 만들어주는 아이

"토끼야, 뭐 먹고 싶어?"

근래 들어 여름이가 토끼에게 자주 건네는 말이다. 극 중 토끼에게 무엇을 먹고 싶은지 묻고 원하는 음식을 만들어준다. 가끔은 묻지 않고 자기 맘대로 주기도 하지만 연극치료 초반과 비교하면 큰 변화가 아닐 수 없다. 그리고 여름이는 더 이상 토끼를 가족에게서 따돌리지 않는다. 이제 토끼도 여름이의 가족으로 받아들여졌다는 사실이 고맙다. 여름이 덕분에 나 역시 연극의 힘을 다시 한번 느끼게 되었다.

전화 잘못 걸렸어요

뇌병변 아동

엄수진 연극치료사

> "스따, 스따,
> 스따~츠!"

뇌성마비 환아 지수가 무언가를 이야기하고 있다. 그 뜻은 아무도 모른다. 지수는 자기가 관심 있는 무언가를 읊조리듯이 반복적으로 말하곤 했다. "방안을 빙글빙글 돌기만 하는 아이예요." 미술치료사 선생님이 지수의 치료일지를 전달하면서 나에게 해준 말이다.

내가 지수의 연극치료를 처음 맡았던 때는 2013년이었다. 나보다 먼저 지수의 치료를 맡았던 다른 치료사들에게 지수는 '자폐'로 생각될 정도였다고 한다. 내가 지수를 처음 만났을 때도 아이는 반향어* 같은 것

---

* 상대방이 하는 말을 그대로 따라 말하는 증세

만 중얼거리면서 방에서 빙글빙글 돌고 있었다. 이름을 불러도, 무언가를 보여주어도, 아이는 치료사에게 관심을 주지 않고 이야기도 듣지 않았다. 단지, 방안을 끝없이 돌기만 했다. 지수는 연극 안으로 들어오기를 거부하는 대표적인 케이스였다.

그렇게 몇 달 동안 '두 배우 중 한 명만 진행하는' 연극이 계속되었다. 연극에서 내가 무슨 행동을 하건 지수는 일절 참여하지 않았다. 나는 치료사로서 이 아이의 관심이 어디에 가 있는지 전혀 알 수 없었다.

연극치료에서는 '카타르시스'를 활용해 아이들이 대리 만족을 느끼게 하는 방법을 많이 사용한다. 이를 통해 마음의 상처와 콤플렉스를 발산하면서 아이들의 심리적 문제가 해소될 수 있기 때문이다. 혹은 '역할 바꾸기'를 통해 다른 이의 시각에서 문제를 바라볼 수 있게 해 행동교정을 시도하기도 한다.

그러나 이런 방법들이 가능하기 위해서는 아이들이 먼저 연극 '안'으로 들어와야 한다. 연극에 참여해야 아이들이 자기 마음속 이야기를 하고, 다른 사람의 입장을 경험할 수 있기 때문이다. 만약 연극 안으로 들어오기 힘든 상황이거나, 그 안으로 들어오기 거부하는 아이들에게는 연극치료가 어려울 수 있다.

"어흥! 와아아악~"

어느 날, 지수가 괴물 소리를 내면서 나에게 달려들었다. 몇 달 만에 지수가 나에게 보인 첫 반응이었다. 나는 그날 기뻐서 수업시간 내내 괴물을 무서워하는 척하며 도망 다니기만 했다.

한 음악치료사 선생님이 나에게 했던 말이 있다. "몇 년 전 그룹 치료를 할 때, 지수를 컨트롤하기 힘들다며 치료사 선생님이 저에게 도움을 요청했던 적이 있어요. 가서 좀 도와드렸는데 저도 꽤 힘들었던 기억이 나요." 당시 네 명의 아이들이 함께 치료받는 그룹 치료가 있었는데, 그 당시에도 지수는 유독 제어하기 힘든 아이였다. 그룹 치료 중간에도 지수는 불쑥 앞으로 나와서 무언가를 달라고 하거나, 순간적으로 떠오르는 자신의 생각을 곧장 행동으로 옮겨서 치료사와 다른 친구들을 당혹스럽게 했다.

그래서 나는 지수가 괴물 흉내를 내며 나에게 달려든 것조차 너무도 대견했다. 지수가 자기 나름대로의 의사소통을 시도하는 것처럼 보였기 때문이다. 나의 물음에 어떠한 반응도 없이 방을 빙글빙글 돌기만 하던 때도 있었는데…. 그때에 비하면 즉흥연기와 역할 바꾸기가 가능해진 지금은 많이 좋아진 것이다.

"띠디디~ 모리와 코미의 이야기! 제23화! 오늘은 코미가 학교에 갔어요."

"그게 무슨 말이니?"

"띠디디~ 모리와 코미의 이야기! 제23화! 오늘은 코미가 학교에 갔어요."

지수는 아직 치료사의 질문과는 상관없이 자기가 하고 싶은 이야기만 한다. 그래서 나는 지수를 조금 더 일상적인 대화로 이끌고자 시도한다.

이번에는 치료사가 투정 부리는 아이가 되고 지수가 엄마 역할을 맡는다.

> 엄마(지수): 모리야, 일어나.
>
> 모리(치료사): 일어나기 싫어요!
>
> 엄마(지수): 알겠어, 그럼 더 자.

모리(치료사): 자기 싫어요!

엄마(지수): 자라고! 자란 말이야!

평소에 엄마 말을 잘 듣지 않는 지수지만, 정작 연극을 할 때는 엄마의 모습을 투사해서 말을 듣지 않는 아이에게 화를 내기도 한다. 어쩌면 평소 다른 사람들과 의사소통이 잘되지 않는 지수가 자신에 대한 답답함을 그런 식으로 표출하는 것일 수도 있다. 나는 지수가 자극받지 않는 선에서 주변 사람들과의 의사소통에 대해 아이 스스로 생각할 수 있도록 돕는다. 요즘 내가 지수의 치료에서 가장 크게 신경 쓰는 부분이기도 하다.

반향어만 하면서 방안을 빙글빙글 돌던 아이가 연극 속 역할 바꾸기가 가능해지기까지 지수 어머니의 역할이 가장 컸다. 지수 어머니는 아이가 불안해하지 않도록 차분하게 기다리며 지수를 잘 이끌었다. 치료사들과 계속 의논하면서 신뢰 관계를 형성했던 것도 지수 상태가 호전되는 데 큰 도움이 되었다.

●●

"벌점 1점!"

얼마 전, 학교 역할극을 하던 지수는 느닷없이 학생 역할인 나에게 벌점을 주었다.

학생(치료사): 네? 선생님, 저 왜 벌점을 주세요?

선생님(지수): 벌점 2점!

초등학생이 된 지수는 최근 학교에서 벌점을 많이 받는다. 상태가 많이 호전되었다고는 해도 지수는 아직 한자리에 오랜 시간 앉아 있기 힘들어한다. 학교 수업시간에도 중간에 자리에서 일어나 돌아다니곤 했는데, 다른 학생들에게 방해되는 행동을 교정하고자 담임선생님이 지수에게 벌점을 주곤 했다. 그것이 아마 지수에게는 스트레스가 되었던 것 같다. 지수는 연극을 할 때 다른 사람에게 벌점을 주면서 그 스트레스를 해소했다.

벌점 말고도, 지수가 최근 관심을 갖고 반복하는 대사가 있다.

"더 다이얼 이즈 롱 넘버. 플리즈 콜 어게인."

The dial is wrong number. Please call again. 잘못된 전화번호니 다시 걸어주세요.

"띠르릉~ 전화 왔어요. 전화 좀 받아주세요."

"……."

"어? 전화 안 받네. 잘못 걸었나?"

"더 다이얼 이즈 롱 넘버. 플리즈 콜 어게인."

치료사가 전화 거는 연기를 해도 지수는 받지 않는다. 그래야 자신이 좋아하는 대사를 할 수 있기 때문이다. 영어로 말을 하면서 뿌듯해하기도 하고, 상대방이 통화를 못 하게 된 상황을 재미있어하기도 한다. 이런 지수를 보고 있노라면 나에게도 흐뭇한 미소가 지어진다. 지수의 대사가 일상적 커뮤니케이션 환경에서 이루어지고 있기 때문이다. 어느덧 지수는 전화를 받지 않아야 '잘못된 번호입니다'라고 말할 수 있는, 사람들 사이의 '약속'을 배우고 있었다.

작가가 되고 싶어요
뇌병변 아동

|

엄수진 연극치료사

> "선생님,
> 그동안 감사했습니다"

희수는 허리를 90도로 숙여 몇 번이나 인사한다. 이 아이가 정말로, 처음 만났을 때 아무런 반응 없이 다른 곳만 보던 그 아이가 맞나 싶다.

오늘은 치료를 마무리하는 날이다. 희수도, 희수의 연극치료를 담당하던 나도 몇 주 전부터 마음의 준비를 해왔다. 가슴이 먹먹하지만 행복한 작별이기에, 눈물은 보이지 않기로 했다.

늘 그랬듯이 마지막 날의 연극치료 때도 〈모자 나라 이야기〉가 진행되었다. 엄마와 아빠를 비롯해, 남자아이(모자), 여자아이(코코), 토끼(토순이)와 말(말순이)이 고정 출연진으로 등장하는 이 이야기는 희수가 만들어 낸 '모자 나라'가 배경이었다. 모든 등장인물 이름은 희수가 직접 애정을 가지고 지었고, 처음부터 끝까지 변함없이 등장했던 인물들이다.

연극이 시작되었다. 마치 TV 드라마 시작할 때 내레이션이 나오듯이, 오늘 연극의 첫 장면을 희수가 아나운서처럼 말해준다.

"오늘은 모자 가족들이 이사하는 날이에요. 그동안 정들었던 모자 나라를 떠나기로 한 날입니다."

우리는 자연스럽게 역할을 분담했다. 아빠 역할을 맡은 나는 다른 가족들에게 물었다. 그동안 모자 나라에서는 참 많은 일이 있었는데, 어떤 일들이 기억에 남는지. 각자 생각나는 에피소드를 말하고 상대방의 말에 맞장구도 치며 우리는 지난 순간을 함께 떠올렸다. 그리고 마지막 연극을 통해 언젠가 함께 떠올릴 수 있는 기억을 하나 더 얹기로 했다.

••

희수가 가장 애착을 보였던 인물은 자신의 모습이 가장 많이 투사된 말썽꾸러기 남자아이 '모자'였다. 어떤 날에는 엄마의 야단을 맞고 가출한 모자를 온 가족이 찾으러 다녔고, 어떤 날에는 그물에 걸린 새를 구하겠다며 친구들을 모으고 구조대원까지 출동시켜 새를 구조하기도 했다. 희수는 모자를 통해 어른들의 말을 듣기 싫어하는 연기도 실컷 하고, 한편으로는 그런 아이를 야단치는 선생님이나 엄마 역할도 번갈아 하면서 상대방의 입장에 서보는 경험도 했다. 구조대원은 거의 매번 등장하는 중심인물로, 희수가 되고 싶은 캐릭터를 반영했다. 사건이 생겨 전화를 걸면 구조대원이 된 희수는 "사고 발생! 사고 발생!"을 외쳤다. 그리고 어디에 무슨 사건이 발생했으니 즉시 도와줘야 한다며 출동했다.

희수가 평소에 관심 두던 아나운서도 한동안 스타처럼 등장했다. 십수 회기 동안 아나운서는 중심인물로 등장해 모자와 코코와 함께 신나게 이야기를 나누었다. 구조대원과 함께 아나운서도 아이가 되고자 하는 롤모델에 가까웠다.

희수는 연극치료를 하러 오기 전에 미리 그날의 연극 내용을 구상해왔다. 나는 희수가 구상한 이야기를 그대로 반영해 충분히 표현할 수 있도록 돕는 한편, 생각지도 못한 난관을 만들어내기도 했다. 희수는 원치 않는 방향으로 이야기가 전개되면 당황하고 속상해했다. 내가 희수의 예상을 뛰어넘는 방향으로 이야기를 이끌었던 건, 세상이 이 작은 치료실과는 다르게 변화무쌍하고 복잡하며 내 맘 같지 않은 일들이 수시로 일어나는 곳이라는 인식도 필요하다는 생각에서였다. 또한 인간관계에서 아이가 이해하지 못하는 부분에 관한 내용도 많이 다루고자 했다.

초반에 희수는 이런 예상치 못한 상황을 싫어했다. 저항감이나 거부감도 다소 드러냈다. 그럴 때는 진행을 늦추고, 희수가 원하는 것을 마음껏 표현할 수 있는 장을 마련해주었다. 무엇보다 아이의 속도가 중요하다고 생각했기 때문이다. 희수가 세상에서 받은 스트레스를 치료실에서 자연스럽게 해소하도록 돕는 것도 중요했다.

이처럼 평소에 억압되어 있던 감정들을 적절히 표현하고 풀어내도록 도우면서 희수가 극 중 캐릭터를 다양하게 경험해 역할 병존의 상황에 건강히 적응하도록 이끌었다. 상대방과 의견을 조율해 합의하는 과정을 경험하도록 했고, 아이는 점차 치료사의 제안도 극의 내용으로 받아들일 수 있는 여유를 갖기 시작했다.

희수는 연극을 통해 늘 사건 사고를 만들어내는 모자와 코코, 토순이,

말순이의 역할에 열심이었고, 한편으로는 멋진 아나운서와 구조대원을 열연하며 되고자 하는 역할에도 몰입했다. 그 외에도 수많은 방해자와 조력자들이 등장했다. 사건이 생길 때마다 어떻게든 해결하여 다시 균형점을 회복하는 엔딩에 이르렀다. 언제나 해피엔딩은 아니었지만, 해피엔딩이 아니어도 받아들일 수 있는 힘이 커졌다.

◦━◦

마지막 회기 때 나는 희수에게 커서 무엇이 되고 싶은지 물었다. 희수는 크고 자신감 넘치는 목소리로 말했다.

"저는 커서 작가가 되고 싶어요."

나는 감동으로 가슴이 벅차올랐다.

"그렇군요. 그동안 〈모자 나라 이야기〉 작가로 수고 많았어요. 희수는 앞으로도 좋은 글을 쓸 수 있을 거예요. 선생님은 희수가 멋진 작가가 될 거라고 믿어요."

거의 3년에 가까운 긴 세월 동안 〈모자 나라 이야기〉를 매주 연극으로 만들었던 희수였기에, 충분히 창의력이 넘치는 이야기꾼이 될 수 있을 것이다. 나의 이러한 생각이 과도한 믿음이 아니라 여기는 데에는 또 다른 이유가 있다.

희수의 곁에는 '보이지 않는 관객'이 한 명 있었다. 희수 어머니였다. 희수는 엄마에게 자신이 이번에 구상한 〈모자 나라 이야기〉 줄거리를 미리 말했고, 연극치료 후에는 어떻게 연극이 진행되었는지 자세한 후기를 들려주었다. 희수 어머니는 아이의 말에 진지하게 귀 기울여주고,

함께 공감하고 걱정해주었다. 또한 치료사와도 모든 상황에 관해 터놓고 대화하며 서로 도움을 주고받을 수 있었다. 어머니는 이미 희수가 작가의 꿈을 갖고 있음을 알고 있었다. 나는 희수의 꿈을 위해 희수 어머니가 모든 응원과 지원을 아끼지 않을 것임을 잘 안다.

●●

5년 전만 해도 뇌병변으로 최소한의 의사소통도 원활하지 않았던 이 아이가, 이제 자신만의 독특한 상상력으로 이야기를 만들어내는 작가가 될 수 있다고 나는 믿는다. 그리고 그 상상의 여정에 내가 3년여라는 시간 동안 함께할 수 있어서 진심으로 감사드린다.

"선생님, 그동안 감사했습니다. 이건 특별하게 드리는 인사예요."

내가 희수에게 이런 인사를 들을 줄이야. 꿈에도 상상하지 못했던 일이다. 마지막 연극을 준비하며, 무슨 말로 내게 인사할지 내내 고심했을 희수의 모습이 그려진다.

희수가 내게 준 선물은 말로 다 표현할 수 없는 귀한 것이다. 아이의 변화와 성장을 곁에서 볼 수 있었던 덕분에 나는 지칠 때마다 이 일에 대한 보람과 의미를 되새김질할 수 있었다. 희수를 떠올리며 비록 쉽지 않은 일이지만, 다시 경건한 도전을 다짐해본다.

만찬으로의 초대
전반적 발달지연 아동

|

이정미 무용동작치료사

> "우리 함께
>
> 숲속을 걸어요"

　전반적 발달지연으로 진단받은 민이는 5살 남자아이였는데 언어 수준
은 두 돌배기에 불과했다. 상호작용을 위한 언어표현은 대부분 문장이
아닌 단어로 이루어졌고, 가끔 누군가의 말을 흉내내는 듯한 중얼거림을
제외하고는 자발적으로 말하는 일이 거의 없었다. 신체의 긴장과 정신적
불안 수준도 높아서 새로운 환경이나 상황에 잘 적응하지 못했다.

　첫 회기 때부터 민이는 낯선 치료사, 새로운 치료 환경에서 이루어지
는 작고 사소한 자극도 견디기 힘들어했다. 민이는 마치 이 모든 상황
에 항변이라도 하듯 다리를 꼬고 앉아 몸에 힘을 주었다. 외부에서 들어
오는 자극이 수용되지 않도록 신체를 경직시켜 내적 자극을 만들어내는

모습은 민이가 세상과 어떻게 관계 맺고 있는지 여실히 보여주었다. 나는 치료사와 치료실, 그리고 앞으로 이루어질 우리의 작은 여행이 안전하다는 것을 알려주고 민이가 몰두하고 있는 감각적인 자극을 전환하고자 했다.

그 후로 나는 민이가 자신의 안전한 공간을 확보할 수 있도록 아이가 허락하는 만큼 조금씩 다가갔다. 그렇게 몇 회기를 거치자 우리는 꽤 가까이 앉아 있게 되었다. 신체를 리드미컬하게 주무르거나 쓸어주는 접촉을 할 수 있게 되었고, 다양한 재질의 천들을 사용해 피부 자극을 시도할수도 있었다. 민이가 스스로 만들어내는 긴장과 이완 사이의 쾌감보다 더 즐거운 치료사와의 상호작용이 필요했다. 이 모든 과정은 더디게 진행되었고 그나마도 시도할 수 있는 레퍼토리가 바닥날 즈음이었다.

●●

그날은 연이은 치료 일정으로 어지럽혀진 치료실을 급하게 치우는 중에 민이가 입실했다. 민이는 내가 정리하고 있던 응원수술에 관심을 보였다. 색색의 응원수술 중 아이는 은색 수술 뭉치를 줍더니 작은북 속에 넣었다. 그러더니 프로메테우스에게 불을 건네받은 고대인처럼 작은북 안을 주의 깊게 들여다보기 시작했다. 내가 관심을 표하자 민이는 행여 손이라도 탈까 걱정되었는지 나를 등지고 앉아서 한참을 그렇게 있었다. 마침내 시선을 돌린 민이에게 내가 다른 색의 응원수술을 밀어주었다. 그러자 민이는 응원수술을 다시 내 쪽으로 던졌다. 응원수술은 퍽 소리를 내며 바닥에 떨어졌다.

"퍽!"

나는 응원수술이 떨어지며 내는 소리를 흉내냈다. 그러고는 민이에게 다시 응원수술을 던졌다. 이번에는 응원수술이 떨어지는 순간에 맞춰 "퍽!" 하고 소리를 내주었다. 민이가 처음으로 웃었다. '뭔가 우스운데!' 하는 표정을 지으며 민이도 수술을 하나 집어 들더니 던진다. 피터팬 발바닥에 그림자를 꿰매듯 움직임과 소리를 연결하는 놀이가 한참 반복됐다.

그러던 중 민이가 던진 응원수술이 떨어지는 순간, 내가 "퍽" 소리를 내며 바닥에 떨어지듯 쓰러졌다. 뜻밖의 움직임에 잠시 당황스러운 기색을 보이던 민이가 또 웃었다. 그러더니 민이도 자리에서 일어났다가 응원수술처럼 구령에 맞춰 쓰러졌다. 우리는 한동안 응원수술이 되어 일어났다 쓰러지기를 반복했다. 처음에는 산발적으로 교차하던 움직임이 동시적으로 이루어지면서 웃음소리가 더욱 커졌다. '이런! 저 치료사가 나처럼 움직이고 있잖아'라는 의미의 웃음 같았다.

우리는 놀이처럼 응원수술로 몸 일부를 가렸다가 드러내기를 했고, 신체를 문지르며 샤워놀이를 하기도 했다.

"손을 가려볼까?"

"손을 가려볼까?"

민이는 내가 제안하는 말을 따라 하며 동작을 모방했다. 손과 발은 응원수술 사이에서 쉽게 발각되었지만 놀이는 오랜 시간 반복됐다. 민이는 놀이를 통해서 안정감을 느끼고 비로소 즐거워할 여유를 찾은 듯했다. 서로의 손과 발을 찾던 우리는 처음으로 서로의 손과 발 그리고 어깨와 이마를 맞대어보았다.

"선생님 손은 크고, 민이 손은 작네."

민이는 나의 손과 맞닿은 자신의 손을 보면서 크기와 질감을 느꼈다. 내가 손을 맞대며 뽀뽀 소리를 내었더니 아이도 입을 움직여 소리를 냈다.

그다음 회기 때, 민이는 치료실에 뛰어 들어오며 "어디 있지?" 하고 소리쳤다. "응원수술 찾는 거니?" 하고 질문하자 대답 대신 다시 묻는다. "어디 있지?" 민이는 지난 시간의 활동을 반복하고 싶어 했다.

민이는 그 후로도 작은북에 은색 응원수술을 담아두고 바라보기를 좋아했다. 나에게도 북 안의 은색 수술을 함께 볼 수 있도록 허락해주는 데에는 시간이 걸렸다. 하루는 응원수술과 나를 번갈아 쳐다보더니 자신의 이마를 내 이마에 잠깐 갖다 댔다. 며칠 전의 접촉을 기억하고 있었다. 민이가 다시 수술을 보더니 "밥이에요" 한다.

"아, 이게 밥이구나."

나는 민이가 불편해하지 않도록 조금 떨어져서 입에 음식을 넣는 움직임을 보여주었다. 민이도 응원수술을 한 뭉텅이 떼어내는 시늉을 하며 "앙" 하고 음식 베어 무는 소리를 낸다.

어느덧 치료 시간이 끝났다. 내가 종결의식 후 세션이 끝났음을 알리며 치료실 문 앞의 커튼을 젖히자 민이는 "아니야" 하며 커튼을 다시 친다. 그날의 세션이 한입 베어 물기로 끝나서 아쉬웠던 모양이다.

◦─◦

그 후 몇 회기 동안 민이는 점토로 케이크를 만들었다. 케이크를 완성하면 손을 맞잡고 스윙을 하며 축하 노래를 부른 후 촛불을 껐다. 내가 아이에게 음식을 권하자 민이는 음식을 받아먹는 척하는 대신 입을 꼭 다물고 고개를 끄떡인다. 민이의 만찬은 항상 같은 접시에 음식을 담고 똑같은 중얼거림과 움직임으로 이루어졌다.

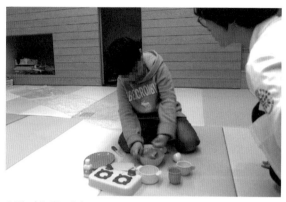

소꿉놀이를 하는 아이

나는 한동안 반복될 민이의 생일파티가 숲이나 목장에서 이루어지기를 바랐다. 그래서 민이가 음식을 만드는 동안 〈숲속을 걸어요〉*를 부르며 에어버블로 숲길을 만들어주었다.

"우리 모두 숲속을 걸어요~"

민이는 음식 만들기에 집중하면서도 치료사가 부르는 노래를 자신만의 음절들로 연결해 기계적으로 따라 부른다. 그러더니 벌떡 일어나서 에어버블로 된 숲길에 뛰어들었다. 나도 아이를 따라 숲길로 뛰어간다. 오톨도톨한 에어버블이 발바닥으로 느껴진다. 민이가 치료사의 말투를

---

* 유종슬 작사, 이문주 작곡.

흉내내 "자, 우리 해볼까"라고 말한다. 신이 난 민이는 두 발을 콩콩 구르며 빠르게 방향을 바꾼다.

치료실에는 우리의 두 세계—반복적이고 같은 방식으로 생일파티를 준비하는 아이의 세계와 치료사가 제안하는 새로운 방식의 세계가 병렬적으로 존재한다. 나는 아이의 만찬에 반응하면서도 언제나 다른 방법이 있음도 상기시킨다. 그러다 보면 내가 제시하는 새로운 방법에 민이가 응할 때가 있다. 두 행성이 교차하며 어둠과 빛을 만들어내듯이, 새로운 경험은 민이에게 안전하고 즐거운 일탈이 된다. 운이 좋으면 그 일탈은 한동안 즐겁게 반복될 수도 있다.

나는 민이의 생일파티를 함께 즐기는 게스트이기도 하고, 동시에 아이가 나의 초대에 응하기를 고대하는 호스트이기도 하다. 아이는 치료사와 함께 숲길을 걸어가 전망 좋은 어느 언덕에서 생일파티를 할 것이

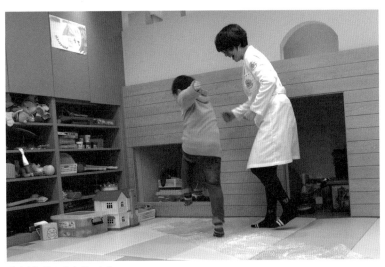

에어버블 위로 걸어가는 아이

다. 어느 만찬에서는 인형들을 파티에 초대할 것이며, 참석에 감사하는 의미로 인형 하나하나에게 눈맞춤을 하게 될 것이다. 눈맞춤 의식은 한 가지를 같은 방식으로 하기만 고집하는 민이에게 굉장히 도전적인 일일 수 있다. 하지만 민이는 느리지만 천천히 해나갈 것이며, 우리의 음식은 오병이어처럼 다 함께 나누어 먹어도 몇 광주리나 남아 거둘 것이다.

치료실의 싱크로나이저
전반적 발달지연 아동

이정미 무용동작치료사

"제가 이렇게 해도
따라 할 수 있어요?"

인간은 태어나면서부터 몸을 움직이고 발달시키며 주변 세계와 관계 맺는다. 아직 목을 가누지 못하는 아기는 눈을 감은 채 입을 벌려 엄마의 젖꼭지를 찾는다. 젖 빨기를 시작으로 척추 움직임이 발달하면서 아기는 목 가누기, 뒤집기, 배밀이, 기기 등의 도전을 이어간다. 이천 번가량의 넘어짐 끝에 서기가 가능해지면 엎드리거나 앉아서 보던 풍경과는 전혀 다른 세상이 펼쳐진다. 아장아장 걸으며 시작되는 탐험에서는 일어서기를 배웠던 때보다 몇 배의 고꾸라짐과 주저앉기가 반복될 것이다. 자신의 의도대로 움직임을 조절하기 위한 발달과정은 각 시기의 여러 과업과 심리적인 문제들을 통과하며 이루어진다.

이미 성취된 일들이 어떻게 이루어졌는지 되짚기 위해서는 엄청난 분별력이 필요하다. 한 인간에게서 일어나는 발달과정을 목격할 때는 그것이 마치 기적과도 같이 느껴진다. 나의 기억 속에 있는 윤호도 그렇다.

●━●

치료실 문을 열자 상어 피규어를 한 손에 든 윤호가 보였다. 아이는 새로운 치료사가 낯설었는지 엄마에게 매달렸다. 전반적 발달지연으로 진단받은 윤호는 만으로 세 돌 가까이 되었지만 "엄마"라는 말을 한 지 불과 1~2개월밖에 되지 않았다. 말도 말이지만 눈맞춤이나 타인을 의식해 반응하는 정도가 약했고, 어떤 활동에도 제대로 집중하지 못했다.

윤호는 엄마와 헤어지기 망설이던 것과는 달리, 막상 치료실에 남겨지자 호기심을 보이며 이곳저곳을 돌아다녔다. 다양한 재질과 크기의 공들을 만지거나 바닥에 흩트리기도 하고, 사무 책상에 놓인 전화기의 숫자를 눌러보기도 했다. 나는 윤호를 따라다니며 행동을 모방하거나 움직임을 소리로 표현해보았다. 그러나 윤호는 내가 치료실에 함께 있다는 사실조차 잊은 듯 좀처럼 눈맞춤이 이루어지지 않았다. 두서없이 공간을 파헤치는 그 움직임을 따라가다 보니, 나는 윤호가 이제 막 걷기 시작한 돌쟁이처럼 공간을 탐색하고 있음을 알아차렸다.

윤호는 치료실 탐색이 이내 싫증났는지 엄마를 기다리며 바닥에 누워 뒹굴었다. 나도 윤호 옆에 누워 아이를 따라 몸을 좌우로 굴렸다. 자연스러운 신체 접촉이 일어났다. 윤호가 비로소 나를 보았다. 흥미의 순간을 반복적으로 만들어내기 위해 나는 윤호에게서 떨어졌다. 아이는 다시 자신에게 데굴데굴 굴러오는 나를 보며 크게 웃었다. 점차 우리의 접촉과 멀어짐에 리듬이 생겨났고, 하나의 놀이가 되었다. 그렇게 한참을 놀자 어느 순간 윤호는 젖먹이처럼 나의 몸 위로 자신의 몸을 포개어 엎드렸다. 우리의 다음 놀이는 '비행기 놀이'였다. 윤호는 나의 접은 다리에 몸을 싣고 균형을 잡기 위해 집중했다. 그러더니 손을 맞잡은 나를 마주보고 흥분해 소리를 질렀다.

다음 회기, 아이는 치료실에 들어오자마자 서 있는 나를 밀어 앉히려고 했다. 나는 "비행기?" 하고 물으며 비행기 날개처럼 팔을 벌렸다. 윤호는 '알잖아!'라고 말하듯 알 수 없는 소리를 지르며 더 세게 나를 밀었다. 그 이후로도 윤호는 여러 차례 나를 밀어 앉히려 했다. 치료실은 잠깐이나마 비행장이나 볼풀 실험실이 되었고 고속도로나 주차장이 되기도 했다. 즐거운 몸놀이 경험으로 아이는 치료사와 눈맞춤 하며 신체 균형을 더 오래 유지하게 되었고, "비행기"와 "한 번 더"를 말할 수 있게 되었다. 이후 우리는 비행기 놀이뿐만 아니라 다양한 매체를 활용한 움직임 놀이를 했고, 놀이가 유지되는 시간은 점차 늘어났다.

그즈음 윤호는 온몸을 뻗으며 힘을 주는 행동을 자주 했는데, 이 힘주기 리듬은 동시적인 움직임의 시발점이 되곤 했다. 정신분석학자인 케스틴버그Judith Kestenberg가 말한 생후 2년 후 발달에서 전형적으로 보이는 힘주기와 이완하기 리듬Strain & release rhythm이 나타나기 시작한 것이다.

나는 윤호가 힘주는 움직임에 동참해 "끄응" 하는 소리를 냈다. 윤호는 자신의 움직임을 치료사가 따라 하고 있음을 확인하려는 듯 두 손으로 벽을 밀며 몸에 힘을 주었다. 2인무가 시작되었다. 힘을 주는 움직임을 놀이화할 수 있다는 건, 아이의 두서없던 세계에 '질서'가 형성되기

시작했다는 신호다. 또한 아이의 자율성을 길러주는 한편, 아이의 주장
이나 고집을 조절할 때임을 의미한다.

우리는 한동안 벽이나 의자와 같은 것들을 함께 밀어냈다. 처음에 나
는 윤호의 움직임에 맞춰서 빠르고 동시적인 움직임을 만들어냈다. 그러
자 윤호도 곧 나의 소리와 움직임을 의식해 자신의 움직임을 조율했다.
우리는 힘을 주는 "끄응" 소리에 깔깔깔 웃으며 동시에 벽을 밀거나 같
은 방향으로 쓰러지기도 했다. 윤호는 내가 자신의 움직임을 어떻게 반
영해줄지 주목하며 움직임을 적극적으로 리드했다. 윤호의 움직임은 마
치 "선생님, 제가 이렇게 해도 따라 할 수 있어요?"라고 묻는 듯했다.

내가 자신의 움직임을 반영한다는 걸 알아차린 이후, 윤호가 나를 응
시하는 횟수가 크게 증가했다. 이 시점은 아이들에게 언제나 큰 변화를
예고한다. 아이는 의사소통을 위하여 몸짓을 언어보다 먼저 사용한다.
이것이 상징적 몸짓이 되기 위해서는 '거울 뉴런'이 중요한 역할을 한다.

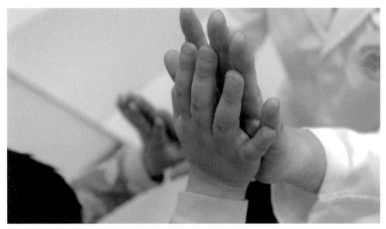

서로의 움직임을 거울처럼 반영하는 모습

이탈리아 파르마대학교의 자코모 리촐라티Giacomo Rizzolatti 연구진들이 발견한 거울 뉴런Mirror Neurons은 동물이 다른 개체의 움직임을 관찰할 때 활동하는 신경세포로, 관찰자가 관찰 대상의 행동을 본인이 직접 하는 것처럼 느끼는 현상에 관여한다. 학자들은 거울 뉴런이 생애 초기의 모방적 상호작용을 통해서 형성된다는 가정하에 연구하고 있는데 이들에 의하면 거울 뉴런은 언어의 발달과 진화에 결정적인 영향을 미치는 뇌신경 세포다.[*]

치료사와의 상호 모방적인 움직임 놀이는 윤호의 언어발달을 촉진하였다. 실제로 윤호는 나의 동작뿐만 아니라 내가 말하는 단순한 단어들을 따라 하더니 점차 억양까지 흉내냈다. 그리고는 한동안 모든 말을 닥치는 대로 따라 하는 사랑스러운 앵무새가 되었다. 좋아하는 동요 〈아기 상어〉[**]를 무한 반복해서 불렀으며 달리기 리듬Running rhythm[***]이 두드러졌다. 우리는 노래를 부르며 아기, 엄마, 아빠, 할머니, 할아버지 상어의 움직임을 표현했다. 이 놀이는 놀라울 정도로 여러 회기에 거쳐 반복됐다. 우리는 한동안 상어 가족과 작은 물고기가 되어 쫓고 쫓기는 놀이를 했다. 상어가 된 아이는 무시무시한 힘을 표현하며 치료실 안을 뛰어다녔다. 혹은 작은 물고기가 되어 상어를 대적하거나 도망 다니며 스릴을 즐기기도 했다. 나는 윤호가 달려가서 닿을 목적지가 되어주거나 거침없이 헤엄치는 작은 물고기가 된 아이를 잡아서 즐거운 멈춤 지점을 만

---

[*] 마르코 야코보니. 2009. 《미러링 피플》. 김미선(옮김). 갤리온.

[**] 미국 전래동요, 핑크퐁 편곡.

[***] 케스틴버그가 설명한 10개의 리듬 중 하나. 만 3세 즈음에 나타나며 이후 조절이 포함된 출발·멈춤 리듬(Starting & Stopping rhythm)으로 발달하게 된다.

들어주었다. 윤호는 이러한 활동들을 통해 자신의 움직임을 조절하는 법을 배워갔다. 신체적 움직임 조절은 대소변을 조절하는 발달과제와 같은 아동의 생리적인 조절과 맞닿아 있으며 이후 감정과 행동을 조절하는 초석이 된다.

움직임은 언어와도 같은 구문構文을 가지고 있다. 타국에서 낯선 말을 배우는 이방인처럼 윤호의 움직임을 따라가다 보면 아이는 힐끗 치료사를 바라본다. 마치 '나를 알아요?' 하고 되묻는 것 같다. 말이 어눌한 외국인이 그러하듯 소통이 되지 않는 때도 많지만, 아이에게 나의 언어가가 닿는 순간들이 있다. 그 순간들이 부표가 되어 우리는 멋진 듀엣을 시작한다.

안전한 치료를 위하여
뇌병변 아동

이정미 무용동작치료사

"우리 아이

더 아프게 되면 어쩌죠?"

선혜를 데리고 응급실로 이동하는 동안 심장이 빠르게 방망이질 쳤다. 아이가 넘어진 것을 알렸을 때 선혜 어머니도 처음에는 "아이고, 그럴 수도 있죠"라고 침착하게 말했다. 그러나 병원 절차상 주치의에게 진찰을 받고 만약의 경우를 대비해 엑스레이를 찍어보자고 하자 표정이 굳어졌다. 어머니는 "우리 아이, 그렇지 않아도 힘든데 뇌출혈이라도 생겼으면 어쩌죠?" 하고 울먹였다. 선혜는 놀란 표정으로 울먹이는 엄마에게 안긴 채 엑스레이 검사실로 들어갔다. 검사 결과는 다행히 괜찮은 것으로 나왔다. 그래도 혹시 몰라 며칠을 가슴 조이며 지켜보았지만 선혜에게 별다른 이상은 나타나지 않았다.

뇌병변으로 진단을 받은 6살 선혜는 양쪽 다리 길이의 차이가 컸고 코어 근육이 충분히 발달하지 않아 걸을 때의 균형 감각이 크게 떨어졌다. 자신의 신체를 명확하게 인식하는 건 재활에서 중요한 문제이다. 나는 선혜가 좋아하는 음악을 사용하여 신체 부분body parts을 움직일 수 있도록 도왔다. 치료사가 신체의 부분을 과장하며 움직이자 아이는 크게 웃음을 터트리고 방향을 이리저리 바꿔가며 쓰러졌다. 흥분한 선혜는 소도구 중 스카프를 꺼내오더니 빠르고 거칠게 흔들며 움직이기 시작했다.

'움직임이 너무 빠른데. 속도 안정을 위해 개입해야 할 것 같아.'

내가 그렇게 생각하는 순간, 선혜가 균형을 잃더니 뒤로 벌러덩 자빠졌다. 모든 일은 순식간에 일어났고 선혜는 울음을 터트렸다. 나는 아이를 안아 살핀 후 센터에 보고했고 모든 절차는 빠르게 진행되었다.

무용동작치료는 움직임을 매체로 하다 보니 착석하여 이루어지는 다른 활동들보다 안전에 더 신중해야 한다. 때문에 치료사는 사고를 일으킬 수 있는 다양한 요인들을 예상하고 예비해야 한다. 물리적 환경인 치료실은 매트를 비롯한 안전장치를 갖춰야 함은 물론이고, 치료실 가구나 설비의 모서리 혹은 돌출 부분, 출입구와 바닥 상태 등의 위험요소도 점검 대상이다. 무엇보다 내담자의 조절력과 표현력을 평가하고 치료 과정 중 사용하는 소도구가 적절한지에 대해서도 고민해야 한다. 특히 그룹 프로그램 등에서 다양한 대상들과 함께할 때는 자칫 표현에 치중한 나머지 내담자들의 조절력을 간과할 때가 생긴다.

안전은 치료에서 언제나 '0순위'다. 모든 시도는 안전 속에서 실행되어야 한다. 내담자가 표현력과 조절력이 미숙한 상태에서 '세션의 구조'는 치료사의 중요한 협력자이다. 안정성stability과 운동성mobility 사이의 조

절력 향상은 아동의 감정 조절과도 밀접한 관련이 있어서 선혜의 무용
동작치료 목표이기도 했는데, 나는 이번 사고를 통해서 안정성의 기초
를 다져나가는 데 더 많은 고민이 필요했음을 깨달았다.

한동안 선혜 어머니의 울먹이는 목소리가 내 귓가에 맴돌았다. 장애
를 가진 자녀를 둔 부모는 양육하며 남몰래 눈시울을 적실 일이 많다.
선혜 어머니에게 아이의 상태가 더 어려워질 수도 있는 상황이란 견디
기 힘들었을 것이다. 나는 돌발 상황에 당황해 선혜 어머니를 충분히 위
로해주지 못했던 것이 아쉬웠다.

'한 아이를 키우려면 온 마을이 필요하다'는 말이 있다. 주 양육자가 아
이의 든든한 안전 기지가 되어주기 위해서는 가족과 사회의 지지가 필
수적이다. 특히 장애 아동의 치료에는 당사자인 아동을 비롯해 치료사와
부모의 긴밀한 협력이 더할 나위 없이 중요하다. 장애 아동의 발달을 돕
는 것과 더불어 막막한 양육에 든든한 지원자가 되어주는 것. 그리고 부
모들의 고되고 불안한 마음을 보듬고 격려하는 역할이 이 아이들이 성
장하는 동안 '마을 주민'으로서 그리고 치료사로서 해야 할 나의 일이다.

닮은 꼴, 두 사람
프래더윌리증후군 아동

주지은 음악치료사

"선생님,

두 번밖에 안 틀렸잖아요"

9살 보람이는 프래더윌리증후군으로 진단받은 귀여운 여자아이다. 프래더윌리증후군은 15번 염색체 이상으로 발병하며 학습장애를 동반하는데, 보람이는 지능이 낮은 편이 아니기에 스스로 더 잘하기 위해 완벽주의적이고 강박적인 성향을 보였다.

보람이는 '스케줄러'다. 치료 시간 2, 3분 전에는 어김없이 나타나서 나를 찾고, 치료 중에도 시간을 계속 확인했다. 그리고 무언가 틀리는 것을 허용하지 않는다.

닮았다! 보람이를 치료하는 나도 시간 강박이 있다. 늦는 것을 싫어하여 시간을 엄격히 지키고, 완벽을 추구하는 성향 탓에 타인에게는 너그

럽지만 나 자신의 실수에는 그러지 못한다.

보람이와 나…. 이 둘을 위한 음악치료 중재가 필요했다. 보람이는 다장조로 된 간단한 동요를 피아노로 연주할 수 있었다. 하지만 나는 컬러악보를 주면서 연주를 유도했다. 연주가 단지 '과제'가 아닌, '즐거움과 재미'가 되었으면 하는 마음에서였다. 처음에는 오른손, 왼손 따로 연주한 후 양손 연주를 시도했다. 점차 다장조에서 벗어나 바장조나 사장조도 연주하게 되었다. 보람이의 연주곡은 동요 〈작은 별〉부터 시작해 영화 〈코코〉의 〈기억해줘〉나 바흐의 〈미뉴에트〉까지 다양해졌다.

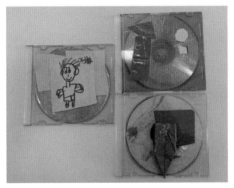

보람이가 녹음한 음악을 담은 CD

어느 정도 연습을 하면 보람이의 연주를 녹음하였다. 처음에 보람이는 녹음에 부담을 느꼈다. 한 번이라도 틀리면 "다시 해요"라고 하면서 재녹음을 요청했고, 틀린 연주가 녹음된 파일은 꼭 지워달라고 부탁했다. 나는 녹음한 곡을 모아서 월 1회 CD 선물을 했다. 보람이는 CD를 예쁘게 꾸며서 집으로 가져가 들었다. 보람이 어머니는 아이가 CD 감상을 무척 좋아한다고, 관련 노래도 유튜브로 검색해 종종 듣는다고 하셨다.

그러던 어느 날, 보람이가 몇 번의 실수를 넘기기 시작했다. 내가 보람이를 쳐다보아도 전혀 신경 쓰지 않는 모습이었다. 오히려 녹음을 끝까지 마친 후 "선생님, 저 두 번밖에 안 틀렸어요" 하며 해맑게 웃는 게 아닌가! 언제나 완벽을 추구하던 보람이가 자신의 실수를 허용하는 순간이었다. 이제 보람이는 완벽한 연주를 위해 신경을 곤두세우기보다는 음악을 즐기는 여유를 갖게 된 것이다.

●●

보람이는 나와 한 주 동안 해야 할 미션 정하는 것을 좋아한다. 치료 초기 때는 보람이가 다른 사람에게 인사하지 않는 모습을 보고 '일주일 동안 한 명에게 인사하기'라는 미션을 내준 적 있었다. 보람이는 치료사와의 약속을 지킨 후 재미있어했다. 그 이후에도 '간식 맛있게 먹기'나 'TV 재미있게 보기'같이 편안한 미션을 내주었다. 보람이가 나에게 내주는 미션은 '저녁밥 맛있게 먹기', '다음 주에 악기 챙겨오기', '다음 주에 악보 가져오기' 등이다. 미션을 달성하지 못하면 엉덩이로 이름 쓰기를 한다. 나는 일부러 미션을 수행하지 않고 보람이 앞에서 종종 엉덩이로 이름을 쓴다. 보람이와 나는 까르르 웃는다.

보람이와 나는 일 년 이상 만남을 지속하고 있다. 치료 중에 시계를 몇 번씩 확인하고, 끝나기 5분 전에는 마치려고 서둘렀던 보람이가 지금은 끝나는 시간이 임박해서야 퇴실하려고 한다. 언젠가는 시간이 다 되었는데도 나갈 생각을 하지 않은 적도 있었다. 음악과 함께하는 만남

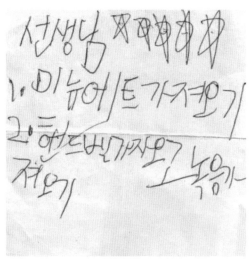
보람이가 치료사에게 적어준 미션

속에서 보람이는 자신의 실수에 의연해졌고 더는 완벽을 추구하지 않게 되었다.

나에게도 변화가 생겼다. 보람이가 "선생님, 괜찮아요. 두 번밖에 안 틀렸잖아요"라고 하는 말이 꼭 나에게 하는 말 같았다. 이 시간을 통해 나도 보람이에게 치유를 받고 있었다.

"괜찮아. 두 번밖에 안 틀렸는데 뭘…."

휴, 다행이다
뇌병변 아동

주지은 음악치료사

> "우리 태호
> 빠른 노래도 좋아해요"

"휴, 휴우… 휴우우… 휴우휴우….'

복도 저쪽에서부터 소리가 들려온다. 태호가 오고 있는 것이다. 소리가 점점 가까워지더니 이내 태호 어머니 목소리가 들린다.

"선생님, 안녕하세요?"

"안녕하세요, 어머님."

태호의 유모차가 치료실로 들어온다. 인사 노래를 하고 카바사*를 연주하려는데 태호의 호흡이 불규칙적이다.

---

* 브라질의 민속악기로, 타악기의 일종이다. 왼손으로 구슬을 누르고 오른손으로 손잡이를 돌려서 비틀어 연주한다.

"휴우, 휴우, 휴우….."

금방이라도 숨이 넘어갈 것 같다. 나는 악기를 연주해야 할지, 노래를 불러야 할지 몰라서 당황한다. 나까지 호흡 곤란이 올 것 같다.

불현듯 우리 어머니가 떠올랐다. 어머니는 응급실 한쪽에서 호흡을 불규칙적으로 하시다 돌아가셨고 나는 그 임종을 지켜보았다. 태호의 불규칙한 호흡에 어머니의 호흡이 오버랩되면서, 금방이라도 무슨 일이 벌어질 것 같은 불안함에 가슴이 두근거렸다. 역전이**였다. 나는 침착하게 이 역전이를 대처하려 애썼다.

태호는 가래를 입안에 한가득 머금었고, 호흡은 더욱 불규칙해졌다. 그럴 때마다 태호 어머니는 치료실 안으로 들어와 물티슈로 가래를 닦아준 후 다시 나가서 대기하셨다. 나는 키보드로 아주 느리게 즉흥연주

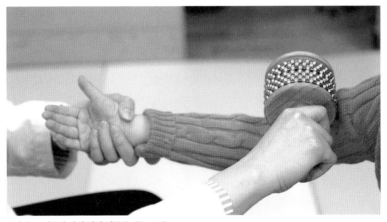

카바사를 연주해 팔에 감각 자극을 주는 모습

***

** 역전이란 좁은 의미에서는 내담자에 대한 치료사의 특정한 전이 반응을, 넓은 의미에서는 치료사가 내담자에게 느끼는 여러 감정을 의미한다.

를 하기도 하고, 노래를 반복해서 불러주기도 했다. 그럴 때면 태호는 나를 빤히 쳐다보았고, 호흡이 규칙적으로 돌아올 때도 있었다. 치료 시간 내내 나는 태호의 자율신경계 안정화를 위하여 느린 템포에 변화가 없는 리듬, 반복적인 멜로디로 이뤄진 음악으로 중재했다. 또 카바사를 다리와 팔에 연주해주면서 감각 자극을 제공해주었다.

치료가 끝나자 태호 어머니가 치료실로 들어오시면서 "우리 태호, 빠른 노래도 좋아해요!"라고 말씀하신다. 그제야 안도의 한숨이 나왔다. 휴… 다행이다. 아무 일도 일어나지 않았다. 아마 아무 일도 일어나지 않을 것이다. 다음 시간에는 태호 어머니 말씀대로 빠른 템포의 음악도 사용해야겠다. 태호가 즐거울 그 날을 위해!

친해지려 노력할게

뇌병변 아동

주지은 음악치료사

"이빨이 룩

튀어나왔으면서…."

예술치료를 받는 아동들에게 치료사가 바뀐다는 건 상처가 될 수도 있다. 내가 이곳에 처음 와서 치료를 시작할 때 유난히 힘들었던 아이가 있다. 초등학교 1학년 남자아이, 수빈이었다.

나와 처음 만났을 때 수빈이는 눈을 잘 맞추려 하지 않았다. 일본 귀신, 중국 귀신 이야기만 계속하면서 음원에서 귀신 소리를 찾아 들려달라고 요구했다. 전 치료사와 마지막 치료 시간에 이야기로 음악 만들기를 했다며, 이번 시간에는 귀신 이야기를 음악으로 만들 거라고 했다. 치료실에서 귀신 소리 음원을 찾는 게 내키지 않았으나, 수빈이와의 라포 형성을 위해 나는 아이의 요구에 우선적으로 맞추어주었다.

귀신 이야기가 끝나자, 세계 각국 이야기로 주제가 바뀌었다. 수빈이는 미국, 러시아, 중국, 프랑스 등 다양한 나라를 알고 있었다. 그중 나라를 하나 정한 후 그 나라의 국기, 음식, 의복 등의 정보를 준비하며 우리는 활동을 이어나갔다.

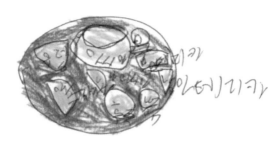

수빈이가 그린 세계지도

나라에 대해 함께 이야기한 후, 우리는 노래 가사에 그 내용을 담았다. 진지한 수빈이의 모습이 예뻐서 웃는 나를 힐끗 보며 아이는 "이빨이 툭 튀어나왔으면서….." 하고 중얼거렸다.

몇 회기가 흘렀다. 오른손이 불편한 수빈이의 소근육 재활을 위해 키보드 연주를 시도할 때쯤이었다. 나는 수빈이가 동요 〈비행기〉*를 오른손가락으로 천천히 연주하도록 했다. 그렇게 한 곡을 끝까지 해내고 나자 수빈이는 다른 곡도 연주하고 싶어 했다. 비로소 음악 활동에 흥미와 자신감을 붙인 듯했다. 그렇게 아이의 마음이 조금씩 열렸다.

다음 주, 아직 치료 시간도 되지 않았는데 복도에서 누군가 뛰어오는

---

* 미국 민요, 윤석중 작사.

소리가 났다. 문을 열고 나가보니 수빈이었다. 음악치료 시간을 기대하며 치료실까지 달려온 것이다. 치료 후에는 나의 신발을 밖으로 가지고 나가기도 했다. 수빈이만의 장난스러운 애정 표현이었다.

수빈이는 음악치료 시간을 즐거워했다. 9명의 또래 친구들과 함께하는 대그룹 음악무용동작치료에 10회기나 참여했고, 마지막 시간에는 음악극 공연에서 내레이션을 멋지게 해내기도 했다.

대그룹 치료 이후, 일정이 맞지 않아서 수빈이와 음악치료를 잠시 하지 못하게 되었다. 3개월이 지나서 다시 음악치료를 시작하는 첫날, 수빈이가 나를 보자마자 했던 말이 아직도 기억에 생생하다.

"선생님! 이게 얼마만이야!"

수빈이가 먼저 반가워하며 나를 꼬옥 안아주고 뽀뽀도 해주었다. 그동안 나만 수빈이가 그리웠던 건 아닌가 보다. 수빈이는 지금까지도 나와 함께 신나는 음악시간을 보내고 있고, 〈선생님은 수빈이를 사랑해〉 노래를 불러줄 때면 다른 사람도 들어야 한다며 치료실 문을 열어놓기도 한다. 또한 나는 수빈이 앞에서 활짝 웃을 수 있게 되었다.

자장자장 우리 아기
고위험 신생아

주지은 음악치료사

> "엄마의 자장가를
> 대신 들려줄게요"

눈이 큰 여자 아기 혜윤이는 몸무게 750g, 키 36㎝로 태어났다. 혜윤이는 태어나 몇 개월 동안 보육기*에서 지냈다. 보육기에서 나온 첫날, 나는 혜윤이에게 자장가를 들려주었다.

"잘 자라, 우리 아가~ 앞뜰과 뒷동산에 새들도 아가 양도 다들 자는데…"

혜윤이는 노래를 들으며 눈을 뜨고 방긋 웃어주었다. 눈도 깜박깜박했다. 나는 20분 동안 노래를 들려준 후 혜윤이의 심장박동수, 호흡수,

---

* 인큐베이터라고도 불리는 보육기에서 일정 주수와 체중이 되면 개방형 보육기로 옮겨진다.

산소포화도 수치와 체중을 차트에 적었다. 고위험 신생아에게 이 수치들은 매우 중요하다. 다행히 혜윤이는 안정된 모습을 보였다. 나는 마음속으로 혜윤이가 예쁜 공주님으로 자라기를 응원해주었다.

혜윤이가 입원한 신생아집중치료실NICU은 재태주수 37주 미만이거나 출생체중 2,500g 미만인 아기들이 입원해 있는 곳이다. 아기들은 미숙아, 조숙아, 저체중 출생아 등 고위험 신생아들이다. 복잡한 의료 기기에 둘러싸여 있고 가족들과의 면회는 하루에 1~2회로 제한된 곳이기도 하다. 외국 음악치료 분야에서는 신생아집중치료실의 음악치료NICU-MT가 이미 전문 영역으로 자리 잡았고 활발한 연구가 진행되고 있다. 일반적으로 신생아들의 청각시스템은 태내 18주경부터 발달하여 약 24주부터는 소리를 들을 수 있다.[**] 고위험 신생아들은 재태기간 37주 미만으로 태어나지만, 이미 청각시스템이 발달되어 있어서 음악 중재가 가능하다. 이런 이유로 고위험 신생아를 대상으로 하는 예술치료는 음악치료만의 고유한 영역이기도 하다.

혜윤이 뒤편으로 누워 있던 또 다른 아기가 응애, 하고 울기 시작했다. 태준이는 1,300g, 40㎝로 태어난 남자 아기이다.

"우리 태준이가 엄마 보고 싶구나. 선생님이 노래 들려줄게요."

태준이에게도 20분간 자장가를 들려주었다. 아기는 이내 울음을 그치고, 편안해졌다. 보이는 행동 반응과 생리적 반응을 차트에 적었다. 마음속으로 '건강하고 멋지게 자라렴. 씩씩한 왕자님으로 자라렴!' 하고 응원해주었다.

[**] Rubel EW. 1984. "Ontogeny of auditory system function". *Annual Review physiology*. 46(1): 213-229.

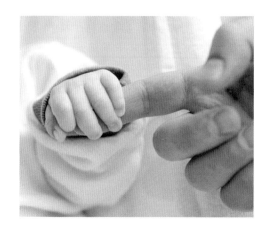

　세상에 조금 갑작스럽게 나오게 된 고위험 신생아들에게 음악 중재는 하나의 '치유'의 시간이 될 수 있다. 더욱이 엄마의 목소리로 녹음된 자장가를 들려주는 중재는 모母-아兒를 이어주는 또 다른 탯줄이 된다. 자장가를 들려주면 작은 아기 천사들은 울음을 그치거나 고개 돌리기, 눈 깜빡거림이나 웃는 표정을 짓기도 한다. 신생아집중치료실을 나올 때는 음악이 만드는 작은 기적을 경험한 내 마음도 따뜻해진다.

늑대소년의 정글 탈출기
반응성 애착장애/발달지연 아동

이소영 음악치료사[*]

"내 이름은
성준이에요"

'다다다다다다다'

3층, 조용한 교수 연구실 복도에서 시끄러운 소리가 들렸다. 문을 열고 나가보니 웬 남자아이가 복도를 이리저리 뛰어다니는 게 아닌가. 직감적으로 4층 소아재활 낮병동에 다니는 아이임을 알고 바로 달려가 팔을 붙잡고 멈춰 세웠다.

"너 여기서 이러면 안 돼."

말이 끝나기도 전에 아이는 내 손을 뿌리치더니 4층으로 쏜살같이 올

---

* 박안나 음악치료사, 이정미 무용동작치료사, 엄수진 연극치료사, 권소현 미술치료사와의 대담을 바탕으로 엮음.

라가버린다.

그 이후로도 기계실 안에서, 엘리베이터에서, 로비에서, 치료실 복도에서 아이가 혼자 뛰어다니는 모습이 발견되었고, 아이 어머니는 쫓아다니기 바빠 보였다. 동해 번쩍, 서해 번쩍하고 홍길동처럼 병원 이곳저곳을 뛰어다니는 걸 보면 신체적으로는 아무런 이상이 없어 보이는 건강한 사내아이였다.

그러던 어느 날, 센터의 학령기 또래 아동을 위한 대그룹 치료*에 한 남자아이가 들어왔다. 어디서 본 얼굴이라 자세히 보니, 연구실 복도를 뛰어다니던 그 아이였다. 7살, 이름은 성준이라고 했다.

> 치료사: 자기소개를 해볼까요? 이름이 뭐니?
> 성준이: …이름이… 뭐니?
> 치료사: 뭐 하고 싶니?
> 성준이: …뭐, 하고… 싶니?

7~9세 학령기 환아들이 참여하는 대그룹 치료에서, 성준이는 치료사의 질문을 이해하지 못했고 자신의 이름조차 말하지 못한 채 반향어만 되풀이했다. 치료사를 쳐다보지 못하고 활동도 이해하지 못하니 오래 집중할 수 없었다. 우리는 성준이가 자폐성 장애**는 아닌지 의심했다.

---

* 예술치유센터에는 학령기 환아들의 사회성 향상을 목적으로 하는 대그룹 치료가 있다. 연 2회, 1회당 10회기씩, 60분으로 진행이 되고 있으며, 음악무용동작치료, 미술치료, 연극치료가 있다.

** 자폐성 장애의 특징으로는 눈맞춤이 안 되고, 타인과의 의사소통에 어려움을 보이며, 타인의 말을 따라 하는 반향어를 보이는 것이 있다.

나는 의사소통이 돌잡이 수준인 성준이가 일반 아동보다 2~3년 정도 발달이 늦는 아이들의 대그룹 치료에 의미 있게 참여하기엔 무리가 있다고 보았다. 그래서 선생님들과 성준이 어머니께 개별 치료를 병행하도록 제안했다. 곧바로 음악, 미술, 연극, 무용동작 개별 치료와 두 개의 대그룹 치료가 동시에 진행되었다. 이러한 집중치료와 교육은 성준이에게 생애 최초의 경험이었다.

"아… 스피커가 고장 났네. 이를 어쩌지…."

음악치료사가 젖은 스피커를 들고 곤란해한다. 성준이는 초반 개별 치료에서도 전혀 통제되지 않는 모습을 보였다. 음악치료사의 스피커를 물에 빠뜨려 고장 내기도 하고, 미술시간에는 접착테이프를 계속 늘려서 스케치북에 붙이거나 목공풀을 몽땅 짜냈다. 연극 및 무용동작치료 시간에는 볼텐트 안에 들어가 지퍼로 된 문을 여닫고 치료사의 말을 따라 했다. 7년 동안 한 번도 제대로 된 돌봄과 체계적인 교육을 받지 못했던 성준이가 세상과 소통하는 창구를 발견하기란 쉽지 않았다.

그렇게 집중적인 치료가 한창이던 어느 날이었다.

치료사: 이거 좋아?

성준이: …네!

치료사가 깜짝 놀라 성준이를 쳐다보았다. 성준이가 질문에 반향어 대신에 "네"라는 답을 한 것이다. 치료사는 재차 "이름이 뭐니?"라고 물었다.

"성준이요."

드디어 이름을 말해주었다. 이 얼마나 놀라운 변화인가! 몇 개월간 다양한 치료가 누적되면서 성준이는 이제야 제대로 된 대답을 하게 되었다.

성준이는 자폐성 장애아가 아니었다. 신생아가 태어나 생후 6개월부터 주 양육자를 통해 사회성을 배우는 시기는 매우 중요하다. 그런데 성준이는 그동안 제대로 된 주 양육자의 돌봄과 맞춤 교육을 받지 못한 채 자라왔다. 이 때문에 2012년에 상영한 영화 〈늑대소년〉의 주인공처럼 세상과 단절되어 살아왔던 것이다. 사물의 명칭도 몰랐고, 무엇이 사회적으로 허용되고 허용되지 않는지에 대한 최소한의 규율이나 규칙을 배울 기회가 없었다. 타고난 발달지연이 있긴 했지만 편모슬하에 장애 동생들이라는 열악한 가정환경이 더해지면서 최소한의 의사소통조차 습득하지 못한 채 혼자만의 정글에서 살아온 성준이….

영화 속 늑대소년이 여주인공의 애정 어린 보살핌과 상호작용 속에서 인간 세계에 적응하고 말을 배워간 것처럼 10여 개월의 다양한 치료를 통해 성준이에게도 비슷한 변화가 일어났다. 문장으로 된 의사소통이 가능해졌고, 자리에 앉아 주어진 활동을 수행할 수 있게 되었다. 성준이의 변화는 일반화가 되어 유치원에서도 또래들과의 긍정적인 상호작용을 하게 되었다.

음악치료 시간, 성준이는 이제 즉흥연주를 통해 제법 능숙하게 의사소통을 하고 8마디의 노래를 스스로 불렀다.

"술래잡기, 고무줄놀이, 말뚝박기, 망까기, 말타기, 놀다 보면 하루는 너무나 짧아~"*

---

* 〈보물〉, 강인봉 작사·작곡.

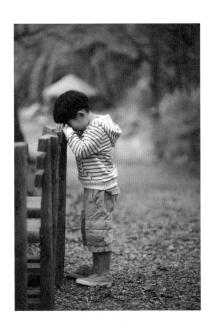

　간단한 단어를 앵무새처럼 따라 하던 아이가 이제는 제법 긴 노래를 부르게 된 것이다.

　미술시간에는 "기차 만들어요", "피자 만들어요" 하고 문장으로 자신의 생각을 표현하고 3~4회기씩 같은 주제의 활동을 이어나갈 수 있게 되었다. 또 원하는 재료들을 가져와 형태를 갖춰 작업하게 되었다.

　무용동작치료 시간에는 산만하던 치료실 배회가 줄어들었다. 대형블록으로 오토바이를 만들어 치료사와 함께 속도를 내 운전하는 움직임을 연출하기도 했다.

　연극치료 시간에 성준이는 볼텐트를 자신의 집 삼아 들어가 동물들의 방문을 받는 걸 좋아했다. 집에 성준이가 있냐고 물어보자 "네"라고 대답을 했다. 동물 인형을 가리키며 "얘는 누구니?"라고 치료사가 물으면

"코끼리", "호랑이", "얼룩말"이라고 대답했다. 평소 대화로 이어지지 않고 반향어만으로 채워지던 연극에 비로소 주고받는 대화가 등장한 순간이었다. 그리고 그 이후로 점점 묻는 말과 대답을 구별했고 대답이 늘어갔다. 감탄과 감동의 순간이었다.

일 년 가까이 성준이의 치료가 지속되면서 우리들은 아이의 놀라운 변화와 성장을 다학제 컨퍼런스*에서 공유했다. 성준이와 함께했던 시간들은 우리에게 예술치료센터의 존재 이유를 다시 한번 깨닫게 해주었다. 치료 과정에서 보이는 아이들의 마술 같은 변화는 고단함 속에서도 치료를 지속적으로 할 수 있는 치료사들의 기쁨이자 원동력이 된다.

---

* 재활의학과 의료진과 예술치유센터 치료사들의 환아, 환우 케이스 발표 및 토론 시간

작지만 큰 걸음
중복장애 아동

|

김유미 음악치료사

"음", "아!"

뇌성마비 환아, 우현이가 첫 번째 음악치료 시간에 내뱉은 소리이다. 이 소리는 감탄사도 아니고 의사소통을 위한 소리도 아니다.

우현이는 8살, 초등학교에 다닐 나이지만 뇌성마비 환아 중에서도 유난히 발달이 늦어 그 정도가 기저귀를 차는 연령의 아기와 비슷했다. 시력도 매우 나빴고 의사소통과 상호작용도 거의 이뤄지지 않았다. 설상가상으로 음악에 대한 거부감도 심해서 내가 하는 모든 중재 행위를 거부했다. 어떤 악기를 쥐여주어도 휙 하고 던지거나 밀쳐버릴 뿐이었다.

'음악치료 과정에서 이루어지는 이 모든 것들이 우현이에게는 감당하기 힘든, 너무 큰 자극인 건 아닐까?'

우현이와의 첫 음악치료를 마친 내 머릿속에서 맴도는 질문이었다.

음악으로 우현이에게 어떤 도움을 줄 수 있을까? 이는 내가 치료사로서 센터에 온 후 가장 큰 숙제이자 도전이었다.

••

예술치료를 받으러 오는 환아들의 치료 목표와 방법을 계획할 때는 보통 세 번째 회기까지 친밀도를 높이며 지켜본 후에 결정한다. 반면 우현이에게는 장애가 복합적으로 있어서 당면한 치료 이슈와 목표를 정하는 데 어려움이 있었다. 나는 우현이를 치료하는 다른 선생님들과 의견을 공유하면서 음악치료의 일차 목표를 고민해보았다. 고민 끝에 나는 '이 아이가 스스로 무언가를 표현할 수 있도록 돕겠다'는 목표를 세웠다.

나의 모든 음악 중재에 거부 반응을 보이던 우현이는 6주가 넘어서자 달라지기 시작했다. 몇 번의 만남 덕분에 나에게 조금씩 익숙해졌고 점차 내 손을 잡고 치료실에 들어설 수도 있게 되었다. 나의 피아노 연주와 허밍을 들을 때도 이전보다 거부감 없는 모습을 보였다. 나는 우현이가 치료실에 입실하면 안정감을 느낄 수 있도록 피아노 연주와 허밍으로 웜업*을 해주었다. 반면, 악기를 던지는 행동은 줄었으나 그때까지도 우현이는 자발적으로 연주하지 않았다. 악기를 앞에 갖다 놓거나 쥐여주고 연주를 유도하면 악기를 밀어버리는 모습은 여전했다.

회기가 상당히 진행된 어느 날, 우현이가 내 노래를 들으며 손뼉을 쳤다. 의미 없는 소리내기가 아닌, 음악에 대한 의식적인 반응이었다. 여

---

* 웜업(warm-up)은 본 활동 이전의 도입 활동을 의미한다.

전히 "아", "음" 등의 소리는 계속되었지만 그때마다 모방해 불러주거나 악기 연주로 반영해주니 우현이의 소리에 음정이 생기고 음의 길이가 길어지는 변화가 나타났다.

한 번은 우현이의 이름을 넣어 노래를 부른 후 잠시 음악을 끊고 기다리자 그 공백의 시간에 우현이가 북을 연주했다.

"우현아, 안녕?"

'쿵! 쿵!'

음악 주고받기가 박자 안에서 일어난다는 건 꽤 의미 있는 상호작용에 속한다. 그걸 우현이가 해낸 것이다.

이후로도 나는 우현이와 음악을 주고받으며 상호작용을 계속했다. 최근에는 주고받는 연주뿐만 아니라 우현이와 내가 동시에 연주할 수 있는 곡을 추가해서 시도하고 있다.

'악수하면서 인사해'라는 가사가 나오는 헬로송을 연주하던 어느 날이었다.

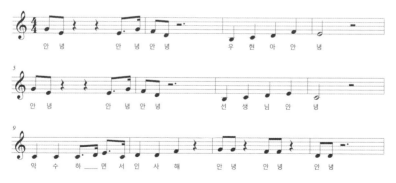

우현이의 이름을 넣어 만든 헬로송 악보 일부

보통은 내가 "안녕?" 하고 손을 내밀면 그때야 우현이가 내 손을 잡아 악수한다. 그런데 그날은 우현이가 나보다 먼저 손을 내밀고 있는 것이 아닌가! 남들은 알 수 없는 작은 변화였지만 나에겐 아직도 잊지 못할 만큼 울컥했던 감동이었다. 이제 우현이는 '파이팅'이란 가사에 맞춰 하이파이브를 하기도 하고 핑거심벌즈 악기를 손에 쥐고 마주쳐 소리내기 위해 다가오기도 한다.

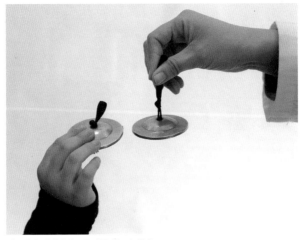

치료사와 핑거심벌즈를 연주하는 우현이

그 무엇도 거부하고, 밀어내기만 했던 우현이….

우현이의 작은 변화는 내게 결코 작지 않다. 작지만 놀라운 우현이의 변화를 볼 때마다 치료사로서 내 가슴은 뜨거워진다.

특별한 공연
외상성 뇌손상 아동

김유미 음악치료사

> "글쎄요,
> 잘 모르겠는데요"

처음 만났을 때 정윤이는 어떤 질문을 해도 무기력한 표정으로 모르겠다는 대답만 했다. 나는 그런 정윤이의 모습에 의아했지만 정윤이 어머니의 설명을 듣고 나니 아이가 그동안 얼마나 힘들었을지 충분히 이해되었다.

정윤이는 누구보다 똑똑한 아이였다. 책 읽기를 좋아하고 공부도 잘했으며, 동생도 잘 돌보는 의젓한 큰아들이었다. 그런데 3년 전, 9살이던 정윤이는 20일간 혼수상태에 빠질 정도로 큰 교통사고를 당했다. 고비를 넘기고 깨어나긴 했지만 이전과 다르게 신체와 인지기능이 많이 떨어졌다. 정윤이는 사고 당시의 상황을 기억하지 못했지만 자신의 몸이 이전과 달라져 있음을 느끼고 많은 스트레스를 받고 있었다.

치료가 진행되면서 정윤이는 자기만의 공간에서 조금씩 문을 열고 나왔다. 작년 크리스마스를 지난 이후로는 학교생활에 관한 이야기도 종종 들려준다. 치료사가 보여주는 것만 수동적으로 보던 아이는 이제 스스로 악기를 연주하고 노래에도 관심을 갖게 되었다. 나는 처음에 정윤이가 얼마나 방어적으로 자신을 닫아두었는지 알기 때문에 이러한 변화가 소중하게 느껴졌다.

최근에 나와의 친밀도가 더욱 쌓이면서 정윤이가 노래 부르는 일이 많아졌다.

"잠깐만, 잠깐만. 선생님 노래 한번 들어볼래?"

한동안 내가 정윤이에게 자주 했던 말이다. 노래를 신나게 부르는 건 좋지만 음정이 많이 틀렸다. 음정을 교정해주면서도 나는 정윤이에게 마음껏 노래하는 시간을 충분히 주었다. 정확하게 노래하는 것이 목적이 아니기 때문이다. 지금 내 앞에서 노래 부르는 모습처럼 무언가에 집중하거나 한창 신이 나 있는 정윤이를 본 적이 있던가? 사고 이전에 똘똘했던 자신을 기억하기에 더욱 스트레스를 받던 정윤이었다. 그랬던 아이가 지금처럼 한 가지에 집중해서 즐기는 모습은 너무도 기분 좋은 변화였다.

하지만 정윤이는 새로운 무언가를 시도하는 것에 여전히 두려움이 많았다. 환아가 직접 가사를 써서 노래를 만드는 송라이팅* 활동에서 정윤이는 "글쎄요, 모르겠는데요"라는 말만 반복했다. 나는 정윤이와 충분히

---

* 치료 목적으로 치료사와 내담자가 노래를 함께 만드는 작업

이야기를 나누면서 노랫말에 들어갈 단어를 넣어보도록 유도했다. 치료사의 도움으로 가사가 하나씩 채워지자 정윤이는 비로소 활동에 흥미를 느끼며 좀 더 적극적으로 참여했다.

그렇게 정윤이가 만든 노래의 주제는 '갖고 싶은 선물'이었다. 정윤이는 갖고 싶은 장난감이 있지만, 부모님에게 무언가를 사달라고 부탁하기가 너무 미안하다고 했다. 5학년, 사춘기 초입에 접어들고 있는 정윤이는 아픈 자신을 돌봐주는 부모님에 대한 미안함과 부담감을 적지 않게 느끼고 있었다.

"우리 정윤이가 예전과 달리 지금은 잘 안되는 게 많아요."

어느 날 음악치료가 끝난 후 정윤이 어머니가 내게 한 말이다. 사고 이전에 큰 기대를 했기에 어머니는 예전 정윤이의 모습을 떠올리며 안타까워했다. 그 말을 정윤이가 옆에서 들었는데 그래서였는지 정윤이는 어머니가 치료사와 상담하는 걸 좋아하지 않았다.

하루는 정윤이에게 따로 물었다. "정윤아, 선생님이 엄마하고 상담할 때 이 말은 하지 않았으면 좋겠다고 생각하는 게 있어?" 아이는 고개 저으며 없다고 했지만, 치료가 끝나면 나와 다른 이야기하지 못하게 자기 엄마를 억지로 끌고 가는 모습을 보였다. 정윤이에게 음악치료 시간은 안전한 환경에서 자신을 마음껏 드러낼 수 있는 유일한 탈출구였다. 어쩌면 엄마에게 그런 모습을 들키는 것이 부담스러웠을까. 정윤이가 드러내고 싶지 않은 부분이 있다는 걸 이해하기 때문에 나는 치료가 끝난 후 정윤이가 있는 곳에서는 어머니와의 상담을 자제했다.

"정윤아, 우리 오늘은 새로운 노래를 불러볼까?

자신이 만든 노래를 신나게 부르던 정윤이의 모습을 보며 나는 또 다른 시도를 했다.

"이건 뭐예요? 안 하면 안 돼요?"

역시나 정윤이는 새로운 노래에 거부감을 표했다.

"하고 싶지 않으면 안 해도 되는데, 한번 들어나 볼래?"

나는 정윤이의 성취감과 자신감을 높여주기 위한 활동을 고민하던 중에 《너는 특별하단다》*라는 동화의 음악극**을 들려주었다. 정윤이는 듣자마자 큰 관심을 보였다. 특히, 주변에서 인정받지 못하는 나무 인형에게 할아버지가 자신이 어떤 마음으로 인형을 만들었는지, 나무 인형이 얼마나 특별하고 소중한지 말해주며 "다른 사람의 시선은 상관없단다"라고 이야기해주는 대목을 무척 좋아했다.

나는 10여 분 되는, 다소 긴 이 음악극을 정윤이와 완성하기로 했다.

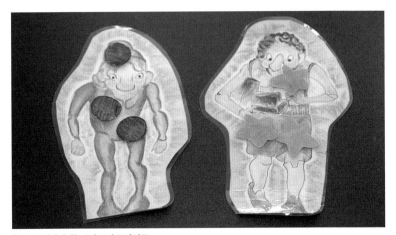

《너는 특별하단다》 음악극의 등장인물

---

* 맥스 루케이도(지음), 세르지오 마르티네즈(그림). 2002. 《너는 특별하단다》. 고슴도치.

** 이야기를 기반으로 악기 연주, 노래, 연극, 내레이션을 결합한 활동

작업 기간은 6주로 길게 잡았다. 처음에는 이야기 전개에 흥미를 보이던 정윤이가 점차 음악에도 관심을 가졌다. 노래를 따라 부르다가 어느덧 음악에 등장하는 여러 가지 악기들을 직접 연주하고 싶어 했다. 나는 여럿이 연주하는 콰이어차임 곡을 편곡해 정윤이와 둘이서도 할 수 있도록 했다. 한 소절씩 완성해가는 과정에서 정윤이는 당당하게 자신의 역할을 확장시켰고 "와, 신기해요"라고 말하며 성취감을 표현했다.

계획했던 6주의 마지막 시간이 되었다. 나는 정윤이에게 완성된 음악극을 어머니 앞에서 해보자고 제안했다.

"안 돼요!"

그간 정윤이에게 자신감이 많이 붙은 줄 알았는데, 혹시나 하고 제안한 물음에 돌아온 대답은 역시나 거절이었다.

"정윤아, 틀리는 건 중요하지 않아. 정윤이가 어떤 마음을 가지고 이 음악극을 해왔는지 보여주자는 거야."

나의 말에 정윤이는 그럼 조금만 더 연습해서 들려주자고 했다. 엄마에게 지금보다 더 완성된 연주를 들려주고 싶은 정윤이의 마음이 이해됐다. 나는 좀 더 시간을 갖기로 하고, 정윤이에게 마음의 준비가 되면 말해 달라고 했다. 2주가 더 지나자 정윤이는 마음의 준비가 끝났는지 엄마에게 보내는 초대장을 쓰고 '엄마 앞에서의 특별한 공연'을 준비했다.

공연에 초대받은 정윤이 어머니는 치료실로 들어왔다. 나는 어머니도 음악극의 한 부분에 참여하도록 권유했고 정윤이도 흔쾌히 동의했다. 정윤이는 핑거심벌즈라는 악기를 건네며 어느 부분에 연주해야 하는지 자신의 엄마에게 알려주었다.

"아니, 아니. 엄마! 이 부분은 이렇게 하는 거야."

정윤이는 긴장되기보다는 신나는 것 같았다. 짧은 연습을 마친 후 공연이 시작되었다. 나와 둘이서 연주하던 때와는 다르게 조금 긴장한 모습이었지만, 나는 고개를 끄덕이고 눈빛으로 응원을 하면서 정윤이의 마음을 안심시켰다. 틀린 부분이 다소 있었지만 그것은 중요하지 않았다. 이 순간 함께 음악을 연주한다는 것이 정윤이에게, 어머니에게 얼마나 중요한 사건인지 둘 다 알고 있는 듯했다.

음악극이 끝난 후 정윤이 어머니는 눈물을 훔치며 한참 동안 아이를 안고 있었다.

예쁜 손, 파이팅!
외상성 뇌손상 아동

김유미 음악치료사

"민재야,

예쁜 손으로 연주하자"

나는 2년 전에 3살이던 민재를 처음 만났다. 당시 민재는 두 달 전 교통사고로 좌측 편마비가 생겨서 낮병동에 입원해 재활치료를 받고 있었다. 민재는 어렸지만 음악에 대한 호기심과 관심이 무척 커서 음악치료를 위해 부모와 분리되는 것에 전혀 문제가 없었다. 또한 피더시트*에 앉아 있기보다 피아노를 잡고 일어서서 리듬에 맞춰 춤추려 했다. 물론 불편하지 않은 오른발로 지탱하면서.

민재는 치료실에 오면 치료사에게 "안녕?" 하고 인사를 건넸고, 재미

---

* 휠체어를 대신하는 의자로 아동이 앉아 있는 자세를 유지할 수 있도록 도와준다.

있는 놀이를 하자고 했다. 민재에게는 악기 연주가 재미있는 놀이였다. 민재는 평소 불편한 왼손을 잘 쓰려고 하지 않았는데, 나는 민재의 왼손을 '예쁜 손'이라고 부르며 사용을 권하시던 어머니의 모습이 떠올랐다. 그래서 예쁜 손으로 악기 연주를 시도해보았다. 처음에는 힘들어서 "싫어!" 하고 거부할 때도 있었지만, 민재는 점차 왼손을 움직여 악기 연주를 하게 되었다. 예쁜 손으로 악기 연주하고 하이파이브를 할 때면 그 감동이 고스란히 내게 전해졌다.

하루는 물리치료 직후, 민재가 얼굴이 빨개지도록 크게 울며 들어왔다. 민재가 "아팠어요"라고 말하자 내 마음도 함께 아파왔다. 즉흥연주를 해주고 위로가 되는 노래를 불러주니 민재는 곧 진정이 되었다. 민재는 눈물을 매단 채 좋아하는 악기를 손에 쥐고 연주를 하기 시작했다. 북을 어찌나 크게 연주하던지 내 속이 다 시원할 정도였다. 다음에는 예쁜 손에 마이크를 쥐여주고 노래를 부르게 했다. 예쁜 손을 유지하기 힘든지 팔이 점점 아래로 내려가서 나는 팔을 유지할 수 있게 도와주었다. 그날 나는 민재가 북 연주와 노래 부르기를 통해 스트레스를 풀고, 카타르시스를 느끼는 모습을 볼 수 있었다.

살면서 교통사고는 누구에게나 찾아올 수 있는 일이다. 어린아이지만 사고로 인해 신체 일부의 사용이 갑자기 제한되어 얼마나 힘들고 불편할까. 민재에게 음악은 불편해진 신체 부위를 자연스럽게 움직이는 데 큰 동기부여가 되어주었고 재활에도 도움이 되었다. 민재가 점차 변화하는 모습은 치료사인 나에게도 커다란 동기부여가 된다. 앞으로 민재에게 일어날 변화에 대한 기대감으로 행복해지는 하루다.

매주 듣는 최고의 말
다운증후군 아동

박안나 음악치료사

"와,
노래 정말 잘한다!"

9살 수현이는 다운증후군을 가진 여자아이로, 치료사와 친구들에게 먼저 살갑게 다가가는 사회성 좋은 아이다. 수현이는 노래 부르기를 무척 좋아해서 회기마다 나에게 노래를 부르자고 했다. 수현이는 쉬운 동요부터 어려운 창작동요까지 다양한 노래를 불렀다. 나는 수현이가 노래를 부르고 나면 항상 열심히 칭찬을 해주었다. 엄지손가락을 펼치며 "최고!"라고도 했고, 박수를 쳐주기도 했으며, 호들갑스러운 억양으로 잘한다고 칭찬해주기도 했다.

수현이는 언제나 같은 순서로 노래를 부르려 했다. 한 번 부른 노래는 반복하기 싫어했다. 게다가 혼자 부르는 걸 좋아해서 치료사가 조금이라도 따라 하면 "어허!" 하고 역정을 내기도 했다. 나는 수현이와 함께 노래 부르기를 목적으로 중재하기 시작했다. 시간이 지나자 수현이는 조금씩 나의 노래를 허용했고, 어느 순간 함께 노래 전체를 부를 수 있게 되었다. 나는 "최고야!", "정말 잘한다!" 하며 아낌없이 수현이의 행동을 강화했다.

하루는 치료 후 상담시간에 수현이 어머니가 말씀했다.

"선생님, 수현이가 요즘 노래 가사로 한글 공부를 해요"

순간 '아…!' 하고 내 머릿속이 반짝했다. 한글을 읽을 수 있게 된 수현이에게 새로운 노래를 알려줄 좋은 기회였기 때문이다.

다음 회기 때 나는 〈네 잎 클로버〉* 가사를 준비했다. 수현이는 역시나 가사에 관심을 보이며 글씨를 더듬더듬 읽어갔다. 내가 손가락으로 한 글자씩 짚어주며 노래를 불러주자 수현이도 금세 따라 불렀다. 노래에 어느 정도 익숙해지자 수현이는 다시 혼자서만 노래를 부르려고 했다. 잘못 부르는 부분을 알려주는 것도 거부했다.

나는 적절한 중재가 필요하다고 판단했다. 그래서 수현이에게 노래 부르고 싶은 횟수를 물었고, 그중 1번은 치료사와 함께 부르자고 제안했다. 수현이는 흔쾌히 제안을 받아들였고, 우리는 매회기마다 함께 노래 부르는 횟수를 증가시켰다. 나는 수현이와 함께 노래를 부르며 발음 연습도 시켜주었고, 이후 수현이는 노래를 정확하게 부를 수 있게 되었다. 그리고 많은 연습 끝에 치료사와 한 소절씩 번갈아가며 부르는 것도 가능해졌다. 때로는 수현이가 먼저 한 소절씩 번갈아가며 노래를 부르

---

* 박영신 작사·작곡.

자며 제안하기도 했다. 이 얼마나 큰 변화인가!

"우와 잘하는데~"

번갈아가며 노래를 부른 후 수현이가 나에게 해주는 칭찬이다.

칭찬은 고래도 춤추게 한다는 말이 있다. 치료사는 아이들의 긍정적인 반응을 이끌어내기 위해 강화를 사용하게 되는데, 그중 가장 많이 사용하는 것은 '사회적 강화'이다. 즉 아이들에게 언어, 눈빛, 몸짓 등으로 칭찬을 해주는 것이다. 치료사는 상황별로 아이별로 계획을 세우고 적절한 강화를 제공한다.

그런데 이 강화 중 하나인 칭찬은 치료사가 아이한테만 하는 게 아니었다. 내가 수현이에게 해주었듯이 수현이도 내 노래를 칭찬해주고 싶었나 보다. 나는 수현이가 칭찬하는 모습을 통해 내가 수현이에게 하는 표정과 행동, 말투와 억양을 알 수 있었다. 부모는 아이의 거울이라고 했던가. 부모뿐만 아니라 아이를 만나는 치료사도 아이의 거울이 될 수 있다.

이후, 나는 더욱 다양한 표현을 사용해 수현이를 칭찬해주고 있다. 수현이는 오늘은 어떤 노래를 부를지 기대하며 치료실로 들어온다. 요즘은 노래를 부르다가도 먼저 나에게 노래 부를 기회를 주기도 한다. 내가 노래를 마치면 수현이는 아낌없이 칭찬을 해준다. 어느 순간부터는 수현이의 칭찬을 기대하는 나의 모습을 발견하게 되었다. 이렇게 수현이도 치료사인 나도 서로의 칭찬을 통해 한 뼘씩 성장하고 있다.

미소로 충분해
레녹스가스토증후군 아동

임정희 음악치료사

> "별이야,
>
> 만나서 반가워!

    8살 남자아이 별이는 레녹스가스토증후군이라는 흔치 않은 진단을 받았다. 레녹스가스토증후군Lennox-Gastaut syndrome은 만 8세 이하 아동기에 나타나는 가장 심한 형태의 뇌전증으로 다양한 형태의 발작과 발달지연 및 인지저하를 동반한다.

    별이를 처음 만났을 때 아이는 헤드컨트롤이 잘 되지 않고, 신체 움직임에 어려움이 있었으며, 간단한 음성도 산출하지 못하는 모습을 보였다. 치료 중에 노래 부르며 별이의 손을 이끌어 악기를 연주하게 하거나 신체를 자극하면 별이는 흥미 있는 활동에만 짧게 반응을 보여줄 뿐이었다.

나는 별이의 관심을 유도하기 위해 오리 인형을 준비했다.

"꽥꽥~ 나는 오리라고 해. 별이야, 안녕? 만나서 반가워!"

오리 흉내를 내며 손을 흔들어 인사하자 몇 주 동안 나를 무표정하게만 바라보던 별이의 입꼬리가 드디어 움직이기 시작했다.

"오리는 별이를 정말 사랑해."

별이의 이름을 넣어 노래하고 상호작용을 시도하니 이번에는 치아를 보이며 활짝 미소 지었다. 별이의 미소만으로도 덩달아 즐거워졌다. 또한 신체를 움직이는 데 어려움이 있는 별이가 어느 날부터 헬로송에 반응을 보이며 천천히 손을 들어 올렸다. 반복된 노래에 대한 신체적인 반응이 나타난 것이다. 치료의 시작과 마무리에 부르는 인사 노래의 첫 가사 '안녕'과 '사랑해'를 노래해주면 천천히 손을 들어 인사하기도 했다.

별이와 라포가 형성되자 더욱 다양한 긍정적인 변화가 나타났다. 음악에 맞춰 치료사와 손뼉 치는 활동에서 별이와 나의 손이 마주했을 때 화음을 연주하며 음악적으로 강화를 제공하자 별이가 이를 바로 인식하고 환한 표정을 지었다. 음악 구조에 충분한 휴지기를 주자 스스로 손을 올리기도 했다. 어떠한 언어적인 표현을 하지는 않았지만 그 밝은 미소만으로도 별이가 나와 충분히 교감하고 있음을 알 수 있었다.

❧

별이는 나에게 치료사로서의 다짐과 더불어 언제나 초심을 돌아보게 하는 아이다. 여느 때처럼 치료를 마치고 혼자만의 시간을 가지던 때, 우연히 별이의 어머니가 쓰신 기도문을 보게 되었다. 기쁨과 희망, 감사가 가득한 그 기도문에는 말로 다 표현할 수 없는 별이에 대한 사랑이 담겨 있었다. 가슴이 먹먹해짐과 동시에 '기도하는 치료사가 되겠다'던 나의 초심이 떠올랐다. 그리고 바쁜 일상을 핑계로 그 모습에서 점점 멀어지고 있는 자신이 부끄러워졌다.

별이 덕분에 나는 다시 기도하는 치료사로 돌아가고 있다. 기도할수록 아이들에게 최선의 것을 주고 싶다는 마음이 더욱 간절해지고 동시에 내 마음속 아이들의 반짝임은 그 빛을 더한다. 별이와 나는 음악으로 소통하고, 서로 마음을 주고받으며 함께 성장하고 있다. 별이가 반짝이는 미소를 간직하고 삶의 기쁨을 온전히 누릴 수 있도록 음악치료사로서 도우며 뜨겁게 응원할 것이다.

빨간색, 노란색, 보라색
프래더윌리증후군 아동

|

권소현 미술치료사

> "선생님은 노란색을
> 좋아한다 했지요?"

11살 다연이는 프래더윌리증후군 환아로 유독 밝은 미소가 사랑스러운 아이다. 오랜 예술치료와 재활치료의 경험 덕분인지, 다연이는 나와의 첫 만남에서 앞으로의 치료에 대한 관심과 기대를 적극적으로 표현했다. 그래서 나는 다연이가 새로운 치료사와의 미술시간에 쉽고 편안하게 적응하여 치료가 잘 진척될 것으로 기대했다. 하지만 기대와는 다르게 다연이와의 매회기는 치료사로서 고민의 연속이었다.

다연이 어머니는 예술치료센터에 대한 믿음이 있었고, 치료에 관해서도 넓은 배경지식을 가진 분이었다. 다연이의 모습도 잘 이해했으며 집이나 학교생활에 관해서도 치료사에게 자세히 말해주셨다. 그러나 다연이는 치료사와 어머니의 상담시간을 좋아하지 않았다. 어머니에게 이야기를 걸거나 말을 돌리는 식으로 상담을 단절시켰다.

미술치료의 강점은 표현되는 대상, 즉 다연이가 생각하는 자신의 모습이 그림에 투사되어 결과물로 보일 수 있다는 것이다. 내가 학교생활은 어떤지, 이런 치료를 해봤는지 직접적으로 물으면 다연이는 자신에 대한 이야기는 쏙 빼고 미술작업과 관련된 말만 하곤 했다. 하지만 나는 다연이의 그림을 통해 학교에서 저지른 실수들로 고민하는 아이의 마음을 느낄 수 있었다. 나는 다연이가 거부하는 상담시간보다 미술 활동을 통해 다연이를 이해하고 위로하려 했다. 시간이 지나면서 다연이가 자신의 변화를 나에게 먼저 이야기해주기도 했다.

미술치료 초반에 다연이는 한 가지 형태의 그림만을 반복적으로 그렸다. 굵은 선으로 형태의 테두리를 반복해서 덧그렸으며, 변화에 민감해서 치료사인 내가 제안하는 새로운 작업과 방식을 계속 거부했다. 자신이 그린 그림을 사람들이 알아보지 못할까 봐 불안한 나머지 작업물 하나하나에 이름을 적기도 했다.

색깔 중에서는 빨간색을 유독 선호했다. 치료사로서 난감할 수밖에 없는 상황이었다. 빨간색만을 고집스럽게 작업에 활용하면서 편안해했다. 하지만 회기가 진행되면서 다연이는 점차 내게 좋아하는 색을 묻고 그 색을 작업에 사용하기도 했다. 처음에는 자신과 관련 없는 대상물에만 빨간색이 아닌 색깔들을 사용했다.

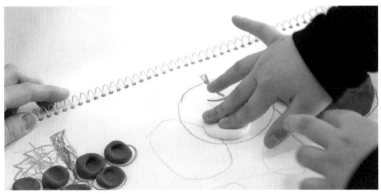
빨간색, 노란색, 보라색 클레이 활동

"선생님은 노란색을 좋아한다고 했지요?"

"엄마는 보라색을 좋아해요."

그런 방식으로 색을 늘려가면서 다연이는 다양한 만들기 작품을 하나씩 완성해나갔다.

다연이는 샘플 작품들을 주의 깊게 관찰하곤 했다. 알록달록한 샘플을 그대로 모방하는 날도 생겼고, 새롭게 재구성해 표현하는 날도 잦아졌다. 자기만의 스타일이 확고했던 다연이가 여러 미술 기법을 익히고 다른 작품을 모방하면서 점차 다양한 방식으로 자신의 세계를 표현하게 된 것이다. 그런 다연이의 변화가 나에게는 놀라움의 연속이었다. 다연이도 자신의 변화를 느끼고 있었다.

다연이가 조금씩 변화한 배경에는 '가져가기' 욕구가 도움이 되었다. 다연이는 완성한 작업물을 조그만 봉투나 가방에 포장해서 집에 가져갔다. 그런데 어느 날부터 포장하지 않고 치료실 밖으로 들고 가, 낯선 사람들에게 작품을 보여주고 설명하면서 상호작용하는 과정을 즐기기 시작했다. 미술작업을 매개로 주변과 교류하고, 작업물을 낯선 사람들에게 설명해주면서 인지적인 활동에 대한 거부감이 줄었다. 나는 다연이의 작품을 예술치유 페스티벌 때 전시하면 어떨까 생각했다. 작업물을 치료실 벽에 붙이는 것조차 거부하던 다연이었다. 전시회에 작품을 올리는 것도 다연이의 최종 결정에 맡길 수밖에 없었다. 전시회가 시작하기 전, 나는 다연이의 작품이 전시된 모습을 찍은 영상을 아이에게 차례로 보여주었다. 다연이는 자신의 작품을 잘 찾아냈고 작품 이름도 새로 지었다. 다행히 전시에 거부감이 없는 모습이었다. 페스티벌이 시작되자 직접 로비에 가서 작품을 감상하기도 했다. 전시회가 끝난 이후에도 한동안 그 이야기를 했으며, 내년 전시회에 낼 작품에 관해서 의견을 내기도 했다. 처음 다연이 치료를 진행할 때 했던 고민들은 아이의 커다란 변화 과정과 함께 눈 녹듯 사라져갔다.

다양한 변화를 보여준 꼬마 화가 다연이의 잠재력을 통해 좌절감은 성취감으로 바뀌고 있다. 약 90회기의 미술시간 동안 다연이는 많은 것을 수용했다. 다양성을 인정하고, 일상생활에서도 하고 싶은 일들이 많아졌으며, 미술로 표현하고 싶은 것도 많아졌다. 치료사는 이 작은 변화들을 알아차리고 지지해주어야 한다. 나는 다연이가 앞으로 더욱 자신감 있는 아이로 성장하기를 바라며, 지금까지처럼 미술치료 매회기가 다연이에게 소중한 선물 같은 순간들이 되기를 소망한다.

3장

치료사, 예술로 치유하고 치유받다

음악평론가에서 음악치료사로

이소영 음악치료사

병원에서 근무한 지 벌써 9년째로 접어든다. 이제 익숙할 때도 되었지만 아직도 가끔은 내가 병원에서 환우들과 함께한다는 사실이 낯설다. 그나마 낯섦을 익숙함으로 전환해주는 매개 고리는 50년간 가까이해온 '음악'이다. 환우들과 청진기가 아닌, 음악으로 만나고 있기 때문이다.

10대 때부터 지금까지 나의 삶을 돌이켜보면, 10년 주기로 다른 곳에서 조금씩 다른 일을 하고 있었다. 물론 다 음악과 관련된 것이긴 했다. 17살에는 예술고등학교에서 피아노를 쳤다. 27살에는 서양음악학 전공으로 석사 논문을 썼고 37살에는 한국전통음악을 공부한 뒤 박사 논문을 쓰고 있었다. 47살에는 요양원 치매 어르신들에게 음악치료를 하거나 병원에서 치유콘서트를 주관했다. 갑자기 57살, 67살의 내가 어디에서 무슨 일을 하고 있을지 궁금해진다.

대학을 졸업하고 20대 때부터 나는 줄곧 음악회장과 대학에서 글을 쓰거나 강의를 하는 등 아카데미 필드에서 소위 엘리트 음악을 '말'로 다루는 일을 해왔다. 그러다 40대 중반에 들어서 심수봉(?)도 아닌 내가 피아노로 '쿵짝쿵짝♬' 하고 트로트를 치면서 동시에 가요를 노래해야 하는 일은 일종의 문화충격이었다! 내가 소위 '뽕짝'이나 치려고 어릴 때부터 바하와 쇼팽을 혹독하게 연마하고 한국전통음악, 예컨대 〈영산회상〉과 〈시나위〉를 공부했나?

첫 음악치료 실습시간에 받은 충격은 지금도 잊을 수 없다. 당시 나는 노인복지센터의 중증 치매 어르신 그룹에 배정되었다. 어르신 15명과 매주 한 시간씩, 한 학기 동안 슈퍼비전을 받아야 했다. 처음 방으로 들어가니 기저귀를 차고 있는 분이 많아서 냄새가 코를 찔렀다. 오감이 두루 발달해 있어 후각도 꽤 민감한 나는 조금만 이상한 냄새를 맡아도 임산부처럼 욱하고 헛구역질을 한다. 하지만 아무렇지도 않은 척 태연히 웃으며 준비한 헬로송을 부르고 본 활동을 이어가야 했다. 여러 악기를 가져가서 손에 하나씩 쥐여주고 흔들게도 했지만 15명의 어르신 중 내 말뜻을 조금이라도 이해하는 분들은 5명도 채 되지 않았다. 그룹의 2/3가 멍하니 앉아 조건반사처럼 악기를 무의미하게 흔들거나 가만히 쥐고 계시는 게 아닌가.

갑자기 어디선가 읽었던 헨리 나우웬Henri Nouwen의 삶이 머릿속에 스쳐 지나갔다. 그는 신학자이자 신부로서 하버드대 교수로 있을 때 어느 장애인 시설에서 초청이 들어와 응당 강연 요청인 줄 알고 갔다. 그런데 뜻밖에도 자기가 누군지, 하버드대학교가 어떤 곳인지 전혀 알지도 못하고 관심도 없는 청각 장애우들과 함께하는 침묵수련회였다는 것이다. 나에게 이날의 실습은 언변이 뛰어난 유명 강사나 실력이 뛰어난 유명 연주가가 청각 장애우와 침묵수련회를 하는 것과 비슷한 경험이었다.

이런 거구나! 음악치료사가 된다는 것은…. 대학 강사로서, 평론가로서, 음악기획 및 연출자로서의 나의 지성이, 나의 카리스마가 치매 노인들에게 아무런 능력이 되지 못하는 상황을 감내해야 하는구나. 나의 장점이라고 생각되었던 모든 것들이 능력이 되기는커녕, 오히려 커다란 장애이자 결점이 되는 공간이 바로 이곳 치료실이었다. 그간 평론가로서 훈련되어온, 음정과 박자를 민감하게 가려들을 수 있는 내 귀와 예술성과 완성도를 감별하는 나의 안목은 일반 환우들의 맞지 않는 음정과 박자, 그들의 소박한 음악 취향과 충돌하여 번번이 나 자신의 미적 취향에 맞서는 것이었다.

좋은 치료사가 되기 위해서는 내 자아를 투명인간처럼 완전히 해체하기라도 해야 하나, 어디까지 바닥을 쳐야 하나…. 그때 나는 깊은 좌절을 느끼면서도 가까스로 마음을 추스르며 내가 도전하고 싶은 4가지와 필요한 3가지를 적어보았다.

　　　—부드럽게, 따뜻하게, 느리게, 조용하게
　　　—포용, 수용, 관용

적고 보니 내가 평소 답답하게 여겼던 한 동료 치료사의 품성이었다. 이런 성품이 비단 치료사만 되는 데 필요하겠는가. 그동안 나 혼자 옳고 잘나고 똑똑하다고 바리새인처럼, 자베르 경감처럼 여기저기 설쳐대며 세 치 혀로 상처를 준 이가 얼마나 많았던가. 하나씩 떠올리다 보니 주변의 모든 사람들에게 부끄럽고 미안해서 살 맘이 나지 않았다.

나는 참담한 심정으로 성금요 예배에 갔다. 마침 설교에 베드로와 가룻 유다가 나왔다. 인간적으로 보면 예수의 죽음 앞에서 자신의 과오를 책임지겠다고 장렬하게 자결한 가룻 유다가 더 멋있어 보이지만, 예수를 부정한 뒤 후회하며 대성통곡했던 베드로처럼 비록 찌질하고 구차스러워 보이더라도 우리에게 정작 필요한 건 회개의 견딤이고 삶으로 회개를 살아내야 한다는 요지의 설교였다.

나는 그 후로도 치료 공간에서 자신에 대해 자괴감이 들 때면 회개의 견딤을 묵상하면서 내담자들과 함께 그 시간들을 견뎌냈다. 그렇게 3~4년이 지나면서 사람들로부터 나의 표정이 밝아지고 좋아졌다는 이야기를 듣기 시작했다. 맞는 말이다. 마음의 변화는 얼굴로 나타난다. 강함이 아닌 연약함, 빠름이 아닌 느림이 능력이자 덕목이 되는 시간들을 통과하다 보니 나의 뾰족함이나 예민함, 공격성이 조금씩 교정이 되고 치료되었나 보다.

◦◦

음악치료를 통해 얻는 기쁨 중 하나는 '음악중심 음악치료'와 '내담자중심 음악치료'를 경험할 수 있다는 것이다.

첫 번째 음악중심 음악치료*는 내담자들의 음악하기**와 관련된 것이

---

* 음악중심 음악치료(Music Centered Music Therapy)란 음악을 음악 외적인 목적을 이루는 치료 수단으로 보지 않고 음악이 치료 목적이 되어 음악적 경험으로 미적이고 창조적인 표현을 향상시키는 것 자체를 치료로 간주하는 철학이다. [참조: Aigen K. 2011. 《음악중심 음악치료》. 이경숙(옮김). 학지사.]

** 음악하기(musicking)은 music에 ing를 붙여, 음악작품보다는 음악 '활동'에 방점을 찍는 것으로 음악감상, 연주, 창작 등 음악과 관련된 모든 경험과 활동을 통칭하고자 고안된 용어이다. [출처: Christopher S. 1998. *Musicking: The meaning of performing and listening*. Hanover: University Press of New England.]

다. 인간이면 누구나 음악적 소질과 음악적 본성을 가지고 있다는 믿음은 음악교육학에서 뿐만 아니라 음악치료학에서도 매우 중요한 철학적 바탕이 된다. 이러한 철학 속에서 음악치료의 목적은 내담자들의 잠재된 음악 본성을 발현시키는 데 있다. 음악치료 공간에서 이루어지는 각종 음악경험(음악하기)을 통해 내담자는 음악아이music child***가 성장하는 기쁨과 진보를 경험하고 인간 본성의 하나인 미적·창조적 욕구를 충족함으로써 치유적 효과를 얻게 되는 것이다.

또 하나 음악치료학의 중요한 관점은 내담자중심 음악치료****이다. 이는 모든 음악 중재가 내담자의 상태와 내담자가 선호하는 예술경험 및 예술적 취향을 존중하는 데서 출발한다는 관점이다. 한동안 태교 음악으로 좋다는 '모차르트 효과'가 상업적으로 관심을 끌면서 음악치료에 쓰이는 음악들도 처방약처럼 항목화되었을 거라는 오해를 많이 받곤 했다. 세월호 사건이 났을 때도 공공기관에서나 언론에서 전 국민이 겪는 트라우마와 우울감을 해소할 수 있는 음악 목록을 추천해달라는 문의가 왔었다. 이러한 요청은 음악치료 매뉴얼을 어떤 증상에 맞는 특정 음악 작품 목록으로 오해하는 데서 비롯된다. 그러나 음악치료사들은 이러한 요청에 '누구에게나 똑같이 좋은 음악은 없습니다. 각자 평소 자신이 위로받고 쉬고 싶을 때 들었던 음악이 있다면 그걸 꺼내서 다시 들으세요'라고 처방한다.

*** 노도프-로빈스 음악치료에서 치유란 곧 '음악아이'가 성장하는 것이다. 누구나 음악에 반응하는 능력이 있고 그것을 가능케 하는 음악아이, 혹은 음악적 본성(nature)이 내재한다는 믿음에 기초하는 개념이다.

**** 내담자중심 음악치료(Client Centered Music Therapy)는 치료사중심 음악치료와 반대되는 개념으로 음악 중재의 미적 기준이나 활동 방향을 내담자의 문화적 취향과 선호도, 현재의 정신적·신체적 상태 등을 최우선으로 하여 음악이 중재되는 치료 철학을 말한다.

음악치료에서는 클래식도, 대중가요도, 민요도, 찬송가도 예술성이나 대중성의 잣대로 서열화하지 않으며 모두 평등하다. 음악치료에 쓰이는 좋은 음악 활동의 기준은 철저히 내담자가 좋아하고 받아들일 수 있는 음악인가, 내담자를 충분히 지지하고 안아줄 수 있는 음악인가에 있다. 나는 음악평론가로서 음악에 대해 매우 민감하고 날 선 가치 기준을 가지고 있었다. 덕분에 음악치료 초기에는 내가 긍정하지 않아도 내담자들이 좋아하고 잘 받아들일 수 있는 퓨전국악이나 이지리스닝 음악을 틀어야 할 때 내 음악적 자아를 죽이느라 애를 먹었다.

이렇듯 음악치료에서 모든 음악과 그 활동의 선택 기준은 치료사의 취향이나 미적 가치관이 아닌, 내담자 즉 수용자의 취향과 미적 감수성에 기초를 둔다. '어떤 음악이 최고다'라는 치료사의 일방적 가치 판단이 배제된, 일종의 문화상대주의 관점에서 음악의 민주화를 선언하고 있는 셈이다. 결국 이 두 가지(음악중심 음악치료와 내담자중심 음악치료) 철학은 음악이나 여타의 예술 활동이 전문가에게 독점되는 것이 아니라, 누구나 음악과 예술의 주인이 될 수 있음을 깨닫게 해준다.

내가 20년 동안 음악학과 음악평론을 하면서 바람직한 대안으로 생각했던 음악문화—누구나 어려운 엘리트 음악으로부터 소외되지 않고 만인이 음악의 주인이 되는 음악해방론, 음악의 민주화론을 실천하는 현장이 여기임을 깨닫는다. 요즘은 '내가 고작 이걸 하려고 그 많은 것들을 쌓아왔나'가 아니라 '내가 이걸 하려고 클래식, 국악, 대중음악을 공부하고 음악 기획과 연출을 했었구나' 하며 미소 짓는다.

공부란 고향을 떠나 다시 고향으로 돌아오는 여정이라고 한다.* 음악치료를 위해 음악을 떠난 줄 알았지만 내가 떠난 건 음악이 아니라 음악아카데미아였다. 오히려 이 길은 현장을 찾아 진정한 음악하기로 돌아가기 위한 길이었다. 다시 음악으로 돌아오는 여정에서 내가 다른 길을 가는 게 아니라 내가 찾고자 했던 음악 본연의 길로 귀결되고 있음에 감사를 느낀다.

---

* "공부하느라고 고향을 떠났는데, 공부란 다름이 아니라 고향으로 돌아가기 위한 멀고도 험한 길이라는 것을 알았다." [출처: 조동일. 1988. 《우리 문학과의 만남》. 기린원.]

진정한 나를 찾아가는 여정

조지연 미술치료사

미술치료사는 나의 네 번째 직업이다. 첫 번째는 대기업에 회사원으로 두 번째는 컴퓨터 그래픽 강사로 세 번째는 계절 연출 디자이너로 일했다. 각각 다른 분야인 듯 연결되어 있어서 다양한 직업 경험은 미술치료사로 일하는 데 많은 도움이 되고 있다.

내가 처음 회사에 들어간 1990년대 초반만 해도 컴퓨터가 막 보급되면서 컴퓨터 프로그램을 잘 다루는 사람이 귀했던 시절이었다. 호기심이 많아 궁금한 건 직접 해봐야 했던 나는 비교적 일찍부터 컴퓨터를 접했고, 적성에 맞아서인지 쉽게 익힌 덕분에 대기업에 들어가게 되었다.

컴퓨터는 무엇이든 오리지널이 한 개만 존재하던 아날로그 세상을 무엇이든 얼마든지 재생산할 수 있는 디지털 세상으로 바꾸어놓았다. 사람이 내린 명령어대로 무엇이든 척척 만들어내는 컴퓨터 덕분에 업무 효율이 몇 배로 증가했다. 컴퓨터 프로그램은 하루가 다르게 발전해서 금세 윈도우로 바뀌게 되고 지금처럼 누구나 컴퓨터를 쉽게 다루는 세상이 되었다.

회사 대부분의 일이 컴퓨터로 처리되었기에 컴퓨터를 잘 다루던 나는 다른 사람들보다 일을 빨리할 수 있었다. 컴퓨터에 익숙하지 못한 부장님, 과장님들 일도 다 떠맡아서 해야 할 때도 있었지만 새로운 것을 배우면서 일하는 재미에 빠져 힘든 줄 모르고 재미있게 일했다. 단군 이래 최대 호황기라 불리던 시절이니 회사 복지도 좋았고 사내 동아리 활동을 하며 직장 동료들과도 즐겁게 지냈다. 두 달에 한 번씩 돌아오는 보너스 또한 행복감을 더해주었다.

그러던 어느 날 IMF 외환위기 사태가 벌어졌다. 내가 다니던 회사는 해외 관련 일이 많았기 때문에 회사 수주에 타격은 없었고 일도 그대로 많았지만, 국가 정책상 대기업은 무조건 인원을 감축하고 급여를 동결해야 했다. 인원 감축에서 살아난 사람들은 2~3명이 하던 일을 혼자서 하게 되었고, 매일 야근에 주말 출근까지 일상화되었다. 보너스는 줄고 복지도 줄고 당연히 모든 사내 동아리 활동을 할 시간도 없이 오직 일만 해야 하는 나날을 보내고 있었다. IMF 외환위기는 끝났지만 회사 일은 여전히 많았고 이렇게 일만 하고 살다가는 죽겠다는 생각에 회사를 그만두었다.

내가 하던 일을 다시 3명이 나눠서 한다는 이야기를 전해 듣고는 잠시 억울하단 생각을 했지만 일이 너무 많으니 사람을 뽑아달란 말을 못한 나의 어리석음도 알게 되었다. 그것이 능력 부족을 의미하는 것이 아님을 그제야 깨닫게 되었다. 지금은 일이 너무 많아 힘들어하는 후배들을 볼 때면 회사에 이야기를 해보라고 권유한다.

회사를 그만두고 더 배우고 싶었던 컴퓨터 그래픽을 공부했다. 실력이 쌓이면서 강사 제의도 받았지만 사내 교육을 해본 경험이 전부인 내가 강의를 할 수 있을까 걱정이 되었다. 일단 해보고 안 되면 이야기하라는 원장님의 격려에 힘입어 강의를 시작했는데 의외로 적성에 잘 맞았다. 주어진 일을 해내야 하는 회사 일과는 다르게, 누군가에게 새로운 지식을 알기 쉽게 가르쳐 발전할 수 있도록 돕는 건 참으로 보람된 일이었다.

그렇게 강사 생활을 하던 어느 날, 계절 연출 일을 하는 회사에 면접 제의를 받았다. 그래픽 디자인과 계절 연출은 다른 분야라 한 번도 해보지 않은 일이어서 이때 역시 걱정되긴 했으나, 전혀 다른 분야의 일을 도전해 성공한 경험이 있던 나는 이번에도 도전해보기로 했다.

오픈을 준비하는 곳이 아닌 이상 호텔이나 백화점, 갤러리에서의 계절 연출은 손님이 없는 밤에 주로 이루어지기 때문에 밤새는 일이 빈번해졌다. 물론 설치 작업은 연출팀이 하지만, 디자인대로 잘 되는지 가서 직접 보고 늦은 시간에 퇴근할 수밖에 없었다. 밤새워 일하는 연출팀은 오후 출근이지만 디자인팀은 아침에 정시 출근해야 했다. 또한 계절이 바뀌기 전 한발 앞서 디자인하고 설치해야 하니 계절 연출은 여러 프로젝트가 동시에 벌어지는 고된 작업이다. 대기업 다닐 때보다 신체적·정신적으로 더 힘들면서 급여는 대기업을 따라가지 못했다. 하지만 내가 디자인한 것이 눈앞에서 펼쳐지는 모습이 주는 만족감은 이를 다 보상하고도 남았다.

계절 연출 디자인을 하면서 색채를 좀 더 배우고 싶었다. 색채의 세계는 과학적이면서도 인간의 심리와 맞물려 있어 그 다양성이 정말 무궁

무진하다. 점점 색채의 매력에 빠져들면서 나에게 한 가지 의문이 들기 시작했다.

어떤 색채는 내게 더없는 행복감을 주는데 어떤 색채는 나를 너무도 힘들게 했다. 여러 가지 이유를 찾다가 컬러 테라피Color therapy, 즉 색채치료에 대해 알게 되었다. 5년을 해왔던 색채 작업에 색채심리를 배우면서 많은 궁금증이 풀리기 시작했고 좀 더 본격적으로 색채치료를 배우고 싶어졌다. 하지만 일이 많은 디자인 회사와 대학원 공부를 병행하는 건 불가능한 일이었다. 또 우리나라에는 색채치료를 전공으로 하는 대학원이 없었다.

나는 대학원 공부에 대한 마음을 접고 일을 했다. 대신 미술치료학회에서 진행하는 미술치료 과정을 공부하며 내가 아는 색채심리를 접목해보기도 했다. 미술치료를 배우면서 진행되는 미술치료 워크숍은 나에대해서 많은 것을 알게 되는 계기가 되었고 나는 정신적으로 좀 더 자유로워질 수 있었다. 치료사와 함께 하는 미술작업은 무의식과 의식 사이를 오가며 나를 나답게 만들어주었다. 그동안 나라고 생각했던 것은 엄마가 만들어준 모습 또는 사회로부터 주어진 모습이지 진정한 내가 아니었음을 알게 되었다. 청춘의 이름으로 방황하며 찾아 헤매던 내 모습을 그제야 찾아가기 시작했고, 공부할수록 배움에 대한 목마름은 더해갔다. 결국 회사를 그만두고 대학원에 가게 되었고 이렇게 나는 네 번째 직업인 미술치료사의 길로 접어들었다.

•●●

낯선 학문이라 생각해보지 않고 시작했지만 미술치료는 미술, 심리학, 정신의학, 인간학, 사회학 등 여러 학문의 상호 관련 속에 이루어지는 과정이라 배워야 할 것들이 정말 많았다. 어떤 심리학 책들은 우리말이 맞나 의심이 들 정도로 이해하기 어려웠고, 어떤 책들은 내 것처럼 너무나 익숙해서 단숨에 읽히기도 했다. 이렇게 많은 것을 배웠지만 지금도 배우고 있고, 앞으로도 배워나가야 한다. 나보다 먼저 시작한 대선배들은 물론, 은사님들도 현역에 계시면서 끊임없이 새로운 것을 배우고 연구하기를 멈추지 않으신다. 사람을 임상하는 직업의 숙명일 수도 있겠고 이 점이 나를 매료시켰는지도 모른다.

나는 1남 5녀 중 셋째 딸로 태어났다. 이러면 보통은 위아래로 치이며 자란다고 하지만, 난 위로는 언니들이 있고 아래로는 동생들이 있는 덕에 하고 싶은 것 다 하면서 자란 편이다. 자매들이 많은 우리 집은 저녁이면 이야기꽃이 만발했다. 우리는 친구, 애인, 회사, 취미, 책, 공연 등 자신의 많은 부분을 공유했고, 고민이 있을 때는 상의하며 함께 해결책을 찾았다. 나는 다른 집들도 이렇게 살 거라고 생각했지만 생각보다 가족들끼리 대화를 잘 하지 않는 집이 많다는 것도, 자기 이야기를 하기가 쉽지 않은 사람들도 있다는 것을 새삼 알게 되었다.

그래서 미술치료를 처음 시작했을 때는 정말이지 고민이 많았다. 나는 미술을 통해 나를 표현함으로써 자신을 제대로 알게 되어 심리적 자유로움을 느꼈고, 이 자유로움을 다른 누군가와 나누고 싶어서 미술치료사가 되고 싶었다. 하지만 많은 사람들이 자신을 드러내고 표현하는 걸 힘들어했다. 처음에는 내가 미술치료사로서 제대로 이끌어가지 못해서인 것 같아 힘들었지만 점차 깨닫게 되었다. 사람들은 단지 표현에 익숙하지 않을 뿐이라는 것을. 누구나 해보지 않은 것을 시작하기란 어려운 일이다. 하지만 한 번 시작되고 나면 내면의 자기 목소리를 듣게 되고, 다른 사람에게도 나를 표현하게 되며, 자신을 알아가면서 생각이나 감정으로부터 자유로워짐을 느낄 수 있게 된다.

미술작업은 언어적 표현의 한계에 부딪힐 때 많은 도움이 된다. 프로이트가 꿈 해석을 통해 환자를 치료할 때도 그림을 많이 활용했다. 환자들이 꿈에서 본 것을 말로는 표현하지 못해도 그림으로는 그릴 수 있었기에 그림으로 표현하면서 언어로도 편하게 말할 수 있게 되었다고 한다.

순차적으로 표현해야 하는 언어와 다르게 그림은 시공간을 초월할 수 있어서 생각이나 감정을 표현하는 데 더 유용한 도구가 될 수 있다. 또한 그림을 표현하면서 생각이 정리되거나 감정에 새로운 전환을 맞이하기도 한다. 예를 들어 누군가 '고통스럽다'고 말할 때 그 고통의 크기를 다 헤아리기 어렵다가도, 단 한 장의 그림으로 그 고통의 깊이를 알게 될 수도 있다. 또 어떤 이는 자신의 그림을 통해 깨닫지 못한 스스로의 무의식을 알아가기도 한다.

그렇다고 미술치료가 인지나 정서적인 작업에만 활용되는 건 아니다. 소아재활 환아들은 미술 매체 활동을 통해 발달 촉진에 도움받기도 한다. 물리치료나 작업치료로 힘든 점을 해소하기도 하고, 정서적 도움을 받으면서 재활의학과 예술치유를 함께 경험하면 재활치료에도 도움이 된다.

오늘 만난 어린 친구는 예쁘게 표현하는 것이 좋아서 미술작업을 너무나 즐거워한다. 병원 생활하면서 힘들었던 것들이 미술치료 덕분에 많이 해소되었다고 했다. 이것이야말로 진정한 예술치유의 힘이 아닌가! 재활치료를 받는 친구들의 여정은 길다. 그 긴 여정에서 자신이 좋아하는 것을 알게 되고 할 수 있다는 건 행운이다.

나는 미술치료를 하면서 사람은 누구나 스스로 치유할 수 있는 능력을 가지고 태어나는 경이로운 존재라는 사실을 자주 느낀다. 어린 유아에서 노인에 이르기까지, 인간은 누구나 좋은 방향으로 나아가려는 성향이 있는 것 같다. 시작점을 몰라 시작하지 못했거나 길을 헤맬 때도 있지만 결국은 자기만의 방향을 찾아낸다.

나는 어릴 적부터 손으로 무언가 표현하는 작업을 좋아했고, 자매들과 함께 많은 이야기를 나누며 공감하고 수용되는 경험을 하며 자랐다. 그런 나에게 그림과 말로 내담자와 함께하는 미술치료는 어쩌면 필연적인 직업인지도 모르겠다. 만약 내가 거쳤던 직업 중 하나만 고르라고 하면 나는 한 치의 망설임 없이 미술치료사를 택할 것이다.

그리고 나는 또 기대해본다. 언젠가 나의 5번째 직업이 다가오길.

길 위에서의 춤

이정미 무용동작치료사

대학교에서 철학을 전공하던 나는 학업을 중단하고 멀리 여행을 떠나기로 결심했다. 90년대 초반, 재학 중이던 학과의 몇몇 교수들은 정치적으로 목소리를 높이다가 집회법 위반으로 경찰에 쫓기고 있었다. 학과의 많은 사람들이 학생들의 정치적인 행동을 촉구했지만 나는 독립하겠노라 큰소리치며 집을 나온 상태라 일을 해야 하는 처지였다. 동냥살이하듯 아르바이트하던 당시에는 '나는 누구이고 어떻게 살아야 하는가'에 대한 질문이 사변적이고 사치스럽게도 느껴졌으나, 모든 것이 불확실한 청년기의 자연스러운 고민이었다. 사실 부지런히 이해하고 익히려 했던 세상과 인간에 대한 여러 가지 견해들과 정치 사회적인 이념들은 어린 인문학도의 일상과 큰 간극이 있었다. 뱀이 허물을 벗으려면 예전의 몸을 떠나야하듯이 나는 읽고 들어서 배운 것들을 내려놓기로 했다. 결국, 무엇을 찾아야 하는지도 모른 채 나는 '그것'을 찾아 나섰다.

떠나기로 한 곳이 처음부터 인도는 아니었다. 당시 인도는 정처 없는 여행객들에게 성지 같은 곳이었고 개인적으로도 인도 철학에 관심이 있었던 터라 방콕에서 인도로 가는 비행기를 탔다.

인도 대륙의 연안을 따라 몇 해를 여행하던 중 방문한 한 유명 아쉬람의 오리엔테이션에 참가했을 때였다. 독일인 리더가 다양한 명상과 심리치료 프로그램을 소개하고 아쉬람 이용 방법을 안내했다. 프로그램이 마무리될 즈음 그는 올드팝송을 하나 틀어주며 춤을 추기를 제안했다. 나는 벽을 한참 응시하다가 눈을 감았다. 어둠이 드리워지자 그나마 손을 몸에서 떼어낼 수 있었다. 나는 수중을 걷는 기분으로 가만히 손을 흔들었다. 그때까지 나의 삶에서 춤이란 고등학교 1학년 때 체육 과목의 일부로 배운 무용이 전부였다. 리듬에 따라 단순한 신체의 움직임에 집중했던 그 날의 기억이 어찌나 강렬했는지 나는 한동안 무용수가 되기를 꿈꾸었다. 부모님은 다 큰 딸이 갑자기 무용수가 되고 싶어 하는 것을 이해하지 못하셨다. 분화되고 전문화된 삶의 가치에 익숙한 사회에서 아마 누구라도 20대 중반에 갑작스럽게 무용수를 꿈꾸는 사람에게는 이러한 충고를 할 것이다. "춤은 말랑말랑한 아이 몸일 때 시작해야지, 너무 늦었어."

나는 네팔과 인도, 태국 등지를 돌며 민속춤을 배웠고 한국에 돌아와서는 훌륭한 선생님을 만나 전통춤을 배웠다. 수업 첫날 무용선생님은 몇 가지 움직임을 알려주고 춤을 익히는 나를 유심히 보더니 "어깨에 힘이 잔뜩 들어가고 등이 안으로 말려들어 갔구먼" 하며 나의 몸을 읽어주었다. 첫 레슨을 받고 돌아오는 길에 '어깨와 척추의 개인사'가 주마등처럼 스쳐갔다. 엄격하고 분노가 많으시던 아버지 앞에서 항상 긴장하고 있던 어린 시절의 모습이 근육 여기저기에 엉겨 있는 것 같았다.

연로한 무용선생님은 당신이 걸어오신 전문인의 길에 자부심을 가지고 계셨지만 개인사적으로는 불우한 삶을 사셨기 때문인지 우울과 공황장애가 있었다. 그때 나는 평생 춤을 추며 산다면 얼마나 행복할까 하고 생각했던 터라 사회적으로 성공한 무용선생님의 불행한 삶이 아이러니하게 느껴졌다. 예술가에게 고뇌란 동력이 될 수도 있다는 점에는 동의했으나 나는 예술이 성숙하고 영적인 삶의 기반이 되어야 한다고 생각했다.

어떤 예술의 형식을 이해하는 데 기술의 습득은 필요조건일 수 있다. 하지만 나는 처음 춤을 추었을 때 느꼈던 '날 것'과 같은 체험, 움직임과 동시에 움직이는 나를 느끼는 것이 불러일으킨 강렬한 감정에 호기심이 일었다. 나는 굳어 있는 어깨를 부드럽게 움직이며 안으로 말려 있는 어깨와 등을 몸통 안쪽으로 더 깊이 말아보았다. 외부에 닿은 신체 면적을 최소화하려는 공벌레처럼. 다시 앞에 서 있는 누군가를 가격하려는 듯 상체를 힘껏 젖히면 '나 좀 내버려두라고!' 외치는 것 같았다. 두 개의 움직임 사이를 오가는 동안 많은 기억과 그 기억의 방에 머물렀던 감정들이 치밀어올랐다. 현상학자 에드문트 훗설Edmund Husserl은 신체를 그 사람이 세상에 대해 취하는 관점*이라고 말했다. 나의 몸은 그동안 내 삶이 분노하고 싶었던 마음을 억누른 채 위축되어왔다는 사실을 상기시켰다. 몸은 미처 기억이 닿지 않았던 내 안의 어떤 풍경을 부호화하고 있었다. 걸어 다니는 이 커다란 부호들을 감출 수 있다면 감추고 싶었다. 그러나

---

* 단 자하비. 2017.《후설의 현상학》. 박지영(옮김). 한길사.

프로이트가 말했던 것처럼 입을 열어 말하지 않아도 우리의 몸은 이 모든 비밀을 발설할 것이었다.*

움직임에서 발견한 강한 감정을 계기로 무용동작심리치료를 공부했다. 공부를 시작할 때만 해도 나는 치료사가 되겠다는 생각보다 내 몸이 무엇을 말하고 있는지에 관심이 있었다. 치료사는 그동안 내가 생각해보지 않은 길이었고 그럴 만한 그릇이 되는지도 확신이 서지 않았다. 나는 무의식의 충동들이 움직임으로 의식화되는 작업을 통해 몸으로 경험하는 심리적 체험의 강렬함과 그로 인한 치유적 경험을 거듭하면서도 치료사가 되는 것에는 미온적인 태도를 보였다.

그러던 어느 날이었다. 정신병동 환우들과 이야기를 만들어 집단 움직임을 하던 중이었다. 환우들은 한 문장씩을 덧붙여가며 아기 거북이 알에서 부화되고 독수리에게 잡혔다가 우여곡절 끝에 가족의 품으로 돌아오는 이야기를 만들었다. 가족에게 돌아오기 위해 안간힘을 쓰는 아기 거북의 움직임을 환우들과 함께 표현하던 중에 문득 나의 가슴이 저려왔다. 이 이야기는 소망을 향한 환우들의 고군분투였고 내 삶의 어떤 기슭과도 닿아 있었다. 몰두하고자 했던 내면의 바다가 사실 타인들과 연결되어 있다는 사실을 발견했을 때, 치료사로 산다는 건 그들을 통해 나를 만나는 것이라는 생각이 들었다. 환우들을 안내함으로써 그들이 또 다른 나를 불러 세우는 것이다. '태초에 하나님이 세상을 창조하시니라'로 시작하는 성경의 창세기는 신이 어떻게 천지를 만들었는지를 이야기한다. 창조는 히브리어로 바라bara인데 그것은 쓸데없는 것을 덜어

---

* 프로이트. 2003. 《성욕에 관한 세 편의 에세이》. 김정일(옮김). 열린책들.

낸다는 의미다.** 내가 만나는 이들과의 작업은 서로가 서로의 무언가를 덜어내어 진면목을 드러낸다. 우리는 매 순간 서로를 반영하며 새롭게 창조된다. 나는 그것이 예술의 본질이 아닐까 생각했다.

최근 나와 춤을 추는 파트너들은 어린아이들이다. 장애를 가지고 있든 그렇지 않든 간에 아이들은 놀이를 통해 자신을 드러내고 발달시킨다. 나는 치료실이 그들에게 춤을 출 수 있고 움직임이 놀이가 되는 안전한 공간이 되도록 돕는다. 처음부터 리듬감이 넘쳐 엉덩이를 들썩이는 아이들도 간혹 있지만, 치료실의 아이들 대부분은 함께 춤을 추거나 놀이를 하기 위한 시간을 필요로 한다. 아이들의 이해할 수 없는 혹은 무정형적으로 보였던 움직임들을 주의 깊게 따라가다 보면 근감각적으로 심리 상태나 발달 상태를 느낄 수 있다. 내가 너무 조급하게 무언가를 제시하려 들면 아이들은 돌아선다. 나는 그들이 말하는 것에 몸으로 응답하고, 그들이 알지만 미처 깨닫지 못했던 것을 몸으로 표현할 수 있도록 돕는다. 놀이하는 중에 아이들은 숨고 나타나기, 주고받기, 쫓고 쫓기기, 가고 멈추기 등 세상을 다양한 방식으로 경험할 수 있는 수많은 움직임을 체득한다.

살아 있는 모든 것의 움직임은 춤이 될 수 있다. 춤추기에 너무 늦은 몸이나 춤을 출 수 없는 몸은 없다. 그것은 "변화하기엔 우린 너무 늦었어"라고 말하며 현실에 박제되는 것과 같다. 물론 우리는 신체에 집중하는 데 너무도 쉽게 실패하여 마치 생각과 감정으로만 존재해온 것처럼 신체를 감각하는 것이 낯설 때가 많다. 빠르게 질주하는 혈액과 팔딱거

** 배철현. 2018. 《수련: 삶의 군더더기를 버리는 시간》. 21세기북스.

리는 혈관들, 살갗의 오돌토돌한 감각, 내장기관의 느낌, 근육 깊이 새겨둔 기억들이 내적 풍경을 소환한다. 몸은 익숙한 방식으로 세상을 대해왔다. 나는 그 몸의 방식을 이해하기 위해서 그리고 익숙한 방식을 새로운 방식으로 전환하기 위해서 춤을 춘다. 사랑스럽고 친절한 파트너들은 나에게 다가와 어디에 다음 스텝을 디뎌야 하는지 속삭인다.

내 인생의 선물, 음악이 머무는 자리

장문정 음악치료사

"음악치료 할 때 어떤 음악을 들어요?"

"아… 음악치료는 음악을 듣는 것만이 아니고요….."

이런 질문과 대화를 나눈 지 햇수로 벌써 18년이다. 요즘은 음악치료에 대해 아는 분들이 많아져서 예전과 같이 구구절절 설명하는 일이 줄어들긴 했다. 길다면 긴 18년이라는 시간 동안 노래하고, 듣고, 연주하는 음악적인 과정으로 내담자를 만나온 음악치료 시간은 나에게 늘 '현재'가 된다.

나는 몸이 아프고 힘들다가도 음악치료 시간만 되면 에너지가 가득 차는 사람이다. 심리적 문제를 가진 사람들과 오랜 시간 어려운 이야기를 하고, 더 나아가 음악에 그 마음을 담아내기까지 하면 힘들지 않느냐 묻기도 하지만 이상하게 나는 그 반대였다. 어느 날 그 이유가 무엇일까 곰곰이 생각해보았는데 그것은 '음악과 치료사와 내담자 간에 오가는 역동' 때문이라는 나름의 답을 내렸다. 그런 역동의 순간에 오가는 음악의 치유적 에너지는 내담자뿐만 아니라 치료사에게도 전해지는지라 어쩌면 음악치료는 그 시공간에 머무는 모두를 치유로 이끌어주는지도 모르겠다.

나는 초등학교 때부터 교회에서 반주를 했다. 자기 자랑 같아서 다소 쑥스럽지만 나는 반주를 매우 잘했다. 사람들이 노래하면 그 분위기를 매우 잘 맞췄고, 성가대가 찬양할 때는 성가대원과 지휘자의 호흡이 내 손으로 들어오는 느낌이었다. 좀 우스갯소리지만, 부흥 강사님들의 흥을 매우 잘 맞춘다는 입소문이 나서 대학생 때는 부흥회 전문반주 아르바이트를 하기도 했다. 나는 멋진 연주장에서 연주 스킬을 뽐내는 것보다 내 음악과 사람들이 직접적으로 맞닿을 때 행복을 느끼는 사람이었다. 그러니 나에게 중요한 건 음악만도 아니고, 사람만도 아닌, 음악과 사람 모두를 향한 사랑이었다. 지금 생각하니 그 모든 조건이 음악치료사로 살아가는 근간이 된 것 같다.

어릴 때 이야기를 조금 더 해보려고 한다. 나는 매우 조용하고 소심한 아이였다. 너무 잘 울어서 별명이 '울보'였고, 사람들과 어울리기보다는 혼자 있는 것을 더 좋아했다. 엄마는 그런 나를 걱정해서 여러 단체 활동에 넣으려 애쓰셨지만 사실 단체 활동을 통해 얻은 건 없었다. 나의 자존감을 높여주고 만족감을 주던 유일한 것은 피아노였다. 작곡하시던 할아버지 덕분에 음악감상에 익숙했고, 노래를 부르고 피아노를 치는 순간에는 자신감이 충천했던 것 같다. 반주를 좋아하는 나에게 할아버지는 듣는 사람이 어떻게 느끼고 있는지 살피라고 조언해주셨다. 나는 그 말을 내가 반주할 때 사람들의 표정을 살피라는 말로 이해했다.

어느 날 저녁예배 때 교회에서 가장 연세가 많으신 할머니들 선교회의 특별찬양 순서가 있었다. 중간에 솔로가 있는 곡이었다. 그러나 누구라도 예측할 수 있듯이 어르신들이 부르는 노래는 자꾸 느려진다. 피아노를 당겨 친다고 하여 피아노에 속도를 맞추기보다는 본인들의 속도와 느낌대로 부르신다. 그렇게 느리게 곡이 진행되다가 솔로 부분이 되었다. 솔로를 맡으신 권사님도 역시나 자신만의 속도로 노래하셨다. 나는 반주 속도를 맞춰드리며 잠시 회중들의 표정을 살펴보았다. 다들 매우 숨죽여 집중하고 있었다. 그분의 감정이 회중에게 고스란히 전달되고 있음을 직감적으로 알았다. 내가 악보대로 반주하는 것이 그 감동의 순간에 소음이 되겠다는 판단이 들었다. 그래서 코드만 아주 작게 연주하다가 슬쩍 반주를 뺐다. 그 누구도 이상하게 느끼지 않고 혼자서 인생을 노래하시는 권사님에게만 집중했다. 누군가는 숨을 멈춘 듯했고, 더러는 눈시울을 붉혔다. 노래하시던 권사님도 마음이 울컥하셨는지 목이 메셨다. 그 순간 나는 자연스럽게 코드대로 아르페지오를 하며 빈 부분을 채웠다. 후렴부는 마치 약속이나 한 듯 다 같이 불렀다. 함께의 다이내믹이 차오르는 순간이었다. 엔딩은 멋지게 트레몰로tremolo*로 마무리했다. 그때의 느낌을 어떻게 설명할 수 있을까? 나의 순발력에 대한 교회 사람들과 목사님의 칭찬도 기분 좋았지만, 사람들과 음악을 통해 깊이 연결되었다는 느낌은 내게 귀하고 또 귀한 것이었다. 음악이 주는 치유의 경험이었다.

그렇게 나는 연주자로서의 길보다 사람과 음악을 연결하는 일, 음악

---

* 연주에서 음이나 화음을 규칙적으로 빠르고 떨리는 듯이 되풀이하는 주법

으로 치료하는 것에 대한 갈망이 늘 있었다. 시간이 지나 대학교를 졸업하고 특수교육으로 대학원을 진학하려 마음먹었던 나는 1999년, 친구로부터 음악치료라는 학문이 있다는 것을 전해 듣게 되었다. '아, 이거구나!' 음악치료라는 단어를 듣는 순간 알았다. 그길로 숙명여대 음악치료 대학원에 진학했다. 공부가 어찌나 신나고 재미있던지, 친구가 "넌 공부를 뭘 그렇게 목숨 걸고 해?" 하고 물을 정도였다. 대답은 늘 한결같았다. 좋으니까, 재미있으니까, 어려운 게 더 매력적이니까. 그렇게 행복하게 공부했고 행복한 음악치료사가 되어 행복하게 살고 있다. 음악치료사가 된 18년 동안 단 한 번도 이 길을 후회한 적이 없다. 이 정도면 괜찮은 인생이 아닐까 싶다.

이제는 음악치료에 대한 이야기를 더 해볼까 한다. 음악치료는 매우 다양한 방법으로 시행된다. 목적에 따라, 대상에 따라서 매우 다른 방식으로 적용된다. 내가 자주 사용하는 음악치료의 접근법은 음악과 심상을 이용한 심상음악치료와 목소리를 주요하게 사용하는 성악심리치료이다. 대개는 청소년 이상의 성인 환우들의 심리적인 문제를 돕기 위해 사용한다. 이해를 돕기 위해 최근 함께했던 내담자와의 성악심리치료 장면으로 여러분을 초대한다. 영화의 한 장면을 보듯 상상하면서 이야기를 읽으면 좋겠다.

불안과 외로움으로 삶의 의미를 찾지 못하고 우울감에 빠져 있던 주영 씨의 음악치료 시간이었다. 주영 씨는 긍정적으로 살기 위해 노력한다고 말했지만, 사실은 그런 마음의 간극 때문에 정신과 입·퇴원을 반복하며 오랫동안 우울해했다.

주영 씨와의 첫 회기에서 나는 음악을 한 곡 들려주었다. 음악이 멈추고 주영 씨에게 기분이 어떤지 물으니 "저는 너무 자주 외로운 것 같아요. 주변에 사람들이 많고, 사람들이 저를 좋아해주는데도 늘 외로워요"라고 했다. 나는 주영 씨가 수도 없이 꺼내어놓는 한숨을 모티브로 성악심리치료를 진행하기로 했다.

주영 씨가 눈을 감고 숨을 크게 들이마신다. 외로움 속에 놓인 자신을 떠올려본다. 그 외로운 공간의 색깔, 물건, 공기의 온도를 느껴보고 이내 자기 자신을 살펴본다. 어떤 옷을 입었는지, 어떤 표정을 짓고 있는지, 어떤 기분에 둘러싸여 있는지를 말이다. 두렵고 떨리는 마음에 울컥 눈물이 흐르지만 반복해서 연주되는 두 개의 코드가 요람 같은 안정감을 준다. 음악이 주는 안정감 속에서 주영 씨는 외로운 마음을 노래하기 시작한다. "아"라는 소리를 시작으로 멜로디가 만들어지고 한숨과 절규도 노래의 한 부분이 된다. 철저한 외로움의 노래에 눈물이 쏟아져 노래를 부르지 못할 때는 치료사가 대신 노래를 이어간다. 나는 멜로디에 이야기를 담았다.

"외로워, 난 늘 혼자였어."

내가 대신 노래하자 그러자 주영 씨도 외로운 자신의 마음을 노래한다.

"같이 하자고 했지만 거절하고 화만 냈어. 엄마는 늘 그랬어. 울지 좀 말라고, 또 질질 짜냐고, 혼자 좀 하면 안 되냐고, 나도 힘들다고…."

한참 노래로 마음을 표현할 때 나는 주영 씨의 노래를 그대로 반영하기도 하고, 하모니를 넣기도 하고, 밑에서 위로 끌어올리는 창법으로 힘을 더해주기도 했다. 어린 주영이가 엄마 눈치를 보느라 숨겼던 마음을 표현할 준비가 될 즈음에 나는 그녀의 엄마가 되어 노래한다.

"울지 좀 마, 또 혼자 질질 짜니!"

그러자 주영 씨가 용기 있게 노래로 답한다.

"왜 위로를 못 해줘. 그냥 같이 있어 주면 될 것을 꼭 그렇게 다그쳐야 해. 난 위로가 필요해. 안아줬으면 좋겠어."

그녀에게 필요한 건 위로와 안아줌이었다. 다시 호흡을 정리하도록 하고 주영 씨가 자신을 위로하고 안아줄 수 있도록 그라운딩grounding* 코드와 노래로 지지해준다. 그녀는 친구, 언니, 엄마가 되어 스스로에게 위로를 건넨다. 눈물이 하염없이 흐른다. 주영 씨가 한참 흐느끼는 동안 나는 위로의 노래를 불러준다. 주영 씨는 노래를 다시 시작한다. 치료사인 나도 내담자인 주영 씨도 온통 위로의 마음으로 함께한다. 누가 먼저랄 것도 없이 어린아이 같은 순수한 목소리로 품어주는 노래가 공간에 가득하다. 가슴 먹먹한 순간이다.

●●

주영 씨의 사례에서 볼 수 있듯이 음악이라는 것은 그 자체가 시간예술이기 때문에 음악이 흐르는 동안 자연스럽게 감정이 실리게 된다. 그게 노래든, 연주든, 감상이든지 간에 음악이 진행되는 순간에 일어나는 '마음의 일'에 치료사가 함께한다는 것은 매우 감사한 일이다. 물론 무

---

* 안정과 지지감을 주기 위해 치료사가 기본코드, 기본음으로 지속적으로 노래해주는 성악심리치료의 기법

거운 주제들을 드나들어야 하니 에너지가 고갈될 때도 있고, 전이와 역전이 때문에 휴식의 시간이 필요하기도 하지만 누군가의 마음을 음악으로 도울 수 있어서 행복하다. 음악이 변화시키는 것이 사람의 행동이든 마음이든 현재의 삶보다 훨씬 행복하게 하거나 과거의 상처들을 아물게 하는 데 매우 유용한 것임은 틀림없다. 또한 삶의 변화를 이끌어 치료받는 내담자뿐만 아니라 그 가족, 치료사 모두를 소소한 행복으로 이끌기도 한다.

아주 오래전의 경험을 한 가지 소개하고 치료사로서의 내 이야기를 갈무리하려 한다. 지적장애를 가진 내담자가 있었다. 지능지수가 현저히 낮아 일 년 가까이 집 전화번호도 외우지 못하는 아이였다. 부모님의 부탁으로 리듬이 짧게 반복되는 노래에 전화번호를 넣어 외우는 연습을 하던 어느 날이었다. 음악치료를 받으러 왔다가 지하철에서 아이가 엄마를 놓치게 되었다. 역무원이 아이에게 이름과 전화번호를 물었는데 답을 하지 못했다고 한다. 결국 경찰을 부르려는 순간, 아이가 숫자를 넣은 노래를 불렀다. 나와 함께 부르던 전화번호 노래였다. 역무원은 혹시나 하는 마음으로 숫자를 받아 적고 그 번호로 전화를 걸었다. 아이는 엄마의 품으로 돌아왔다. 이 이야기를 전해 들은 내가 초보 음악치료사로서 느꼈던 보람과 감격은 말로는 다 표현하기 어려울 정도다.

음악으로 누군가를 변화시키는 일을 평생의 업으로 삼는다는 것은 마치 전 인생이 선물과도 같아지는 일이다. 내담자와 음악을 통해 필요한 부분을 함께 채워갈 수 있는 현장에서 음악, 사람을 향한 진심, 변화에 대한 믿음을 놓지 않고 살고 싶다. 어쩌면 그것은 내가 자신과 세상을 사랑하는 방법인지도 모른다.

음악치료사로서 사람들에게 바라는 건 언제 어디서든 쉽게 즐길 수 있는 음악이라는 친구를 곁에 가까이 두었으면 좋겠다는 것이다. 음악이 주는 치유 효과를 경험하며 살았으면 한다. 음악의 행복한 과정과 결과는 '치유' 안에서만 일어나는 것이 아니기에 우리의 일상에 물과 영양을 주는 마음으로 음악을 가까이했으면 좋겠다.

음악과 함께하는 우리에게 힐링의 순간이 온통 스며들기를….

인연의 실타래

엄수진 연극치료사

치료사라는 직업을 두고 고민할 때 특별히 나를 망설이게 했던 말들이 있었다. 그중 지금까지도 늘 되새기게 되는 건 '무엇보다 나 자신이 마음의 환자인 상태로는 치료사가 될 수 없다'는 말이었다. 내가 과연 남을 치료할 만한 자격이 있을까 하는 두려움을 갖고 있던 나였다. 건강한 마음을 유지하며 이 길을 굳건하게 간다는 것이 정말로 쉽지 않다는 걸 매 순간 느끼기에, 더욱더 무거운 과제로 여겨졌다.

그런 무게감은 이 일을 시작한 이후로 점점 더 깊어졌다. 한국은 예전보다 훨씬 더 잘 먹고 잘사는 경제 대국이 되었다는데, 마음 아픈 사람들은 오히려 늘어만 가고 소외감, 우울함, 스트레스 같은 증상을 일반인들이 감기처럼 달고 사는 세상이 된 것 같다. 자살하는 사람이 제일 많은 나라, 국민 행복지수가 가장 낮은 나라라는 통계수치를 굳이 들지 않아도, 우리는 주관적 행복감을 갖기에 매우 어려운 환경에서 살고 있다.

정보통신기술이 지나치게 발달한 나머지 알고 싶지 않은 것들을 너무 많이 알게 되는 바람에 비교와 자기비하에 시달리고, 사람에 대한 불신 속에 불안해하며, 나 자신과 타인들의 귀한 점을 간과하거나 찾을 생각도 하지 못한 채 살아간다. 누군가에게 보여지는 삶, 사진 속 이미지에 급급한 삶에 집중하느라 온전히 나의 내면을 돌아볼 사이가 없다. 서로 도움을 주고받는 것의 의미보다 폐가 되지 않으려 애쓰는 게 더 중시되고, 혼자서 다 책임져야 유능하다고 인정받을 수 있다는 중압감에 쩔쩔 매는 경우가 많아졌다. 나 역시 그와 같은 현실에서 자유로울 수 없었던 게 사실이다.

하지만 어릴 적부터 평생 직업 자체로 다른 사람을 조금이라도 돕고 싶다는 순진한 소망이 있었던 것도 진심이었다. 그런 점에서 내담자와 함께 시간을 나누고, 서로를 보듬으며 걸어갈 수 있는 치료사의 길은 내게 어렵지만 충분히 평생을 걸 만한 가치가 있는 일이라 여겨졌다. 하지만 그런 초심을 유지한다는 건 유감스럽게도 내게 불가능한 일이었다. 불행의 여신이 마치 나만을 표적으로 삼는 것처럼, 한 해도 그냥 넘어가는 일 없이 대형 사건들이 터졌다. 몇 년 사이에 가장 가까운 가족 두 명을 암으로 저세상에 떠나보내야 했고, 엄마는 고관절 골절 이후로 모든 기능이 급격히 떨어지시더니 급기야 식사도 제대로 못 해 콧줄로 영양 공급만 받으시는 상태가 되었다. 사춘기 딸과의 일상은 내게 세계 대전 만큼이나 힘겨운 전투의 나날들이었다. 나는 혼자서 딸아이의 온갖 감정의 파편을 다 받아내는 쓰레기통 역할을 해야 했다. 그 와중에 건강이 급격히 악화되어 응급실에 실려갔다가 입원하는 일이 두 차례나 생기고, 급기야 일을 쉬어야 하는 사태에 이르렀다. 하지만 남들보다 두세

배는 역할이 많아진 걸 탓하거나 푸념할 새도 없이 생존의 문제가 세차게 밀어닥쳤다. 주변의 친구들을 비롯해 TV나 인터넷을 보면 행복한 사람들뿐인데, 내게만 불행이 찾아오는 것 같았다. 그런데도 내담자들을 만나면 치료사이기 때문에 전혀 문제없는 사람처럼, 혹은 문제가 있어도 거뜬히 이겨내는 사람처럼 제 역할을 해내야 했다. 내가 만나는 이들은 최소한 나보다 더 약하거나 아픈 사람이라는 전제하에 치료사의 역할을 제대로 해야 했던 것이다. 그건 지극히 당연한데도, 매일 홍수처럼 밀려드는 일상의 스트레스와 고단함 속에서 우울하지 않고 절망하지 않고 온전한 마음가짐을 유지하기란 정말 쉬운 일이 아니었다. 늘 고난은 생각한 것 이상이었고, 잠시도 쉬어갈 틈을 주지 않는 것처럼 느껴졌다.

그렇게 하루하루 지쳐가던 어느 날, 문득 몸과 마음이 모두 고갈되어 버린 것 같은 나 자신을 보며 이렇게 생각했다.

'나는 과연 이 일을 하면서 행복한 걸까. 내가 누군가에게 작은 도움이나 밝음이나 기쁨을 줄 수 있다면 보람될 것 같아 시작한 일인데, 지금의 난 아무런 의미도 주지 못하고 스스로 보람도 느끼지 못하는 건 아닐까…'

누군가에게 무얼 주기는커녕, 자기 자신도 감당하지 못해서 절망의 날들을 보내며 괴로워했다. 우선 몸이 아프니 내 마음도 아파서 비명을 지르고 있었던 것이다. 행복해지고 싶어서 시작한 일인데 나의 행복은 점점 멀어져갔다. 그제야 치료사들에게 자기 돌봄이 매우 중요하다고 강조하던 선배들의 조언이 무슨 뜻이었는지 깨달을 수 있었다. 건강을 몸과 마음이 균형 잡힌 온전함이라 할 때, 치료사인 내가 이런 쓰나미 같은 일상 속에서 쓰러진다면 어떻게 다른 사람의 건강을 위해서 일할 수 있을 것인가.

나에게도 치료가 절실히 필요하다는 생각이 들었다. 나보다 훨씬 고수이신 치료사 선생님을 찾아가 매주 한 번씩 치료 작업을 받기 시작했다. 나의 이야기를 들어줄 누군가가 있다는 것, 나의 이야기를 극적으로 풀어낼 시간과 공간을 갖는다는 건 매우 힘든 여정이었다. 그러면서도 어느새 나를 조금씩 비워내며 새로운 공기를 불어넣고 있다는 기분을 느낄 수 있었다.

그중 가장 인상적인 작업은 '인연의 실타래 만들기'였다. 나와 가장 친밀했던 가족이나 친구, 지인들을 형상화한 뒤, 그들이 각자 나에게 주었던 '좋은 것'을 찾아보는 것이 주된 내용이었다. 그들과의 거리가 어느 정도인지, 어느 색깔의 실로 연결되어 있는지, 나를 중심으로 각자 어느 방향과 위치에 있는지 모두 내가 역할 부여를 하는 것이었다. 이것은 상당히 제의적인 형식을 띠고 진행되었는데, 극 중 인물로 한 사람씩 선택하여 그 사람이 주로 많이 했던 말을 떠올리고, 지금 나에게 무슨 말을 할 것 같은지 생각하여 그 말을 치료사 선생님이 해주시면 내가 답하는 방식으로 작업이 진행되었다. 이 모든 작업은 즉흥적으로 진행되었고, 다소 경건한 분위기였다고 기억한다. 당시에 나는 잊고 있었던 내 안의 보석을 하나씩 발굴해가는 광부가 된 기분이었다. 심지어 좋은 기억이 별로 없다고 생각했던 최측근의 사람까지도 나에게 좋은 무언가를 주었다는 것을 깨닫고 하염없이 울기도 했다.

사람에 대한 선한 믿음을 주셨던 아빠, 매사에 열정적인 부지런함을 알려주셨던 엄마, 먹여야겠다는 일념으로 밥벌이에 대한 강한 원동력을 주는 딸, 연약한 나에게 강인한 생존력을 몸소 보여준 남편, 너그러움과 따뜻함을 선물해준 동생, 항상 변함없이 나를 좋은 사람이라고 말해주는 친구…. 내가 원하든 원치 않았든 가깝게 만나왔던 사람들은 나에게 소중한 많은 선물을 주었다는 것을 알게 되었다. 그들이 준 귀한 선물들은 내 안에서 오롯이 나를 지키는 힘으로 이미 자리 잡고 있었음을 미처 깨닫지 못하고 있었던 것이다. 난 이미 좋은 것들을 받았구나. 내겐 이렇게나 좋은 힘들이 많이 있었구나.

나를 바라보았다. 전에 보이지 않던 것들이 보였다. 인연을 넓게 맺기보다 많지 않은 인연을 깊고 소중하게 맺고 유지해가는 것이 훨씬 중요한 나에게, 그 인연들이 모두 내 안에 들어와 새겨져 있고 흔적을 남기고 접촉면들로 나의 일부가 되어 있다는 사실은 마음이 놓이고 진한 위로가 되어주었다.

그렇게 나는 다시 회복해갔다. 여전히 만남과 헤어짐은 서툴고 어렵지만, 어차피 모두가 죽음을 향해 함께 가는 운명공동체로서, 살아 있는 동안 조금 더 사랑하고 나누고 아끼며 살아야겠다는 다짐을 진정으로 할 수 있었던 시간은 아직도 나에게 깊은 울림을 준다.

그때의 작업에서 인연의 실타래로 상징되었던 오브제는 지금도 우리 집 거실에서 나를 지켜주고 있다. 그 어떤 심리적 상징물보다 강력하게 나의 힘을 상기시키며, 그것은 종종 다른 인연의 실타래에서 내가 무슨 힘들을 또다시 내 안에 새기게 되었는지 돌아보게 한다. 그때마다 나는 그 인연들에 감사하며, 나 역시 나를 만나는 사람들에게 좋은 힘을 새겨줄 수 있기를 소망하는 기도를 한다. 어쩌면 연극치료사라는 직업도 나에겐 평생 감사하며 지켜내야 할 소중한 인연이 아닐까….

더불어 숲이 되어 지키자

주지은 음악치료사

대학교 4학년 때였다. 한 교양과목 교수님께서 신영복의 《더불어 숲》이라는 책을 읽고 레포트를 제출하라는 과제를 내주셨다. 책을 읽고 나서 더불어 사는 삶에 대해 고민하게 되었고, 집 근처의 복지관을 찾아가 뇌병변 아이들을 만났다. 사실 부끄럽지만 내 인생의 첫 봉사였다.

복지관의 많은 아이들은 누워 있었고 휠체어에 의지해야 움직일 수 있었다. 나는 아이들을 위해 반찬을 아주 작게 자르고 밥에 비벼서 숟가락으로 한입씩 떠먹여주었다. 온종일 놀아주고 노래도 불러주었다. 비가 추적추적 내리는 이날의 가슴 뜨거웠던 경험은 내 인생을 송두리째 바꿔놓았다. 나는 이웃 사랑이 얼마나 중요하고 보람된 일인지 깨달았다. 이후로 사랑을 나누고 사람들을 도울 수 있는 길을 찾고자 했다.

나무가 나무에게 말했습니다.

우리 더불어 숲이 되어 지키자.

사람과 사람이 더불어 함께하며

타인을 이해하고 존중하자.*

이듬해 우연히 매스컴을 통해 음악치료사라는 직업을 접했는데, 마치 나를 위한 직업 같았다. 어릴 때부터 음악을 해온 나는 그 매력에 푹 빠지고 말았다. 예술중학교에서 성악을 전공하며 음악가의 길을 걸어오던 나는 음악으로 누군가를 도울 수 있다는 사실을 이전까지는 몰랐다. 보행이 어렵던 환자가 리듬에 맞춰 걷거나, 상호작용이 어려운 아동이 즉흥연주로 치료사와 교감을 나누는 음악치료 특강 속 장면이 그저 신기하기만 했다.

그렇게 나는 음악치료를 시작했다. 음악치료를 공부하고 실습을 나가던 시간들은 나에게 행복한 날들이었다. 밤새워 공부하고 기타 연습을 하여도 하나도 힘들지 않았다. 학문을 통해 음악치료를 알아가는 기쁨이 있었고, 실습을 통해 내담자를 이해하는 보람도 있었다.

나의 첫 임상지는 역사가 오래된 장애우를 위한 종합복지관이었다. 내 인생의 뜨거운 봉사 경험을 했던 집 근처의 복지관이 떠오르는 순간이었다. 봉사했을 때의 그 마음을 잃지 않고 열심히 풀타임 근무를 했다. 치료 시간이 지나니 내담자들이 변화되는 모습들을 경험할 수 있었다. 부모님들과의 상담시간을 통해 '삶'에 대해 배우기도 하였다. 어떤 어머님은 장애가 있는 아들보다 딱 하루만 더 살면 좋겠다고 했고, 어떤

---

* 신영복. 1998. 《더불어 숲》. 중앙 M&B.

어머님은 음악치료로 즐거운 시간을 보내며 웃는 아이의 모습을 보는 것만으로도 좋다고도 하였다. 또 이미 배 속에서부터 장애라는 것을 알고도 용기 있게 출산하여 사랑으로 키우시는 어머님도 있었다.

특별히 3년 동안 연구했던 고위험 신생아는 더욱 내 마음을 아프게 했던 대상자다. 엄마 배 속에서 임신 주수를 채우지 못하거나 체중이 적으면 세상에 나오자마자 신생아집중치료실에 입원하게 된다. 엄마와의 면회가 제한적이고, 각종 의료 기계에 둘러싸이게 된다. 혹여나 작고 작은 아기 천사들의 호흡수나 심장박동수에 문제라도 생기면 어김없이 알림음이 크게 울린다. 의료진의 중재가 긴급하게 이루어져야 하기 때문이다. 나는 엄마 목소리로 녹음된 자장가를 아기 천사들에게 들려주었다. 단 20분의 짧은 시간이었지만 어떤 아기는 미소로 반응을 보여주고, 또 어떤 아기는 안정된 심장박동수로 반응을 보여준다. 지금 이 시간에도 병원에서 엄마를 기다리고 있을 아기 천사들을 생각하면 마음 한편이 저려온다.

음악치료라는 학문에 발을 들여놓은 날부터 지금까지 꿈같은 시간이 흘렀다. 23세에 음악치료 특강을 들었는데 어느덧 40세가 되었다. 그 사이에 결혼도 하고 두 아이의 엄마가 되었다. 아들과 딸을 정성스레 양육했던 그 시간들은 내가 좋은 치료사로 성장할 수 있는 자양분이 되어주었다. 어떠한 학습을 시키며 이끌기보다는 아이들이 자연스레 언어를 습득하고 표현하는 과정, 애착을 형성하는 과정, 대근육과 소근육의 발달단계, 사회성이 발달하는 과정 등을 지켜보면서 공동저서《유아를 위한 음악치료의 이론과 실제》*에 담아내기도 했다. 현재의 나는 그동안 쌓아온 임상의 시간에 육아의 시간이 더해져 최상의 치료를 제공하고 있다. 병원에서 만나는 환아들에게 애착을 재경험하게 해줄 수도 있고, 치료 목적을 직관적으로 파악할 수도 있게 되었다.

얼마 전 무엇을 위해 지금까지 그렇게 열정적으로 살아왔을까 생각해 보았다. 나는 내담자들에게 '따스한 쉼을 주는 한 그루의 나무'가 되고자 이 길을 묵묵히 걸어왔던 것 같다. 힘든 치료를 받느라 지친 환아들에게 음악치료 시간만큼은 편히 쉴 수 있게 해주고 싶다. 환아들의 빛나는 눈동자 속에서 나를 발견하며 진정으로 감사한 시간을 보내고 있다.

나는 소망한다. 환아들이 하루 종일 듣는 소리 중 이 음악치료가 부디 '의미 있는 소리'이기를…. 또 '소리를 넘어선 음악'이기를….

---

* 황은영, 박지선, 김명신, 주지은, 이은선. 2015. 《유아를 위한 음악치료의 이론과 실제》. 파란마음.

쇼팽의 〈즉흥 환상곡〉과 음악아이

이소영 음악치료사

일 년 전에 자그마한 피아노 하나를 구입해서 내 서재에 들여놓았다. 굉장히 작은, 장난감 같은 야마하 업라이트이다. 그 뒤 나의 일상에 조그만 변화가 생겼다. 지난 20여 년 동안 제대로 피아노를 치지 않았던 내가 짬짬이 다시 피아노를 치게 된 것이다. 아이들과 남편은 내가 처음으로 제대로 된 피아노곡, 예컨대 쇼팽의 〈프렐류드〉와 브람스의 〈인터메쪼〉를 연주하는 모습을 보고 눈이 휘둥그레진다. 친정어머니도 잃어버린 딸을 재회한 듯 크게 기뻐하신다. "우리 엄마(딸, 아내)가 왕년에 피아노 전공했던 사람이 맞구나!" 다들 이런 반응이다.

음악학과 대학원 진학과 결혼이 맞물리면서 신혼살림에 애물단지처럼 되어버린 그랜드 피아노를 처분하고 디지털 피아노 한 대를 구석에 처박아놓은 뒤 나에게 피아노는 그저 음악 분석이나 채보*할 때 필요한

---

* 곡조를 듣고 그것을 악보로 만드는 일

확인용 건반 정도의 의미를 지녔었다. 거의 25년 만에 다시 피아노를 치고 보니 내가 피아노와 담을 쌓았던 진짜 이유가 집이 작아서도, 디지털 피아노가 피아노답지 않아서도, 음악 이론과 평론을 하느라 굳이 연주곡을 칠 필요가 없어서도 아니었음을 알게 되었다.

●●

6살 때 피아노를 시작한 이후 대학을 졸업하기까지 나의 성장기는 피아노와 불가분의 관계였다. 어린 시절, 또래보다 성실하고 조숙했던 나는 소위 '엄친딸'로 자라면서 피아노 선생님과 부모님의 기대에 힘입어 누가 시키지 않아도 하루 서너 시간 이상을 꼬박꼬박 피아노 연습에 매진했다.

어린 시절의 나는 유난히 소심하고 긴장을 많이 했다. 콩쿠르가 임박해지면 두통은 기본이고 눈, 코, 귀 등이 다 아파서 진통제를 달고 살아야 했다. 이러한 긴장과 스트레스는 중고등학교에 진학하면서 더욱 커졌다. 음대 피아노과에 들어오고서도 피아노는 나에게 의무이자 노역 같은 것이었다. 그 결과, 피아노 연주가 아닌 언어로도 음악을 다룰 수 있다는 음악학과 평론에 희망을 걸고 진로를 이론 전공으로 바꾸었다. 그러나 내 무의식에서 피아노 연주는 여전히 나를 짓누르는 트라우마였다. 세월이 흘러 평론가로 꽤 자리를 잡아가는 시점에서도 으레 악몽을 꿀 때는 실기시험 곡을 못 외워 절절매거나 연습이 안 되어 발만 동동 구르다 깨는 내용이 반복되었기 때문이다.

인생의 중반기를 넘자 어린 시절의 나를 다시 만나고 싶어서였을까.

음악평론과 음악치료 현장에서 음악을 만나는 새로운 경험이 내 안에 차곡차곡 쌓여서일까. 이유야 어찌 되었든 다시 피아노를 치고 싶다는 마음이 간절해지자 디지털 피아노를 처분하고 제법 소리가 예쁘게 나는 업라이트 피아노를 구입했다. 그리고는 다시 어렸을 때 쳤던 악보들을 꺼내어 피아노를 쳐본다.

그중 제일 완성도 높은 곡은 쇼팽의 〈즉흥 환상곡〉이다. 이 곡은 초등학교 6학년 때 치던 곡이다. 왼손은 3분박을, 오른손은 4분박을 쳐야 하는 폴리리듬polyrhythm으로 이루어진 곡이라서 피아노를 전공할 수 있느냐 없느냐를 판단하는 1차 관문 정도가 되는 곡이기도 하다. 이 곡을 치노라면 무대공포증으로 잔뜩 움츠러들어 피아노를 치던 12살의 어린 나를 자연스럽게 다시 만나게 된다. 그리고 피아노를 치는 동안 이제 어른이 된 내가 12살의 소영이를 다독거려주며 위로하게 된다.

"그땐 네가 테크닉에 절절매느라 이 곡의 아름다움을 느낄 여유가 없었지. 그래도 너 참 잘했고 대견했어. 다시 들어봐, 소영아. 이 곡의 이 부분을 이렇게 느끼면서 쳐보렴. 참 아름답지? 이제 콩쿠르이니 입시니 이런 거 없으니까 한 음 한 음 음미하고 즐겨봐."

그러면서 피아노를 치노라면 나도 모르게 마음이 따뜻해지고 위로를 받게 된다. 그 위로를 받는 내가 지금의 나인지, 어린 시절의 나인지 그건 잘 모르겠다. 그러나 한 가지 분명한 것은 50살의 나와 12살의 내가 다시 만나고 있고 그 속에서 내 상처 속에 꼭꼭 묻어두었던 나의 음악아이가 밝은 세상으로 발을 내디딘 뒤 격려받고 치유받으며 다시 성장하고 있다는 것이다.

노도프-로빈스 음악치료에서 치유란 곧 음악아이가 성장하는 것이다. 이 개념은 인간에게는 누구나 음악에 반응하는 능력이 있고 그것을 가능케 하는 음악아이, 혹은 음악적 본성이 내재한다는 믿음에 기초한다. 그간 음악치료사로서 음악아이의 성장과 회복이 곧 치유임을 믿으며 다른 사람들의 음악아이를 찾아주려 하였고 나름 보람도 느꼈다. 그러면서 정작 나의 음악아이 실종과 부재는 살펴볼 겨를이 없었는데 우연히 피아노를 다시 치면서 나 역시 치유의 값진 경험을 하게 된 것이다. 어린 시절 질식당한 음악아이를 다시 살려내는 것, 그것도 그 음악아이를 질식시켰던 피아노 치기를 통해서 다시 회복시키는 것, 이것이 나에게 진정한 치유다.

주변에 음악을 전공했다가 그만두거나 음악가가 되려고 어려운 길을 준비하는 예비 음악가들의 경우에도 음악을 통해 음악아이가 오히려 억압당하고 질식되어 있는 경우를 많이 본다. 음악의 아름다움을 제대로 만끽하고 음악아이가 자유롭게 성장할 수 있는 '치유적 음악하기'는 어떻게 가능할까? 이 질문에 대한 답을 찾아 오늘도 나의 음악하기를 계속한다.

4장
예술치료 엿보기

예술치료란 무엇인가?

예술치료란 예술 매체를 사용하여 내담자의 치료 효과를 이끌어내는 것을 의미한다. 음악, 미술, 연극, 무용동작, 문학 등 매체는 다양하지만 궁극적으로는 내담자의 건강과 삶의 질을 향상시키기 위한 목적으로 치료가 이루어진다. 대표적으로 음악치료, 미술치료, 연극치료, 무용동작치료가 있다.

음악치료

주지은 음악치료사

　'요람에서부터 무덤까지'라는 말이 있다. 음악치료를 설명하기에 가장 적절한 표현이 아닐까 싶다. 사람은 엄마 배 속에서부터 심장박동 소리를 들으며 자연스레 '리듬'에 반응하게 된다. 임종 시에도 가장 마지막까지 남아 있는 감각이 청각이므로 생의 마감을 의미 있게 도울 수 있다. 이처럼 음악치료는 예술치료 중 가장 폭넓은 대상자를 위한 중재라 할 수 있다.

정의 및 방법

　음악치료란 치료사가 음악을 사용하여 내담자에게 음악 외적인 목적 혹은 음악적인 목적을 이끌어내는 것이다. 예를 들어 보행에 어려움이 있는 내담자에게는 음악 리듬을 통해 보행을 도울 수 있고, 소근육 발달에 어려움을 겪는 내담자에게는 피아노 연주를 통해 소근육 발달을 돕기도 한다.

음악치료의 정의에는 음악치료사, 음악 활동, 치료 목적, 치료 대상(내담자)이 필요하다. 음악치료사는 전문 자격증을 부여받은 자를 의미하며, 음악 활동은 음악감상, 악기 연주, 노래 부르기 등 창작 활동을 말한다. 편안하게 앉거나 누워서 음악을 감상하는 방법도 있고, 북이나 핸드벨, 카바사 등을 연주하는 악기 연주도 있다. 또한 노래를 직접 불러보는 노래 부르기 방법, 가사를 바꾸거나 곡을 새로 만드는 창작 활동도 있다. 치료 목적으로는 손가락 소근육의 향상이나 집중력 향상, 스트레스 완화, 우울과 불안 감소 등이 있다. 치료 대상은 클라이언트 혹은 내담자라 부르며 치료받는 대상자를 의미한다. 그 대상은 신생아부터 노인에 이르기까지, 즉 장애우와 비장애우, 교도소 수감자, 탈북 청소년, 암 환우, 치매 노인 등으로 다양하다.

내담자를 만나면 치료사는 초기 몇 회기 동안 진단 평가를 한다. 내담자의 강점과 약점을 파악하고 그가 어떤 음악을 선호하는지, 어떤 부분에서 주된 문제를 호소하는지 파악하여 치료 목적을 설정한다. 그 후 목적에 맞는 활동을 진행한다. 치료 시간은 최소 30분부터 시작되며, 치료 기간은 기관의 상황에 따라 다르지만 몇 개월부터 몇 년에 걸쳐 진행된다.

음악치료 도구 소개

음악치료에서는 음악교육을 받지 않아도 쉽게 연주할 수 있는 악기를 사용한다. 가볍게 연주할 수 있는 셰이커부터 다양한 종류의 북, 핸드벨, 콰이어차임 등이 있다.

1. 리듬악기

1) 셰이커

셰이커는 안에 쌀처럼 작은 알갱이가 들어 있어 흔들면 소리가 난다. 색색의 달걀 모양을 한 에그셰이커, 다양한 과일 모양을 한 과일셰이커 등이 있다. 셰이커는 여러 색깔과 모양으로 호기심을 자극할 수 있어 재활 환아들이 특히 선호하는 악기다.

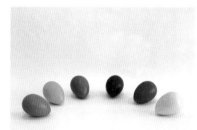

에그셰이커   과일셰이커

2) 북

음악치료에 사용하는 북으로는 게더링드럼, 투바노, 패들드럼, 핸드드럼, 롤리팝드럼 등이 있다. 큰 소리가 나서 리듬 연주를 할 때 주로 강박에 쓰이고 감정을 표출하기 위한 즉흥연주에도 많이 사용된다.

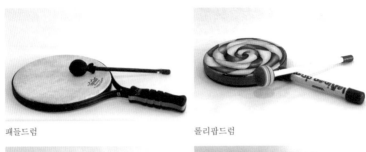

패들드럼   롤리팝드럼

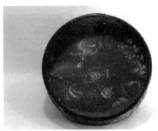

핸드드럼   오션드럼

2. 멜로디 악기

멜로디 악기로는 키보드(피아노), 핸드벨, 콰이어차임 등이 있다. 키보드는 치료사가 반주를 할 때 사용되며, 그 밖에 즉흥연주를 할 때, 내담자의 소근육을 향상할 때 사용된다. 핸드벨, 콰이어차임은 그룹 활동에서 많이 쓰인다.

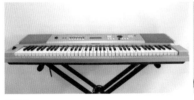
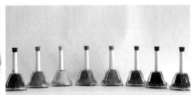

키보드   핸드벨

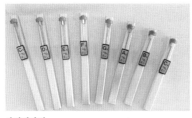
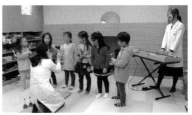

콰이어차임   다 함께 핸드벨을 연주하는 장면

음악치료사의 하루

병원에서 근무하는 음악치료사들은 출근하면 먼저 컴퓨터를 켜고 EMR 시스템부터 확인한다. 그날 치료할 환아들의 액팅(치료 체크)을 하기 위해서다. 처방이 있는지 수납은 되어 있는지를 확인한 후 치료 준비에 들어간다. 퇴원하는 환아가 있으면 오전 중에 확인이 끝나야 해서 출근하자마자 이 업무를 시작한다.

9시: 출근
예쁜 구름을 보며 출근한다. 오늘 하루는 누구와의 만남이 있을지 설레는 출근길이다. 시간표를 확인한 후 출석부를 작성한다. 취소된 치료가 있는지 확인하고 EMR에 액팅을 한다. 오늘 첫 치료는 혜빈이와 한다. 치료에 사용할 악기를 선택한 후 치료실로 이동한다. 바닥에 매트를 깔고 키보드와 다른 악기들을 준비하며 혜빈이를 맞을 준비를 한다.

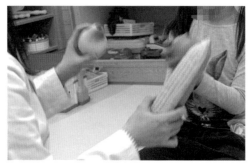
과일셰이커를 연주하는 혜빈이

10시~10시 30분 : 전반적 발달지연 환아(이혜빈, 5세)

혜빈이는 오늘도 아빠에게 안겨 왔다. 치료실에 들어서서 키보드를 보고는 "우아" 하고 놀라며 탐색하기 시작한다. 우리는 〈곰 세 마리〉를 노래한다. "아빠 곰, 엄마 곰, 아기 곰~" 혜빈이는 악기를 가리키며 "줘"라는 말도 하고, 예쁘고 마음에 드는 것을 보면 "꼬"라고 한다. 꽃을 '꼬'라고 표현하는 것이다. 과일셰이커를 좋아하는 혜빈이는 사과, 바나나, 옥수수 등의 단어도 악기 연주를 통해 말하기 시작했다. 혜빈이의 언어적인 표현이 조금씩 늘고 있다.

10시 30분~11시: 뇌병변 환아(고범민, 4세)

범민이를 유모차에서 보조 의자로 옮겨주기 전, 나는 늘 아이를 안고 치료실을 한 바퀴 돈다. 벽에 걸린 그림을 보여주고, 치료실 위에 있는 불빛도 보여준다. 범민이는 고개를 뒤로 젖히면서 탐색한다. "아"라고 하는 것이 범민이의 언어적 표현의 전부지만, 활짝 웃으며 감정을 표현해준다. 마음에 드는 악기가 있으면 오른손으로 만져보려고도 한다. 발로 키보드를 탐색하게 해주고, 노래를 불러준다. 익숙한 노래가 들리자 범민이가 미소를 지어준다.

11시~12시 30분: 소그룹 음악무용동작치료 준비 및 치료(4~5세 환아, 3명)

환아 두 명과의 만남이 끝나기 무섭게 소그룹 치료 준비를 해야 한다. 먼저 필요한 악기들을 챙긴다. 키보드, 기타, 오션드럼, 에그셰이커, 공명실로폰을 카트에 실어 지하 1층 악기실에서 4층 그룹실로 향한다. 그룹실에 도착하면 청소를 깨끗하게 하고 의자를 배치하고 악기를 준비해 놓는다.

소그룹 치료는 환아들이 어린이집에 가기 전에 또래와의 경험을 쌓는다는 데 의미가 있으며, 점진적으로 사회성을 향상시키는 것에 목적이 있다. 소그룹 치료에는 3~4명 정도가 참여하는데 오늘은 3명이 왔다. 유아들은 집중력이 짧아서 여러 다양한 활동을 준비해야 한다. 유아들의 행동과 언어적 표현을 반영해주며 즉흥적으로 진행하기도 한다. 그룹 치료지만 적은 인원이어서 개별적인 접근이 가능하다. 기쁨이와 행복이, 사랑이가 오늘도 신나게 논다. 간혹 내가 치료사인지, 엄마인지, 어린이집 교사인지 불분명해질 때도 있다. 기쁨이는 안아달라고 매달리고, 행복이는 손을 잡고 의자 위를 걷자고 요구하고, 사랑이는 혼자서 악기를 탐색한다.

12시 30분~13시 30분: 점심시간

보호자 상담을 마친 후 악기를 다시 챙겨 악기실에 놓고 소독한 후 식당으로 달려간다. 아침부터 내리 치료를 진행했더니 배에서 꼬르륵거리는 소리가 난다. 식판에 음식을 담아 자리에 앉는다. 맛을 느끼기도 전에 벌써 반 정도를 먹어버렸다. 그제야 한숨을 돌린다. 오후 일정을 잘 해내려면 맛있게 밥을 먹고 힘내야 한다.

13시 30분~14시: 암 병동 라운딩

오늘은 암 환우 라운딩이 있는 날이다. 암 코디네이터 선생님, 인턴 선생님들과 함께 암 병동을 돌며 환우들을 만난다. 환우들에게 예술치유센터 안내 브로셔를 나눠드리며 치료 소개도 한다. 예술치유센터에서 음악치료와 미술치료를 받으실 수 있고 4회까지 무료라는 점을 강조한다. 그러잖아도 높은 의료비용 때문에 힘드실 텐데 치료비가 부담되실 것 같아서다. 관심을 보이는 환우들과는 치료사와 날짜 및 시간을 정한 후 치료를 시작할 수 있다.

14시~15시 30분: 슈퍼비전

지하 1층 다학제실로 뛰어간다. 인턴 선생님들에게 슈퍼비전을 주는 시간이다. 일주일 동안 있었던 내담자의 케이스 발표를 하고 각자 의견을 나눈다. 주로 이럴 때는 어떻게 해야 하는지에 대한 질문을 받는다. 오늘은 모의면접을 보는 날이기도 하다. 내가 면접관이 되고, 한 명씩 들어와 가상의 개별면접을 본 후 자기소개서 수정과 면접 시 유의점 등을 나눈다. 대학원 졸업 후 임상기관에서 받게 될 면접에 실질적인 도움을 주고 싶었다. 한 분 한 분 정성스레 피드백을 해준다. 모의면접 외에도 책과 논문 리뷰나 모의세션, 치료 영상을 보고 함께 분석하며 슈퍼비전 시간을 보낸다.

15시 40분~17시: 대그룹 음악무용동작치료 준비 및 치료(7~8세 환아, 9명)

슈퍼비전이 끝나면 마지막 수업인 대그룹 치료를 준비한다. 치료실 청소, 악기와 매체 선택, 비디오 촬영 준비, 의자 배치와 의자에 환아 이름표 붙이기, 치료실 문에 안내문을 붙이고 치료 중 마실 물도 준비한다. 인원이 많아서 준비해야 할 것도 많다.

대그룹 치료에는 음악치료와 무용동작치료가 함께 이뤄진다. 오늘의 활동은 '그대로 멈춰라'이다. 허리에 방울을 달고 음악에 맞춰 신나게 춤을 추다가 멋진 포즈를 취하며 멈춘다. "즐겁게 춤을 추다가~ 그대로 멈춰라!" 음악치료사는 키보드와 기타를 연주하고 무용동작치료사는 아이들의 동작을 의미 있게 이끈다. 음악치료와 무용동작치료는 함께할 때 더욱 빛난다. 아이들도 이 시간을 일주일 내내 기다린다.

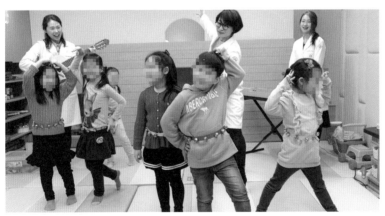

'그대로 멈춰라' 대그룹 활동 사진

17시 이후: 프로그램 논의 및 정리, EMR 기록지 작성

오늘의 일과가 드디어 끝났다. 하루를 돌아보며, 또 비디오로 녹화한 그룹 영상을 다시 보며 EMR 기록지를 작성한다. 함께 대그룹 치료를 진행한 무용동작치료 선생님과 다음 프로그램에 대해서 논의한다. 마지막으로 사용한 악기를 소독하고, 오늘 출석한 환아들의 이름을 시간표에 체크해 동그라미 표시를 하면 정말 일과 끝! 퇴근이다!

퇴근

치료사가 일을 하면서 소진을 겪지 않으려면 무엇보다 '쉼'을 충분히 가져야 한다. 맛있는 음식을 먹고, 캄캄한 밤에 하늘에 떠 있는 별도 보면서 하루를 마감한다.

음악치료에 대한 오해

Q 음악치료는 음악감상인가요?

음악치료에는 물론 감상 중재가 있습니다. 하지만 음악감상이 음악치료의 전부는 아닙니다. 악기 연주, 노래 부르기, 창작(작사, 작곡)도 활용됩니다. 창작 활동을 할 때는 자신의 감정을 가사에 담아 표현할 수도 있고, 때에 따라서는 멜로디 선율도 다시 만들 수 있습니다.

Q 음악치료는 음악교육을 받았거나 음악을 잘하는 사람이 받는 것인가요?

음악교육을 받지 않았어도, 음악을 잘하지 못해도 음악치료를 받을 수 있습니다. 음악치료에 사용되는 악기는 주로 타악기입니다. 타악기를 사용하는 이유는 음악교육을 받지 않은 사람들도 치료에 참여시키기 위해서입니다. 연주하는 방법이 정해지지 않았기 때문에 자유롭게 연주하면서 자신의 감정을 표현할 수 있습니다.

Q 저에게 맞는 음악을 처방해주세요.

음악치료는 감기 환자에게 감기약 처방하듯 음악을 처방하는 활동이 아닙니다. 음악 선곡에는 대상자의 선호도가 중요하지만, 치료사의 판단에 의해 그리고 치료가 이뤄지는 그날의 상황에 따라 사용되는 음악이 달라지기도 합니다. 즉, A라는 음악을 들으면 반드시 기분이 좋아질 것이다, 혹은 B라는 음악을 들으면 우울증이 낫는다는 식의 음악 처방은 할 수 없습니다.

Q 좋아하는 음악을 집에서 혼자 듣는 것도 음악치료인가요?

음악치료의 조건에는 '전문치료사'가 포함됩니다. 즉, 자격을 갖춘 음악치료사가 음악을 사용하여 대상자의 건강 증진을 목적으로 치료를 하는 것이 음악치료입니다. 자격을 갖춘 음악치료사란, 학회나 협회가 인정하는 민간자격증 소지자를 의미합니다.

미술치료

조지연 미술치료사

어떤 분들은 그림을 못 그리는데도 미술치료를 받을 수 있냐고 묻는다. 하지만 누구나 낙서하고 그림을 그리며 어린 시절을 보낸 기억이 있듯이 그리기는 인간의 본능이다. 미술을 한 번도 해본 적 없다고 말하던 어르신들도 색채를 그리 예쁘게 쓸 수가 없다. 손수 한복을 지어 입고 조각보를 만들어 쓰던 우리 민족이 아니던가! 마음을 표현하는 것에는 잘하고 못하고가 없다.

정의 및 방법

미술치료란 치료사가 내담자에게 미술 활동을 통해 심리 진단과 치료를 제공하는 것이다. 내담자들 각각의 치료 목적을 정하고 다양한 미술 활동으로 치료를 진행한다. 창조하는 작업 자체가 치료 목적이 되기도 하고, 그림을 통해 언어로 표현하기 어려웠던 감정들을 표출할 수 있다. 이러한 미술작업을 진행하면서 내담자들은 자연스럽게 내면의 자신과 만나게 된다.

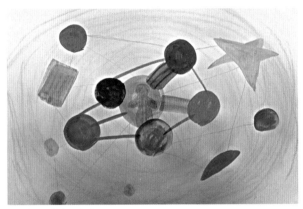

환우 작품 〈관계 속의 나〉

치료사는 내담자 개인의 문제 행동과 증상, 강점과 약점을 평가하여 목적에 맞는 미술 활동을 진행하고, 내담자가 자신의 문제를 바라보고 해결할 수 있도록 돕는다. 이때 미술작품은 내담자의 내면세계를 시각화하고 객관화할 수 있게 하며 긍정적으로 변화해가는 과정을 확인할 수도 있게 돕는다. 미술 활동은 감상, 그림 그리기, 조형 작업 등 창작 활동으로 구성된다. 대상자는 유아동부터 노인, 장애우 및 비장애우, 암환우, 호스피스 환우를 비롯해 교도소 수감자(교정미술치료), 탈북민, 다문화 가정까지 다양하다.

내담자를 만나면 치료사는 초기 몇 회기 동안 진단평가를 한다. 내담자의 강점과 약점을 파악하고 주로 호소하는 문제는 무엇인지 파악하여 치료 목적을 설정한다. 그 후 목적에 맞는 활동을 진행한다. 치료 시간은 최소 30분부터 시작되며, 60분 진행이 일반적이다. 그룹 미술치료는 참여 인원에 따라 시간이 더 늘 수 있다. 치료 기간은 기관의 상황에 따라 다르지만 몇 개월부터 몇 년에 걸쳐 진행된다.

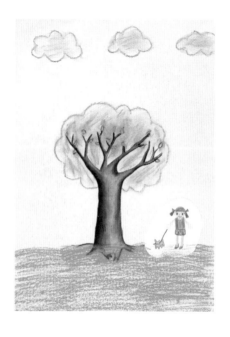

위 그림은 미술치료 시간에 내담자가 그린 것으로, 처음에는 넓은 도화지에 강아지하고만 지내던 자신을 작게 그렸다. 그다음에 풍성한 잎을 가진 나무를 그리면서 다시 세상 밖으로 나가고 싶은 마음을 깨달았다. 내담자는 자신과 강아지 그림을 나무 옆으로 이동시키며 자신의 마음을 그림으로 표현했다.

미술치료 도구 소개

미술치료에서 그리기 도구는 기본적인 재료 중 하나다. 일상생활에 접할 수 있는 정형화되지 않은 재료도 작품 완성에 유용하게 사용된다. 예를 들어 신문을 찢거나 구기고 세우거나, 회초리에 물감을 입히고 두드리며 소리를 낼 수 있다. 때론 기존의 작품을 부수고 분해하여 새로운 작품으로 만들기도 한다.

재료 사용에는 세심한 주의가 필요하다. 재료의 효용성과 위험도를 모두 고려해야 한다. 만일 인지적 이해를 하지 못하는 내담자와 종이찢기 작업을 하면 내담자가 돈을 찢는 난감한 상황이 발생할 수도 있기 때문이다. 또한 내담자가 활동을 통해 성취감을 얻게 하기 위해서는 내담자의 능력보다 조금 더 어려운 작업을 하도록 한다. 너무 어려운 작업은 좌절감을 느끼게 하지만, 너무 쉬운 작업은 흥미를 떨어뜨릴 수 있으므로 적절한 작업 중재가 필요하다.

1. 일반적인 미술재료

1) 화지

다양한 종류(중량, 질감, 색, 크기)의 종이 또는 하드보드지를 비롯해 캔버스, 천, 돌, 나무 등이 사용된다.

2) 그리기 재료drawing materials

다양한 종류의 연필(부드러운 정도, 다양한 색깔), 목탄, 크레용, 크레파스, 페인트 스틱, 분필, 파스텔(하드, 소프트), 초크 등이 있다.

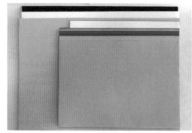
도화지

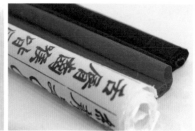
한지, 주름지

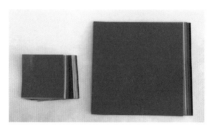
색종이

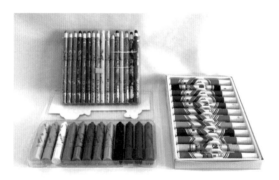
다양한 그리기 도구

3) 물감painting materials

수채화, 템페라tempera paints, 포스터, 아크릴, 유채, 석채, 손가락 물감 등
다양하다.

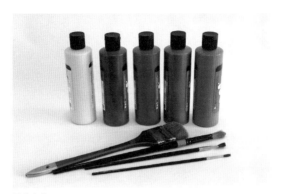
물감과 붓

4) 모델링 재료

찰흙(가마 혹은 오븐에 굽는 것, 공기 중에 마르는 것, Water-clay 등), 고무찰흙, 색 찰흙, 종이죽papier-mache, 지점토 등이 있다.

5) 다양한 오브제

딱딱한 종이, 골판지, 천, 철사, 털실, 나무, 플라스틱, 비닐, 돌 등이 있다.

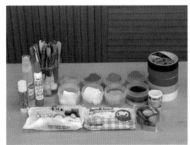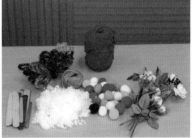
점토(왼쪽)와 조형재료(오른쪽)

6) 기타 도구 및 작업대

앞서 설명한 재료들을 다루기 위한 도구로는 가위, 붓, 조각도, 칼, 스테이플, 끈, 접착제 등이 있고 작업대로 내담자에 맞는 의자와 책상이 필요하다.

2. 생활재료 pre-art materials

생활재료란 일상 속에서 쉽게 얻을 수 있는 재료를 활용하는 것으로 일반적인 미술재료를 쓰기 전 상상력을 높이는 데 도움이 된다. 또한 감각·지각·운동기능의 확장, 전통적 미술재료로 연결되는 단계에서 저항을 줄이는 중간 역할을 한다. 생활재료 예시로는 밀가루, 옥수수전분, 소금, 향 추출물, 오트밀, 푸딩, 젤리, 면도크림, 스펀지, 사포, 깃털, 콩, 국수, 모래, 물 등이 있다.

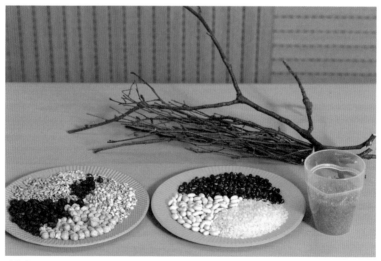

생활재료

248

미술치료사의 하루

오늘은 낙엽 줍기 좋은 날이라 평소보다 좀 앞당겨 출근했다. 어제 오전에 비가 제법 세차게 내리더니 오후에는 햇빛이 쨍쨍했다. 먼지가 깨끗이 닦여나가고 햇빛에 바짝 마른 나뭇잎이 겨울 준비를 위해 떨어졌다. 통통하고 날씬한 잎, 길거나 짧은 잎들을 주우면서 나의 학창시절을 회상하고 아이들과 같이할 미술작업을 상상해보기도 한다. 아이들은 비슷비슷해 보이는 나뭇잎도 구별해내고 누군가 특별하다며 고르면 서로 차지하려고 한다. 색상이나 어떤 재료를 선택하는 과정에서도 그렇다. 그러면서 아이들은 자신을 표현하고 욕구와 감정을 조율하며 또래와 상호작용하는 방법을 익힌다.

낙엽을 잘 말려 미술시간에 활용할 수 있도록 잡지에 꽂아둔다.

9시: 출근

미리 계획된 스케줄 중 변경이 있는지 확인하고 EMR 액팅 후 치료 계획을 점검한다.

오늘은 외상 후 스트레스 장애 환우를 시작으로 여러 개별 치료와 소아 그룹 치료가 있다. 요즘 사회적 이슈가 되는 청소년 자해로 오는 친구도 있다. 금요일에는 지적장애 1급 환우의 그룹 미술치료가 있어서 프로그램과 재료를 점검하며 부족한 건 없는지 확인한다.

책상에서 많은 작업이 이루어지는 미술치료의 특성상 환우의 신체에 맞는 책상과 의자 준비는 필수적이다. 첫 시간을 위해 성인용 책상과 의자를 준비하고 미리 준비해둔 기본 미술재료와 조형재료들을 배치한다.

10시~11시: 외상 후 스트레스 장애 환우(김세준, 52세)

김세준 씨는 운전 중 큰 교통사고로 인해 외상 후 스트레스 장애를 입었다. 치료 초기에는 사고로 인해 모든 오감이 각성되어 사고 장면이 수시로 떠오르면서 신체적으로 많이 경직되어 있었고, 두통과 신체적 통증으로 힘들어했다. 또한 자신의 삶을 이렇게 망가뜨린 사고 가해자에 대한 원망과 분노를 표현하지 못하고 억누르면서 목소리가 잘 나오지 않아 고통스러워했다.

미술치료가 진행되면서 교통사고에 대한 침습적 사고*가 많이 줄고 과각성되었던 감각들도 점차 나아지면서 불면과 두통이 감소했다. 또한 가해자에 대한 원망과 분노를 표출하면서 정서적 응급상황에서는 점차 회복되었지만 아직 해결해야 할 문제가 많이 남아 있다. 특히 아내 없이 혼자 외출하는 걸 두려워했다. 그 두려움의 고통이 얼마나 클지 감히 상상하기 어렵지만, 지금껏 그가 지나온 과정과 지금도 한걸음씩 나아가고자 하는 노력만으로도 충분히 인정받을 만하다. 이 여정을 같이하면서 두려움을 극복하고 다시 회사에 복귀할 수 있는 날이 다가오길 기대해본다.

11시~12시 : 뇌종양 환아(이부연, 10세)

뇌종양 수술을 받은 부연이는 현재 상황을 나름대로 수용하며 잘 지내

---

* 침습적 사고란 원치 않는 생각이 머릿속에서 반복해서 떠오르는 것을 뜻한다.

고 있다. 어머니는 치료 생활로 인한 아이의 우울증을 걱정하셨지만, 부연이는 표현하고 싶은 것도 많고 작품을 멋지게 완성하고 싶어 하는 아이로 우울과는 거리가 멀었다. 오히려 하고 싶은 게 너무 많다 보니 시간이 부족해서 조바심을 내곤 했다. 나도 재미에 빠져 집중하다가 시간이 훌쩍 지나갔던 경험이 있으니, 1시간이 10분처럼 흘러가버렸다고 속상해하는 부연이를 모습을 보면 그 아쉬운 심정이 이해가 간다.

미술치료에서는 아이들이 하고 싶은 작업을 생각해오면 그 선택에 맞춰 어떤 재료를 이용해 어떻게 표현할지 함께 고민한다. 이러한 과정을 통해 아이들의 사고력이 확장된다. 때로는 작품을 잘 만들고 싶어서 치료사가 작업을 도와주기를 바랄 때도 있지만 가능하면 스스로 표현할 수 있는 방법을 찾아준다.

부연이는 소재와 재료들은 다양하게 사용하지만 한결같이 표현하는 주제는 '먹는 것'과 '반짝이는 자신'이다. 주요 이슈인 먹는 것이 곤욕스럽고, 어서 건강해져서 멋진 자신이 되고 싶다는 소망이 작품에서 드러난다.

12시~12시 30분 : 지적장애 환아(박시원, 5세)

나의 어떤 면이 시원이의 마음에 들었는지는 모르겠다. 처음 만난 날부터 시원이는 나를 무척이나 좋아해서 폭 안기곤 했다. 치료 시간이 끝나면 엄마에게 안겨 쌩하고 얼굴을 돌려버리긴 하지만 뭐가 그리 좋은 것인지 웃으며 들어오는 시원이 얼굴에 나도 절로 미소가 지어진다.

지적장애 1급으로 발달지연인 시원이를 만난 지 7개월쯤 되었다. 처음 미술치료를 시작할 때는 무엇이든 손에 쥐어서 던지고 보는 아이였다. 소아재활치료를 진행할 때는 유아동의 행동의 원인을 파악하는 일이 중요하다. 대소근육 조절이 어려운지, 반사적인 행동인지, 아는 방법이 그것뿐인지, 던져서 움직임을 관찰하는 것인지 등을 세심하게 파악한다.

시원이는 대소근육 조절은 잘했지만 좌우로 던지는 것만 아는 아이였다. 던지지 않고 상자 안에 물건을 넣는 활동부터 시작해 지금은 제법 상호작용이 이루어지고 힘겨루기도 가능해졌다. 손에 쥐고 활동하기를 거부해서 우리는 오감 활동을 하면서 시지각과 소근육 협응을 통해 다양한 변화를 주는 활동을 하고 있다. 다양한 형태의 그리기 재료에 지속적으로 노출시켰더니 최근에는 낙서하기도 시작되었다. 자신의 움직임에 따라 선이 생긴다는 사실을 알게 되고 점차 의도에 따라 형태를 표현하는 방법을 익히는 과정이 시작된 것이다. 오늘 시원이는 보드마커로 선을 그리고 손가락으로 지우며 관찰도 하고 색모래 위에 손가락 그림을 그리기도 했다.

12시 30분~13시 30분: 점심시간

내담자에 따라 집중해서 치료하는 일은 많은 에너지를 필요로 한다. 어릴 적부터 밥을 잘 먹지 않던 나는 미술치료사가 되면서 간단하게라도 끼니를 챙기는 사람이 되었다. 너무 배부르거나 반대로 배고픈 상태에서는 감정 컨트롤과 타인에 대한 통찰이 어렵기 때문이다. 식사 후에는 오전에 사용한 재료를 정리하고 오후 치료를 준비한다. 오후에는 소아재활 환아 대그룹 미술치료가 예정되어 있다. 인원수에 맞게 재료가 준비되어 있는지, 지난번 회기에 이어서 할 작업은 잘 보관되어 있는지 점검하고 준비한다.

14시~14시 30분: 전반적 발달지연 환아(강지유, 6세)

전반적 발달지연으로 재활치료 중인 지유는 유아기에서 초기 아동기로 넘어가는 과정에 있다. 지유가 해맑게 웃는 모습은 너무도 귀엽다. 사교적이고 외향적인 성향의 지유는 누구에게나 사랑받고 있지만, 아직 유아놀이에 머물러 있어 초기 아동으로의 발전이 필요하다. 일 년 후에는 학교에 가야 하니까 하고 싶은 것만 할 수 없다. 따라서 상황에 따라 지시되는 활동을 하며 욕구 조절 익히기를 시작하기에 좋은 시기다. 초기 아동기를 준비하는 과정에서 지유가 힘들어할 수도 있다는 것을 지유 어머니에게 설명해드리고 미술시간을 시작했다.

지유는 어려운 받침 글자 빼고는 대부분의 한글을 읽을 수 있고 설정한 상황에 맞게 표현할 수 있는 반면, 신체적 불편이 없는 데도 기본 도형 그리기조차 잘 되지 않아서 발달 불균형이 컸다. 지유는 애교가 많지만 고집도 셌다. 자신이 원하는 작업만 하려고 해서 기본 도형 그리기도 마지못해 한 번 하고는 한숨을 쉬며 엎드리거나 어리광을 부리며 놀이만 하려고 들었다. 때론 눈물까지도 흘렸지만 감정 다루기와 지유가 좋아하는 케이크 초 그림 그리기를 병행하면서 미술표현과 매체 사용법을 익히며 점차 제법 초기 아동의 행동을 보이고 있다. 지유는 어릴 때부터 소근육 활동을 싫어했는데 그 이유가 경험의 부족 때문인지, 심리적·신체적 문제 때문인지 점검이 필요한 시점이다.

14시 40분~16시: 대그룹 미술치료 준비 및 치료(7~8세 환아, 6명)

6명의 아이들이 앉을 수 있는 책상과 의자를 준비하고 인원수에 맞춰 준비한 재료를 배치한다. 지난 회기를 이어서 하는 작업이라 아이들의 지난 작품도 같이 준비해둔다.

오늘은 '가을 풍경'을 주제로 한 작업을 지난 회기에 이어 진행한다. 아이들이 자기 작업에만 몰두하는 것처럼 보이지만, 한 주 전에 했던 작품을 보고 누구 것인지 거의 다 알아맞힌다. 오늘은 허수아비와 나무를 원하는 대로 꾸미고 친구들과 이야기를 나눈다. 흑인 허수아비, 하늘색 허수아비, 두툼한 옷을 입어 뚱뚱해진 허수아비, 샘플 작품을 모방했지만 나름의 변화를 준 허수아비가 등장했다. 나무는 사과와 석류가 같이 열리는 '석과' 나무, 공룡나무, 열매로 무거워진 나무, 꽃나무, 과일나무 등이 다양하게 표현되었다. 같은 재료로 시작했지만 결과는 다양하게 나타났다.

16시~16시 40분: 자해 청소년(최소이, 14세)

소이는 자해로 인해 정신건강의학과에 입원했다 퇴원하면서 외래로 미술치료하러 오는 친구다. 최근 몇 년 동안 청소년들의 자해나 자살 문제가 큰 이슈가 되고 있다. 소이는 외국에서 살다 와서 한국 학교에 적응하기 어려워했다. 또래 관계 형성이 힘들고 엄마와의 갈등도 컸다. 소이는 병원과 가까운 외할머니 댁에 살면서 미술치료로 자기 감정을 들여다보며 힘겨운 날들을 이겨나가고 있었다.

소이의 작품들을 보면 외롭고 쓸쓸한 마음이 그대로 드러난다. 그 고통을 견디느라 얼마나 힘들었을까 생각하면 가슴이 아프다. 소이는 그림을 통해 자신의 세상과 만나고 있었고 불안정하게나마 다시 세상을 바라보기 시작했다. 그림 안에서 소이는 때론 눈물도 흘리지만 점차 정면으로 세상을 바라보기 시작했다. 소이가 힘든 시기를 잘 넘기고 소중한 자신을 찾아 웃을 수 있기를 바란다.

16시 40분~18시: 치료실 정리 및 그룹 프로그램 준비

오후 치료가 끝났다. 새로 구입해야 하는 재료 목록을 작성하고 치료실을 정리한다. 미술시간에 완성한 작품들은 치료의 일부이면서 환우들의 일부이기도 해서 소중하게 다루어야 한다. 작품들을 잘 보관하고 내일 치료 일정을 보며 부족한 재료가 있는지 확인한다.

이번 주에는 멀리 강화도에서 오는 요한의 집 환우분들의 미술치료가 있다. 정서적인 지지와 인지적인 도움을 주는 것이 치료의 목적이다. 프로그램을 계획하고 준비하는 것 또한 치료의 일부기에 프로그램의 전개 과정을 예상하면서 문제점이 있으면 미리 파악하여 해결 방법을 찾는다.

하루 일과를 마친 후 새 프로그램을 준비하는 일은 또 다른 에너지를 필요로 하지만 미술 활동을 하면서 즐거워하던 내담자들의 모습을 회상하며 다시 힘을 내본다. 그런 내 모습을 보고 연극치료 선생님이 웃으면서 한 말씀하신다. "힘들어 보이지만 재미있어 보이기도 해요." 어쩜 그리 내 맘을 잘 아시는지.

나는 가끔 미술치료가 요리와 비슷하다는 생각을 한다. 프로그램을 계획하고 재료를 구입해 대상자들에 맞게 재료를 다듬어 준비해놓는다. 참여자들은 안내에 따라 재료를 이용해 자신이 할 수 있거나 하고 싶은 표현을 해나간다. 같은 재료와 방법으로 작업하지만 곧 각자의 개성이 들어간, 창조적인 작품이 완성된다.

18시~19시: 저녁 식사

그룹 치료가 있는 날에는 EMR 기록지 작성 업무와 다음 회기 준비가 많아서 저녁 식사 후 잠시 휴식하고 시작한다. 다른 예술치료사 선생님들과 함께 식사하면서 치료 과정에 관한 이야기, 각 매체에서 보이는 아이들의 차이점과 공통점에 관한 이야기를 나눈다. 치료 매체에 따라 혹은 아이들의 성향에 따라 다르게 표현되거나 같게 표현되는 것들, 그리고 해결해야 하는 문제들을 논의하는 시간은 참으로 값지다.

19시: EMR 기록지 작성 후 퇴근

치료 기록지 작성은 치료에서 매우 중요한 역할을 한다. 치료가 목표에 따라 잘 진행되고 있는지, 이전과 오늘을 비교했을 때 어떤 변화가 있는지, 치료하면서 놓친 부분은 없는지 평가하고 다음 치료 계획을 세운다.

미술치료에 대한 오해

Q 그림을 그리면 저절로 미술치료가 되나요?

미술작업 자체에 치유적인 힘이 있지만 그림을 그리는 것만으로 미술치료가 되지는 않습니다. 치료 목적에 따라 치료사가 내담자의 미술 과정에 개입하여 문제를 들여다보고 함께 해결하는 과정을 거쳐서 미술치료가 이루어집니다. 즉 미술작품이 주는 메시지도 있지만, 내담자의 미술작품, 작품을 창작하는 과정, 창작 후 그림에 대해 이야기 나누는 과정이 모두 미술치료에 포함됩니다.

Q 그림을 보면 그 사람의 심리 상태를 모두 알 수 있나요?

미술치료에서 그림을 해석하고 평가하는 이유는 내담자를 이해하고 치료 목적과 구체적인 방향성을 설정하기 위해서입니다. 그림 전체에서 느껴지는 감정이 해석에 반영되긴 하지만, 그림에는 내담자가 개별적으로 경험한 세상이 표현되므로 그림만으로 그 사람의 심리 상태를 모두 알 수 없습니다. 그림을 해석할 때는 객관적·주관적 요소를 종합하여 평가하게 되는데 내담자의 행동 관찰과 체계적인 면담 과정이 필요하며, 개인이 살아오면서 경험한 것들을 그림에 어떻게 반영하여 표현했는지 파악하는 것도 중요합니다. 미술치료사에게는 이미지를 보고 그림이 내담자에게 어떤 의미인지 파악할 수 있는 직관적인 통찰력과 전문성이 필요합니다.

Q 미술치료와 미술교육은 다른가요?

미술교육은 교사가 정해진 과정에 따라 미술 이론과 실기 등을 가르치며 다양한 미술표현 기법이나 숙련되게 표현하기 위한 미술 활동을 합니다. 반면 미술치료에서는 개인의 심리적 문제와 치료 가능성에 일차적 목적을 두고 문제 해결을 위한 치료 계획을 세우게 됩니다. 즉, 미술치료에도 작품 창작을 돕는 교육적 요소가 포함되어 있지만, 어디까지나 이차적 목적이며 치료가 무엇보다 우선됩니다. 치료 목적에 따라 어떤 미술작업이 이루어질지 결정되며, 미술 활동 자체에 중점을 둘 때도 있고 작품을 이용해 내면 깊숙이 감춰져 있던 마음을 표현할 수 있게 합니다.

Q 그림에 빨간색을 많이 사용하면 분노가 많다는 의미인가요?

색의 해석은 매우 복잡합니다. 그림에는 작업 당시의 감정이 담기기도 하고 작업에 몰입하면서 더 깊이 있는 무의식이 표현되기도 합니다. 사람마다 특정 색상을 즐겨 사용하기도 하며 색상은 대부분 이중적 의미를 가집니다. 예를 들어 빨간색은 분노나 공격성을 나타내기도 하지만 열정과 활동성을 표현하기도 합니다. 따라서 미술치료에서는 단순히 일대일 대응하는 상징적 의미의 해석은 하지 않습니다. 내담자의 언어와 비언어적 표현, 그리고 그림에 드러난 단서를 통해 빨간색이 가지는 의미를 종합적으로 평가하고 해석하게 됩니다.

연극치료

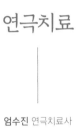

엄수진 연극치료사

연극치료라고 하면 흔히 배우들이 무대 위에서 공연하는 모습을 떠올리며 부담스러워하거나, 그냥 노는 것과 다른 게 없다고 생각해버리는 경우가 많다. 하지만 인류 초창기부터 사람들은 결코 의식주에만 국한된 삶을 영위해온 게 아니며, 한 해의 고된 농사의 끝자락에서 마을 사람들이 함께 모여 놀고 즐기며 하늘에 감사하는 제례를 지냈다. 또한 아이가 자라면서 누가 가르쳐주지도 않았는데도 인형을 데려와 "엄마, 토끼가 배고파요"라거나 아빠를 악당이라 정하고 "덤벼라!" 하고 돌진하는 슈퍼맨이 되는 모습들을 흔히 만나게 된다. 이처럼 연극은 생각보다 우리의 일상 매우 가까운 곳에 있다.

정의 및 방법

연극치료는 연극을 도구로 사람의 마음을 치료하는 심리치료의 한 영역이다. 즉, 치료사와 내담자가 연극이라는 매체를 심리치료에 활용하는 것이다. 그리하여 내담자의 치료 목적인 사회적·심리적 문제와 정신질환 및 장애의 증상을 완화하며, 정서적이고 신체적인 통합과 개인의 성장을 돕는다.

연극치료는 비단 공연에만 국한된 것은 아니다. 놀이는 물론, 공연에 이르는 모든 과정들이 전부 포함될 수 있다. 공연을 위해 이야기를 선택하거나, 기존의 이야기를 수정 및 재구성하여 새로운 이야기로 만들 수 있다. 또한 역할극뿐만 아니라 다른 투사 작업도 사용하며, 제의적 형식을 갖추기도 하지만 자유롭게 표현할 수 있다. 즉흥적인 움직임이나 즉흥극만을 사용하기도 한다.

연극은 '삶의 재연'이라는 점에서 우리의 일상과 유사성이 있지만 가장 큰 차이점은 허구성에 있다. '진짜가 아닌 가짜', '내가 아닌 남의 이야기'이라는 점에서 연극은 우리의 모방 본능을 일깨우고, 다양한 시공간을 넘나들어서 여러 존재들과 만나게 해주며, 그러는 사이에 미처 몰랐던 우리의 모습을 새롭게 바라보도록 해준다.

1. 체현

연극에서 배우의 신체가 주요 소통 도구가 되듯이 연극치료에서도 신체는 매우 중요하다. 체현은 신체를 통한 자기실현의 방식을 말하며, 신체는 배우의 상상과 생각을 표현하는 소통의 도구이다. 분장을 하거나

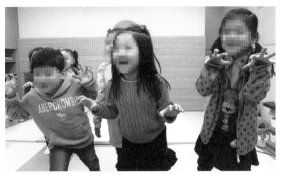

무서운 동물의 움직임을 표현하는 체현 활동(신체적 움직임)

가면을 쓰고 움직이는 것, 마임이나 퍼포먼스처럼 몸으로 표현하는 것 등이다. 이것은 시각, 청각, 촉각, 후각, 미각의 오감으로 신체적 움직임과 모방 행동에 반영하는 것을 포함한다.

2. 극적 투사

극적 투사로는 사물을 이용한 놀이 작업, 인형극, 대본, 가면 작업, 조각상 만들기, 움직임과 인물을 활용한 즉흥연기 등이 있다. 투사는 외부 대상에 자신의 내면을 덧입혀 표현하는 방식이며, 내담자가 자신의 어떤 측면이나 경험을 극적 내용에 담음으로써 내적 갈등이 드러나는 과정이다. 이처럼 극적 표현을 통해 자신의 문제를 새롭게 재현하고, 우회적 탐험을 통해 새로운 관계를 맺을 수 있게 된다.

3. 역할(구현과 의인화)

이것은 넓은 의미의 '역할입기'라 할 수 있다. 먼저 구현은 다른 사람을 흉내내거나 페르소나를 취하여 연기하는 것을 의미하며, 의인화는 사물을 통해 인간적 면모를 표현하는 것을 의미한다. 구현과 의인화를 통해 다른 존재가 되어보는 기회를 제공함으로써 내담자의 감정 이입을 촉진하고 타인과 관계 맺는 능력을 발달시킬 수 있다.

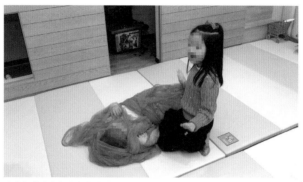

나비와 번데기의 대화 장면(역할극)

4. 치료를 위한 공연 과정

이는 연극치료의 틀 내에서 이루어지는 공연 방식이다. 욕구 구체화하기, 시연하기*, 보여주기**, 빠져나오기***의 과정으로 진행된다.

5. 지켜보기

내담자는 '다른 사람을 지켜보기'와 '자기 자신을 지켜보기'의 두 가지 양상으로 연극에 참여할 수 있다. 자신이나 다른 사람들의 참여적 관찰자가 되는 것이다. 먼저 다른 사람들의 작업에 관객이나 증인으로 참여

---

* 내부에서 진행되는 연습이나 참여자의 욕구를 최대한 만족시키는 극적 표현을 찾기 위한 무대 작업

** 다른 사람이나 연극치료사와 극적 형식이나 연행을 나누는 표현 과정

*** 극적 현실에 몰입된 상태에서 벗어나기

할 수 있는데, 관객의 존재는 주인공(배우)에 대한 지지자, 대립자, 안내자, 동료 등으로 다양하게 활용할 수 있다.

6. 이야기

내담자는 희곡, 신화, 전설, 동화에서 특정 주제나 내용을 끌어낼 장면을 만들거나, 완전히 새로운 이야기를 창조할 수 있다. 즉 삶을 이루는 많은 사건들 중 일부를 선별하여 처음과 중간, 끝의 구조를 갖추게 함으로써 특정 의미를 부여할 수 있다.

7. 놀이

놀이도 극적 언어의 일부로 인정될 수 있다. 연극에서 활용되는 놀이로는 감각 운동, 신체 놀이, 모방 활동, 사물놀이, 상징적 놀잇감 놀이, 거친 몸싸움 놀이, 인물을 연기하는 가장 놀이, 게임 등이 포함된다.

8. 의식

내담자가 겪었던 삶의 여러 경험을 의식으로 다루는 경우도 있다. 의식 혹은 제의라고도 하는 이것은 본래 특정 문화를 공유하는 집단이 무언가를 기리거나 구할 목적으로 수행하는 일련의 약속된 행동 절차이다. 의식은 집단을 하나로 묶는 소통 수단이 되기도 하고, 참여자 모두를 정서적으로 자극하기도 한다. 즉, 연극에서 의식은 고유한 문화적 경험을 바탕으로 반복, 영창, 여러 유형의 움직임, 메기고 받기, 노래의 형식 등을 사용해 극적 의식을 구축하고 수행한다.

연극치료 도구 소개

　연극치료 도구로는 투사 작업에서 내적인 요소를 외적으로 표현하기 위해 사용하는 피규어, 극적 공간을 창조할 때나 투사 작업에 사용하는 부직포 등이 있다. 또한 상상의 공간을 만들거나 역할 변형을 위해서 천을 사용하기도 하고, 모기장을 활용해 다른 공간 표현을 하기도 한다. 연극에서는 역할 변형을 위해 모자, 손가락인형 등도 종종 활용된다. 그 밖에 심리 투사나 역할 변형 등을 위해 가면이 사용되며, 쿠션 및 담요도 웜업 때 보조도구로 사용되거나 역할극에서 소품으로 활용된다. 실이나 마스킹테이프는 투사 작업의 재료가 되거나 역할극의 공간 설정 등에 사용된다.

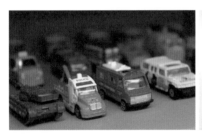

피규어

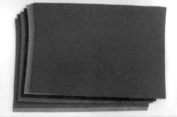

부직포

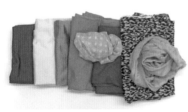

천

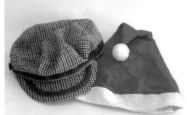

모자

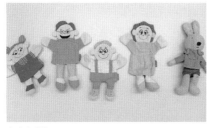
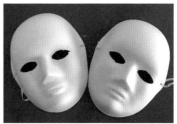

손가락인형   가면

연극치료사의 하루

날씨가 화창하여 밝은 기분으로 집을 나선다. 날씨가 좋으면 아이들도 비교적 컨디션이 좋을 거라고 기대하며 병원으로 향한다. 소아재활병동 아이들은 특히 예민해 날씨의 영향을 많이 받아서 늘 신경이 쓰인다.

9시: 출근

하루의 시간표를 확인한다. 혹시 일정이 취소되진 않았는지 담당자에게 문의하여 최종적인 출석 상황을 점검한다. 컴퓨터를 켜고 EMR에 액팅을 미리 해둔다. 최소한 세션 시작 30분 전에는 작업을 하게 될 그룹치료실에 도착해 바닥을 깨끗하게 닦고 작업에 사용할 여러 가지 오브제나 천, 공, 인형, 피규어들을 준비해둔다. 청결한 작업 환경 조성은 기본적으로 늘 신경을 써야 하는데, 특히 손 소독제가 부족하지 않은지 챙기는 것도 중요하다.

10시~10시 30분: 전반적 발달지연 환아(김서우, 6세)

웃을 때 생기는 보조개가 귀여운 서우. 오늘도 곱게 차려입고 엄마 손을 잡고 도착했다. 애교 넘치는 미소를 지으며 들어와 신발을 벗고, 손 소독제를 사용한 후 치료사와 만세 인사를 한다. 그러더니 지난 시간에 했던 "배터리가 부족합니다"라는 말을 반복한다. 그 말이 그렇게나 웃긴지, 데굴데굴 구르며 계속 웃는다. 치료사가 "충전해야지" 하면서 충전하는 연기를 한 뒤에도 서우는 계속 배터리가 부족하다는 말을 반복한다.

그러다가 별님을 만나고 싶다며 토끼와 잠을 청한다. 잠이 들어야 요정이 찾아와 별님에게 가는 여행을 떠날 수 있기 때문이다. 서우는 좋아하는 노란색 이불을 덮고 토끼를 껴안고 잠이 든다. 이내 치료사는 하얀 천을 두르고 요정이 되어 나타난다. 요정이 잠을 깨울 때 서우가 얼마나 행복한 표정을 지으며 일어나는지 모른다. 별님에게서 케이크를 받아와, 토끼의 생일축하 노래를 불러준다.

극적인 몰입도가 높고 감정 표현이 풍부한 서우와의 작업은 여러 대화를 이끌거나, 원하는 표현을 하도록 돕는 것에 초점을 맞춘다. 서우 어머니께 오늘의 작업을 간단하게 설명해드리고 작업을 마친다.

10시 30분~11시: 뇌종양 환아(이정연, 10세)

뇌종양 수술을 마치고 재활 중인 정연이는 언제나 천사 같은 미소를 띠며 들어온다. 정연이는 거동이 썩 여의치 않아서 이 시간에는 작은 의자들이 많이 필요하다. 정연이가 앉을 의자를 비롯해 정연이가 원하는 오브제, 소도구, 인형, 피규어 등을 놓을 의자가 2개씩 더 좌우로 포진해 있어야 한다.

오늘 등장할 인물들은 누군지, 어떤 소품이 필요한지 먼저 정연이의 말을 듣고 그대로 무대를 만든다. 오늘 정연이는 낚시를 하는 배의 선장이자, 최고의 요리사다.

정연이는 낚시해서 잡은 물고기에게 맛있는 요리를 해준다. 친구인 토끼, 잡은 물고기, 찾아오는 새에게 배고픈지 묻고 아낌없이 음식을 나눠준다. 맛있게 먹은 친구들이 안녕, 하고 떠나도 괜찮아 보인다. 그게 너무 자연스러워서 오히려 지켜보는 나의 마음이 저릿해진다. 워낙 병원 생활을 오래해서 만남과 헤어짐을 자주 겪다 보니 나이답지 않게 초연한 모습마저 보인다.

매미가 시끄럽게 노래해서 주위 모든 이들이 얼굴을 찌푸려도 정연이는 매미에게 차마 시끄럽다는 말을 못 한다. 그런데 이번 시간에는 매미가 요리에 대한 보답으로 한 곡 부르겠다고 하자 딴청 피우며 전화를 오래 받거나, 출장이 있어서 들어줄 시간이 없다고 요령껏 피한다. 지난번엔 난처한 웃음을 지으며 그 시끄러운 매미 소리를 끝까지 듣고 있었는데, 이제는 재치 있게 피할 수 있게 되었다.

친구만 지나치게 챙겨주는 역할입기에 익숙한 정연이가 오늘은 친구에게 조금씩 받을 줄도 아는 장면들이 등장한다. 참으로 흐뭇한 모습이다. 정연이는 이 시간에 누구에게나 도움을 주며 챙겨주는 든든한 리더를 연기하면서 평소 친구에 대한 갈망도 이룰 수 있어 행복하다.

11시 30분~12시: 전반적 발달지연 환아(이영진, 7세)

영진이는 오늘도 통통 튀는 걸음으로 들어와 자신이 원하는 것을 찾는다. 나는 영진이가 손 소독제를 바르고, 만세 인사할 때는 꼭 확실하게 치료사의 얼굴을 보고 인사하도록 한 뒤에 오늘 작업을 시작한다.

요즘 영진이는 낚싯대에 물고기를 달고 도망치며 치료사가 쫓아오길 기다린다. 치료사가 물고기를 쫓아가 떨어뜨리면 다른 물고기로 바꾼다. 역할 바꾸기까지 가능해져서 반대로 치료사가 낚싯대에 물고기를 달고 도망치면 영진이가 쫓아와 떨어뜨린다. 이제 공룡끼리 대결하는 장면도 만들 수 있다. 또 청진기로 토끼나 여자아이에게 진찰하는 동작도 잠깐이나마 한다. 얼마 전까지만 해도 한두 가지 소품 외에 다른 오브제이나 피규어에 관심 없이 무조건 달리기만 하던 아이가 이제는 간단한 역할입기를 통해 상대방과 기초적인 상호작용을 하기 시작했다.

영진 어머니는 오늘 활동 내용에 대한 이야기를 들으시고 활짝 웃으며 "그럼 저번보다 나아진 거네요. 고맙습니다"라는 인사를 하고 가신다.

12시 30분~13시 30분: 점심시간

오전 작업에 대한 내용을 EMR 기록지에 간단하게 기록한 뒤 점심 식사를 한다. 즐거운 식사 시간은 바쁜 하루 일과 중에서 잠시 긴장과 책임감을 내려놓고 웃을 수 있는 시간이다. 계단을 오르내리며 운동을 하고, 심호흡으로 숨도 고르며 몸과 마음을 이완할 수 있는 시간을 가져본다.

13시 30분~14시 30분: 충동통제장애 환우(김연우, 20세)

충동통제장애를 가지고 있는 연우 씨는 어린 시절부터 겪었던 폭력과 왕따 경험으로 인해 뜻밖의 장소와 시간에 그 분노를 갑작스레 폭발시키는 증상이 있다. 거주지인 인천에서 상당히 먼 곳에 위치한 병원에 오느라 힘들 텐데도 이러한 치료를 받을 만한 마땅한 곳이 없다며 어머니께서는 지극 정성으로 아들을 데리고 오신다. 십 회기 이상의 작업을 통해 적절한 감정의 배출과 자기 인식을 하는 과정을 밟고 있다.

연우 씨는 늘 열심히 참여하려는 태도를 보이지만 자신에 관한 어떤 부분에 대해서는 저항이 심하다. 그럴 때는 존중해주기도 하고, 현재 환우에게 버겁지 않고 가능한 영역까지만 함께 탐색하고 연극으로 풀어가고 있다.

작업 후, 환우의 어머니와도 한 주 동안의 일에 대해 듣고 오늘 했던 작업과 관련하여 상당한 시간 동안 상담을 진행하고 마친다.

15시~15시 30분: 프래더윌리증후군 환아(서윤호, 9세)

프래더윌리증후군을 가진 초등학생 윤호는 치료실에 들어오면 항상 어디론가 숨고 치료사가 자신을 찾아주길 바란다. 겁이 많지만 그런 만큼 무서운 동물에 대한 두려움과 경외심을 가지고 있어서 윤호의 연극에는 늑대나 뱀과 같은 무서운 동물이 늘 등장한다.

오늘 윤호는 성가대에 사람들이 모이는 장면을 하고 싶어 한다. 성가대 연습장에 모여드는 등장인물은 인형이나 천이다. 이 시간엔 모든 피규어나 소품들이 사람이 되고, 색색의 볼풀공들은 맛있는 음식이 된다.

감정 표현을 잘하는 윤호는 성가대원이 되어 찬송가를 몇 소절 부르고, 뿌듯함에 양손을 펼쳐 파닥이듯이 날갯짓하며 좋아한다. 윤호 어머니 말씀으로는 어머니의 성가대에 몇 번 따라와 구경했다는데, 마음으로는 그 자리에 동참하고 싶었던 모양이다.

연극은 이제 아파서 결석한 교인을 찾아가며 진행된다. 길에서 평소 무서워하던 뱀이 등장하자 윤호는 갑자기 얼음이 되어버린다. 극 중 인물에 감정이입을 잘 하는 윤호는 치료사가 뱀 역할을 하자마자 두려움에 눈빛이 흔들려 어쩔 줄 모르다가, 결국 착한 뱀이라며 뱀의 성격을 맘대로 규정한다. 오늘은 윤호의 요청대로 착한 뱀이 되기로 했다. 그러자 윤호는 뱀에게 잘해주고, 먹이를 마구 가져다주고, 뱀이 화나지 않도록 잘 달래다가, 기회를 보아 으르렁 포효하는 호랑이 연기를 하면서 뱀을 위협한다. 이번엔 제법 무서운 호랑이로 변신한 덕분에 뱀은 무서워하며 도망친다. 또 한 번 으쓱한 기분을 느끼며 윤호는 다음 시간에는 무얼 할지 정하고 마무리한다.

15시 30분~17시 10분: 대그룹 연극치료 준비 및 치료(7~8세 환아, 4명)

대그룹 연극치료를 하기 전, 미리 흐트러진 소품들과 천, 공들, 피규어와 인형들을 정리한다. 물품에 소독제를 뿌리고 깔끔하게 닦아내기도 한다.

대그룹 작업을 할 때는 그날 필요한 소품들만 두고, 나머지는 눈에 보이지 않게 반드시 치워두어야 한다. 그렇지 않으면 작업 도중 아이들이 다른 소품들에 주의를 빼앗겨, 정작 프로그램에 참여하는 데 방해가 될 수 있기 때문이다. 또한 인원대로 의자를 확보하는 것도 미리 해두어야 할 일이다. 보조 선생님들에게 오늘 할 작업에 대해 미리 설명하고, 어떤 보조 활동이 필요한지 이야기를 나누는 것도 중요하다.

발달장애 범주에 속하는 환아들을 대상으로 대그룹 연극치료를 진행하는 시간이다. 오늘은 네 명의 아이들이 참여했다. 한 자리에 둥그렇게 모여앉아 만세 인사를 한 뒤 치료사가 무슨 이야기를 하는지 주의를 기울인다. 중간에 대열에서 벗어나는 아이가 있으면 잠시 주의가 흐트러지기도

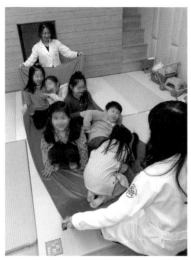
마법의 양탄자 놀이로 웜업하는 아이들

하지만 작업이 진행되면서 그 빈도가 조금씩 줄어들고 있다.

　웜업 활동으로 신체적·심리적 긴장을 풀고, 변형하기 좋은 에너지 레벨로 올리기 위한 게임이나 간단한 극적 장면을 만들어본다. 오늘은 마법의 양탄자를 타고 날아가면서 여러 가지 동물로 변신한다. 아이들은 저마다의 동물을 상상하며 자유롭게 변신을 즐긴다.

　이제 연극을 시작한다. 치료사가 보조 치료사와 함께 먼저 시범 연극을 보여주면 그것을 아이들이 비슷하게 혹은 다르게 변형해 자신들만의 연극으로 만든다. 신기하게도 웜업 활동에선 그렇게 부산스럽고 정신없던 아이들이 연극을 보여줄 때는 딴짓을 전혀 하지 않고 집중해서 연극을 관람한다. 그리고 자신이 생각한 이야기를 무대 위에서 역할입기를 하고 표현한다. 오늘 연극 제목은 〈외로운 나무와 호랑이〉다. 평소에 두려움이 많던 아이가 호랑이 역할을 맡아 으르렁거리기도 하고, 시범 연

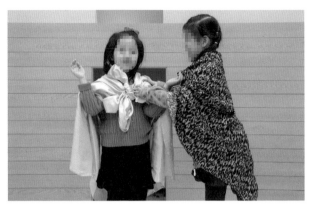

〈외로운 나무와 호랑이〉 대그룹 연극치료 장면

극에서는 나오지 않았던 새 인물이 등장하기도 한다. 아이들이 진정으로 원하는 것은 친구와 함께 재미있게 놀면서 시간을 보내는 것이리라. 그런 마음을 솔직하게 무대 위에서 표현하고, 극 중에서 친구가 되어 따뜻한 시간을 나누는 장면은 마음을 저릿하게도 만들고, 친구가 늘 그리운 아이들의 마음이 이렇게 표현되다니 흐뭇하기도 하다. 이 그룹 치료를 하면서 가장 좋은 성과는 사실 참여하는 아이들이 서로 친구가 되는 것이 아닐까 한다. 관객과 배우 역할 모두를 적절하게 해낼 수 있다는 것도 우리 아이들에게는 대단한 성과다.

오늘은 각자 하고 싶은 내용대로 연극하고, 하고 싶은 역할도 다 했기 때문에 그것만으로 만족스럽다. 사실 이 두 가지를 모두 제대로 하는 건 그리 쉽지 않다.

5시 10분: 일과 정리
공식 일정이 끝났다. 대그룹 치료에서 참여 아이들의 반응에 관해 보조 선생님과 논의하고, 진행 사항에 대한 생각을 서로 나눈다. 다음 시간에 할 내용을 미리 의논하기도 한다.

치료실을 깨끗하게 정리하며 사용한 물품을 소독한 뒤, 오늘의 작업을 EMR 기록지에 기록한다. 그리고 사무실로 가서 오늘의 출석 상황을 시간표에 체크한 뒤, 출석부를 기록하고 퇴근한다.

저녁 시간에는 오늘의 작업 중 기억에 남는 몇 장면들을 돌아보며 나를 점검한다. 하루 일과가 끝났다는 사실만으로 가벼워진다.

연극치료에 대한 오해

Q 연극치료란 연극으로 공연하는 활동인가요?

연극치료에서 치료의 매체로 사용하는 연극은 우리가 흔히 말하는 상연 행위에 제한되지 않고, 극적 창조성이 최대한으로 발현되는 모든 형태를 아우릅니다. 즉, 공연을 전제로 한 계획 단계부터 공연 준비, 공연에 이르기까지의 모든 과정이 포함될 수 있습니다. 공연을 전제로 하지 않더라도 극적 투사를 통해 인물, 놀잇감, 인형 등을 통해서 자신의 문제를 정서적·지적으로 만나는 경험도 연극치료라고 할 수 있습니다.

Q 연극치료는 놀이와 어떻게 다른가요?

연극치료에서 놀이는 어린이와 어른을 아우르는 것으로 중요합니다. 놀이는 연극치료 경험이 전반적으로 유희성을 띨 수 있게 해주는 틀로서 작용하기도 합니다. 흔히 게임 형식의 놀이를 웜업으로 사용하는 경우가 많고, 놀이 자체가 드라마의 일부이자 연극의 표현 언어로 인정되기도 합니다. 하지만 이것은 어디까지나 연극치료의 여러 핵심 과정 중의 한 영역일 뿐, 전반적인 치료 과정을 포괄하지는 못합니다.

Q 연극치료는 사이코드라마와 어떻게 다른가요?

사이코드라마는 집단원 중 선택된 한 사람을 주인공으로 삼습니다. 주인공의 문제나 꿈 등을 보조 자아의 도움을 받아 극화하고, 재현된 장면을 역할 바꾸기, 분신, 빈 의자 등 특정한 역할연기 기법을 활용해 변형하면서 주인공에게 카타르시스와 통찰을 제공합니다. 주인공 한 사람의 특정 주제를 집중해서 다루기 때문에 주인공은 삶이 그대로 노출되는 것에 부담을 느낄 수 있습니다.

연극치료의 형태는 그보다 다양한 편입니다. 공연 제작과 상연을 전제로 하는 형태부터, 일체의 구조를 배제하는 즉흥극 형태, 또는 감각, 접촉, 리드미컬한 움직임에서 시작하는 극적 발달에 집중하는 형태, 인성을 역할 체계로 분석하여 변형하는 형태에 이르기까지 제 나름의 철학과 방법을 통해 다양하게 접근합니다.

연극치료는 개인과 집단을 모두 대상으로 하며, 사이코드라마에 비해 그 초점을 유연하게 바꿀 수 있습니다. 집단 전체를 주인공으로 세울 수도 있고, 허구를 통해 참여자의 내면을 탐험한다는 우회성 덕분에 참여자는 자기 노출의 부담을 내려놓고 좀 더 안전하고 자유롭게 치료에 임할 수 있습니다.

Q 조현병 환자에게도 연극치료가 도움이 될까요?

조현병은 종전에 정신분열증이라 부르던 질환의 새로운 이름입니다. 조현병의 주된 증상이 현실 분별력의 손상이다 보니, 현실과 꼭 닮은 극적 환영을 다루는 연극적 접근이 그렇지 않아도 혼란스러운 상태인 환자들에게 오히려 역효과를 낼 수 있다는 우려의 시선이 일부 있습니다. 하지만 연극치료는 오히려 그렇기 때문에 조현병 환자들에게 도움이 되는 치료법입니다. 조현병이 일상 현실과 극적 현실의 경계가 와해되어 나타나는 만성적 사고장애라 할 때, 연극치료는 일상 현실에서 환상을 거쳐 다시 현실에 도착하는 여행을 반복함으로써, 자연스럽게 현실과 환상의 경계를 확인하고 적절하게 넘나드는 연습을 하게 도울 수 있습니다. 또한 전체 맥락을 놓친 채 일부에만 초점을 맞추는 조현병 환자의 인지적 특성을 고려할 때도 연극치료가 효과적인 치료법일 수 있습니다. 연극치료에서 주로 사용하는 이야기는 일련의 인과관계를 가지므로 이야기를 극화하면서 전체와 부분의 맥락을 파악하는 연습을 할 수 있기 때문입니다.

무용동작치료

이정미 무용동작치료사

신체의 움직임으로 감정을 드러낸다는 것은 누군가에게는 굉장히 도전적인 일일 수 있다. 그러나 우리의 몸은 우리가 의식하지 못하는 순간에도 내적 상태를 드러낸다. 우리는 흥이 날 때는 어깨춤을 추고, 좌절할 때는 어깨를 축 늘어트린다. 기분 좋으면 날아갈 듯 발걸음이 가볍고, 관심 있는 사람에게는 자신도 모르게 몸이 기운다. 비슷한 움직임이라도 사람들은 그 미묘한 감정의 차이를 직감적으로 감지한다.

무용동작치료에서는 창의적이고 표현적인 움직임을 통해 우리의 새로운 혹은 숨겨진 내적세계를 만날 수 있다. 이를 계기로 삶의 낡은 태도와 이별을 연습하거나 그동안 억누른 채 표현하지 못했던 감정이나 생각을 실험적으로 드러내는 멋진 여행을 시작할 수 있다.

정의 및 방법

무용동작치료는 예술치료의 한 분과로서 신체 움직임을 사용해 개인의 신체·정서·인지 및 사회적 통합을 촉진하는 심리치료의 한 방법*이다. 이러한 치료적 접근은 신체와 정신이 상호 간 긴밀히 연결되어 영향을 주고받는다는 전제**에서 출발한다. 신체와 움직임의 변화는 정신의 변화와 건강 및 성장에 큰 영향을 미치고, 변화된 정신은 다시 신체의 구조와 밀도에 영향을 미친다.***

엄마와의 초기 애착관계가 아이의 인격 형성에 결정적인 영향을 미치듯이, 내담자의 움직임을 반영해주고 조율해나가는 치료사와의 상호작용은 내담자가 스스로를 이해하고 성장할 수 있도록 돕는다. 무용동작치료는 내담자의 무의식적인 욕구와 감정이 움직임으로 표현될 수 있도록 돕는 것에서부터 시작한다. 그러나 어떤 내담자들은 여러 가지 이유로 인하여 움직임으로 자신을 표현하는 데 어려움이 있을 수 있기 때문에 무용동작치료에서 움직임은 내담자의 발달 정도에 따라 점진적이고 단계적인 접근이 필요하다. 그러므로 무용동작치료에서는 자기표현적인 움직임을 하게 되는 과정 자체가 치료 과정에 포함되기도 하고, 필요에 따라 내담자가 자신의 상황 및 문제를 의식할 수 있는 언어 상담이나, 움직임의 기초를 형성하기 위한 신체 준비 작업이 치료에 포함된다.

---

* Levy FJ. 2012. 《무용동작치료(개정판)》. 고경순 등(옮김). 시그마프레스.

** Berrol CF. 1992. "The neurophysiologic basis of the mind-body connection in dance/movement therapy". *American Journal of Dance Therapy*. 14(1):19-29.

*** 크리스틴 콜드웰. 2007. 《몸으로 떠나는 여행》. 김정명(옮김). 한울아카데미.

치료적 접근은 내담자에 따라 다양하게 이루어진다. 유아 및 아동과의 무용동작치료는 놀이 안에서 일어나는 움직임을 통해 각각의 발달과업을 수행하여 다음 단계로 이행할 수 있도록 돕는다. 정서적 문제를 호소하는 일반 내담자들과는 달리, 발달에 장애가 있는 영유아나 아동들은 신체적·심리적 문제들로 상호작용이나 놀이 자체가 이루어지기 어려운 경우가 많아 교육적 측면과 치료적 측면이 상호 보완된다. 특히 언어적 의사소통이 어려운 내담자, 혹은 언어적인 상담에 거부감이 많은 내담자들에게 무용동작치료는 비언어적인 소통의 길을 열어준다.

내담자의 움직임 관찰과 평가는 내담자를 이해하고 진단하며 치료적으로 개입하는 데 중요한 지표가 된다. 내담자의 움직임에서 결핍되는 요소가 무엇인지 찾고 그것이 의미하는 심리 및 정신 작용의 연결고리를 탐색하는 것, 그리고 움직임에서 새로운 변형을 시도하는 것은 치료 중 변화를 불러오는 중요한 창의적 과정이다.

무용동작치료 도구 소개

무용동작치료에서는 목적에 따라 내담자의 움직임을 지지하기 위해 다양한 소도구를 활용한다. 리듬을 포함하여 청각적인 자극을 제공하는 것은 움직임과 감정을 조직화하는 데 효과적이다.[*] 목소리뿐만 아니라 발 구르기, 손뼉치기 등과 같은 신체를 사용한 소리나 음악, 악기의 사

---

[*] Naess Lewin JL. 2017. 《무용동작치료 임상노트》. 고경순, 이상명(옮김). 시그마프레스.

용은 움직임을 탐색하고 감정 표현을 활성화할 수 있다. 또한 스카프나 리본막대, 공 등의 소도구는 움직임의 확장을 돕는다. 그 밖에도 신체 인식이나 신체 이완을 촉진할 수 있는 바디삭스, 짐볼, 볼풀텐트를 비롯해 다른 집단원들과 움직임을 조율할 수 있는 파라슈트나 스트레칭 밴드(매직도넛) 등 다양한 소도구를 사용할 수 있다.

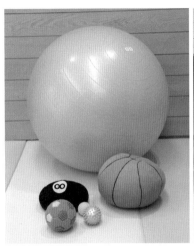
공

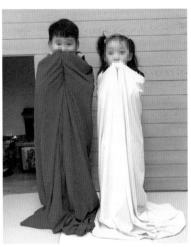
바디삭스

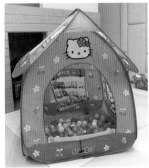
볼풀텐트

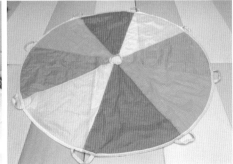
파라슈트

무용동작치료사의 하루

가족의 아침을 준비해야 하는 나의 손발에는 모토가 달린다. 다급히 처리해야 할 일이 생기면 나는 곧잘 흥분한다. 엄마나 아내로 있을 때도 적절하게 치료사의 역량을 발휘하면 좋으련만, 이 '적절함'이라는 성숙의 지표에서 나는 아직도 연습생에 머물러 있다. 서둘러 출근해야 산만해진 정신을 가다듬는 나만의 의례를 진행할 수 있다. 내담자들의 소리에 귀를 기울이려면 내가 고요해져야 한다.

8시 30분: 출근

출근 후 제일 먼저 치료실을 청소한다. 무용동작치료실은 다양한 대상자들의 움직임을 탐색하는 공간이므로 소도구의 청결 못지않게 공간의 청결도 중요하다. 청소가 끝나면 치료 스케줄을 확인하고 EMR 상에서 해당 아동의 무용동작치료 처방이 있는지를 살핀다. 또한 치료 취소나 신입 혹은 퇴원 환자로 인한 스케줄 변동은 없는지 확인한다.

무용동작치료에서는 신체의 감각과 감정을 중요하게 다룬다. 특히 치료적 관계에서 치료사에게 일어나는 신체의 감각과 감정이 내담자를 이해하는 중요한 자료가 된다. 때문에 개인적인 신체적·심리적 자료들과 환자로 인해 일어난 감각과 감정을 구분하는 것이 반드시 필요하다. 영화 〈인셉션〉에서 다른 사람의 꿈에 들어간 인물들이 꿈과 현실을 구분하기 위해 토템을 하나씩 들고 있듯이 나는 활동을 시작하고 마무리할 때 나만의 의식을 행한다. 들떠 있는 호흡이 가라앉을 때까지 가만히 들숨과 날숨에 집중하는 것이다. 몸을 두드리며 경계를 확인하고 팔을 벌리며 가슴을 연다. 준비가 되었다.

9시~9시 30분: 외상성 뇌손상 환우(김정희, 52세)

3주 전, 정희 씨를 처음 보았을 때 그녀는 교통사고로 큰 뇌수술을 받은 지 5개월이 지난 상태였다. 사고 직후에는 일어나 앉지도 못했던 정희 씨가 휠체어에 간신히 앉아 자세를 유지할 수 있게 된 즈음이었다. 움직임 문제뿐만 아니라 인지적으로도 크게 손상된 상태여서 의사소통은 고개를 끄덕이거나 알아들을 수 없는 단모음 소리를 내는 것이 전부였다. 그나마 회기에서 관찰된 바로는 정희 씨가 상대의 말을 이해하지 못하고 있을 확률이 더 높았다. 그녀를 휠체어로 치료실에 안내한 사람은 정희 씨의 큰딸이었다. 큰딸에게 엄마가 좋아했던 음악을 묻자 트로트를 좋아했다고 한다. 나는 정희 씨가 사고를 당하기 전에 즐겨들었을 법한 트로트 음악을 선곡했다. 음악이 나오자 그녀는 고개를 끄덕이며 즐거운 표정을 짓는다.

정희 씨의 오른쪽 신체는 마비가 심했다. 그래서 우리는 스카프나 리본막대와 같이 움직임을 촉진하는 소도구를 사용하여 주로 왼손에서부터 움직임을 시작했다. 50대 초반인 정희 씨는 사고 전에도 꽹장히 흥이 넘치고 에너제틱한 사람이었을 것이다. 그녀는 느린 음악보다 빠르고 리듬감 있는 음악을 선호했다. 음악이 시작되면 정희 씨의 상체는 자연스럽게 바운스를 시작한다. 팔을 얼마나 뻗을 수 있는지, 다리를 얼마나 움직일 수 있는지를 시도하는 그녀의 모험은 도전적이었다. 우리의 대화는 '네'와 '아니오'로 이루어진 제한된 소통이었지만, 경직된 정희 씨의 움직임은 리듬을 타며 부드러워졌고 온몸은 땀에 흠뻑 젖었다.

오늘은 신체 부분들의 움직임 범위를 탐색하는 데 집중했다. 준비가 되면 바닥 공간을 활용하여 서서히 척추 중심의 움직임을 자발적으로 탐색할 수 있도록 도울 것이다. 그녀가 아기였을 때 처음 뒤집고 배밀이 하며 기고 잡고 일어서던 과거의 어느 길을 우리는 다시 걸어가야 한다. 문 앞에 서서 한참을 기다리던 딸이 "엄마, 춤 잘 추던데" 하고 말하자 정희 씨는 입을 벌려 웃는다.

10시 30분~11시: 전반적 발달지연 환아(최서준, 3세)

다음 일정은 서준이의 첫 회기다. 처음 만나기 전에 여유 있게 EMR로 기록된 다른 치료들의 진행 사항을 살펴본다. 기록에 의하면 전반적 발달지연으로 진단받은 서준이는 의사소통이 어렵고 착석이 필요한 치료에서도 산만하게 돌아다닌다. 감각적 자극에도 예민하여 매체에 자발적으로 접근하고 탐색하기까지 오랜 시간이 걸린다는 보고도 있다. 첫 회기에서는 서준이가 안전함을 느낄 수 있도록 공간을 확보해주고 개입을 최소화하여 움직임을 미러링하는 것이 좋겠다. 미러링은 단순히 움직임의 형태를 따라 하는 모방의 수준이 아니라 내담자의 경험을 운동감각적kinesthetically 차원에서 공감적으로 반영하는 것이다.

시간이 되자 서준이가 치료실로 들어왔다. 아이는 매체장 주위를 맴돌며 입으로 소리를 낸다. 나는 서준이와 거리를 유지한 채 아이가 입의 마찰을 이용하여 소리 내는 것을 반영해주었다. 치료실에 혼자 존재하듯 한동안 공간을 배회하던 아이는 벽에 몸을 치대며 이동하더니 갑자기 원을 그리며 돌기 시작한다. 나도 속도감을 조절하여 환아와의 거리를 유지하면서 함께 원을 돌았다. 처음에는 나를 의식하지 않는 것 같더니 같은 간격을 유지하며 돌고 있는 나와 곧 눈이 마주쳤다. 여러 차례 눈맞춤이 일어나며 원 돌기가 빠르게 진행되더니 우리의 움직임은 달아나고 추격하는 흥분감이 있는 놀이가 되었다. 좋은 사인이다. 첫 만남에 놀이가 나타났고 우리의 눈맞춤과 거리감은 일정 시간 유지되었다. 다음 시간에는 아이를 잡았다가 놓칠 수 있을 정도로 우리의 거리가 좁혀지길 기대하며 첫 만남을 마무리했다.

11시~11시 30분: 지적장애 환아(문지연, 5세)

며칠 전 나는 지적장애가 있는 지연이의 사례를 다루며 임상감독자 앞에서 지연이를 몸으로 표현해보았다. 지연이에게 긴장이 많은 것은 알고 있었지만 직접 내 몸으로 표현embodiment해보니 온몸으로 불쾌한 긴장감이 느껴졌다. 내가 지연이를 신체로 표현하는 동안 임상감독자는 나의 신체에서 일어나는 감각적인 자극과 느낌이 무엇을 의미하는지 탐색할 수 있도록 질문했다. 지연이는 낮은 인지기능으로 인해 상황에 맞게 적절하게 행동하기를 바라는 주위의 기대에 부응하기가 긴장되고 힘들었을 것이다. 나는 지연이가 되는 연습을 하면서 좀 더 발산적이고 규칙이 단순한 놀이로 치료 계획을 수정할 필요가 있음을 느꼈다. 슈퍼비전이라고도 부르는 임상감독은 단순히 회기에서 일어나는 궁금증을 해소하는 것뿐만 아니라 치료의 질과 객관성을 유지하는 데 필수적이며, 치료사로서 일어나는 많은 정서적 영향들을 성장과 통찰의 동력으로 삼을 수 있도록 지지한다. 때문에 임상감독은 초보 치료사에겐 말할 것도 없고, 경력이 많은 치료사나 임상감독자 역시 또 다른 임상감독자를 필요로 한다.

신체에 긴장이 많고 경직된 지연이가 실내화를 발로 획 차내듯 벗어 던지고 입실한다. 잠시 생활 습관에 포커스를 맞춰 신발을 잘 정리하도록 할 것인가 고민하다가 목표로 하고 있는 이완의 사인으로 받아들이기로 한다. 우리는 텐트 안에 볼풀공을 가득 채우고 텐트 밖으로 던지기도 하고 옷 안에 볼풀공을 넣어 신체를 부풀린 채 바닥을 뒹굴기도 한다. 지연이는 지난 시간과 비슷한 움직임의 양상을 보였으나 입실부터 오늘은 다른 태도를 보였고, 좀 더 규칙이 단순해진 놀이에서 이완하는 모습이 나타났다. 지연이가 치료실에서 반복해서 보여주는 행동들 중에 미묘한 변화들을 알아차리고 아이와 부모에게 반영해주는 것은 치료사의 아주 중요한 역할이다.

12시 30분~13시 30분: 점심시간

누군가와 몸으로 공감한다는 건 굉장히 많은 에너지가 소모되는 일이다. 오전에 움직임이 격렬한 아이들과 만나고 나면 한두 시간이나 남은 점심시간이 아득하게 느껴질 때도 있다. 식사를 하면서 주고받는 동료들과의 이야기는 작은 피어비전*이 된다. 만약 점심시간이 회의나 컨퍼런스 혹은 내부교육으로 대체되면 점심 메뉴는 김밥이 되는데, 초반에는 여러 종류의 김밥을 선택했다가 점차 같은 종류의 김밥을 주문하게 된다. 김밥의 선택에도 개인의 선호나 경향성이 형성된다. 치료 안에서도 치료사가 선호하여 사용하는 치료적 개입들이 있다. 자신이 어떤 개입을 주로 사용하는지 개입 경향을 분석하는 일은 치료사가 자신을 이

---

* 피어비전(peervision)은 동료 간의 수평적인 관계에서 이루어지는 자문 활동이다.

해하고 필요한 전문적 역량을 향상시키기 위해서 중요한 과제이다.

13시 30분~14시: 이동

점심을 먹자마자 병원 근처에 위치한 구립노인복지관으로 이동했다. 오늘은 백세총명학교 후속모임이 있는 날이다. 병원에서 운영하는 백세총명학교에서는 초기 치매 진단이나 경도인지장애를 진단받은 노인분들을 위한 프로그램을 진행한다. 백세총명학교의 과정을 이수하신 분들은 병원 소속 사회복지사의 관리하에 후속모임에 정기적으로 참여한다. 나는 이 집단에 갈 때마다 10여 년 전 치매로 돌아가신 외할머니를 떠올린다. 그때는 치매에 대한 이해나 치매 가족의 역할이 무엇인지도 모른 채 외할머니를 둘러싼 모든 가족들이 힘들어했다. 백세총명 후속모임에 오시는 한 분, 한 분의 얼굴에서 나는 외할머니를 느낀다. 그때 외할머니에게 다하지 못한 무언가를 백세총명학교에 참여하시는 분들과 나눌 수 있다는 건 나로서도 다행스러운 일이다.

14시~15시: 경도인지장애 및 초기 치매 노인 그룹 치료(백세총명학교 후속모임)

오늘은 스페인 여행을 주제로 스카프와 커다란 장미꽃 핀을 준비했다. 예전에 여행을 떠났던 기억을 떠올려보고 여행 준비를 연상하는 동작으로 신체를 활성화하거나, 선크림을 전신에 바르는 동작처럼 구체적인 상황을 설정해 자신의 신체와 자연스럽게 접촉할 수 있도록 돕는다. 간단한 플라멩코의 손동작을 하거나 비제의 〈투우사의 노래〉에 맞춰 스카프를 흔들기도 한다. 집단원들과 손을 잡고 원을 이루거나, 자신이 젊을 때 들었던 유행가에 맞춰 스텝을 밟으며 움직일 때 그들은 더 이상

치매 환자가 아니다. 신체를 움직이고 다른 집단원들과 접촉하는 동안
에는 서서히 인지기능을 잃고 있다는 두려움으로 고립된 환자가 아니라
이러한 두려움을 함께 나눌 수 있는 누군가의 친구가 된다.

15시 40분~17시: 대그룹 음악무용동작치료 준비 및 치료(7~8세 환아, 9명)

다시 병원으로 돌아와 발달지연로 진단받은 아동들을 위해 대그룹 치
료를 준비한다. 처음에는 발달지연 진단 아동 중에서 초등학교 입학을
앞둔 미취학 아동들의 적응을 돕기 위해 고안된 프로그램이다. 프로그
램 초기부터 함께한 친구들이 벌써 2, 3학년이 되었다. 아이들은 여전히
노래를 부르고 움직임 놀이하는 것을 좋아한다. 나는 이 프로그램을 특
히 좋아하는데 그것은 음악과 무용동작이 함께 진행되는 그룹수업이라
집단에게 필요한 과제에 맞게 매체를 실험적으로 결합하여 프로그램을
만들 수 있기 때문이다. 나는 개인적으로 춤과 음악과 치료의 신인 아폴
로가 이 그룹을 관장한다고 생각한다. 사실 리듬을 나타내는 말은 음악
뿐만 아니라 움직임과도 연결되어 있다. 춤은 몸으로 표현하는 리듬의
다른 이름이다. 나는 노래에 맞춰 움직이거나 움직임을 반영해주는 즉
각적인 음악적 요소들이 있을 때, 아이들의 움직임이 얼마나 강력하게
지지받는지를 목격한다. 오늘은 아이들이 원을 이뤄서 빠르게 혹은 느
리게 에그셰이커를 전달해보는 것으로 시작해 파라슈트를 활용한 간단
한 규칙이 있는 움직임 놀이가 진행되었다. 발달지연으로 어려움을 겪
는 아이들이 친구들과 예술적 활동을 즐기며 자기조절력과 표현력을 배
워나가는 건 정말 멋진 일이다.

17시 이후: 프로그램 논의 및 정리, EMR 기록지 작성

기록지를 쓰면서 나는 오늘 진행되었던 치료 과정을 머릿속으로 재현해본다. 이 과정은 치료 기록 이상의 가치가 있다. 과정을 진행한 후 그 기억이 눈 녹듯이 너무 빠르게 녹아내리는 것도 문제지만 치료 데이터를 정리하고 평가한 후, 다음 치료 계획을 세우는 것은 본 치료만큼이나 중요한 일이다. 무엇보다 기록지를 쓰는 것은 치료실에서 함께 움직이고 있는 내담자와 치료사인 나 자신을 동시에 주시할 수 있는 '관찰자아'의 힘을 키우는 과정이 된다.

오늘 사용한 도구에 소독액을 뿌려 닦아놓으면 퇴근을 해도 좋다. 가끔은 나에게도 가정이 있고 양육과 돌봄이 필요한 아이들이 있다는 게 버거울 때도 있지만, 일과 가정의 균형을 위한 적절한 에너지 배분과 치료 스케줄 조정은 필수적이다. 효율적으로 에너지를 분배하고 고갈되지 않도록 쉼의 시간이 필요하다. 부르르 몸을 털고 세정실에서 물비누로 거품을 내어 손을 씻는다. 치료실에서 겪었던 그 공감의 감정들과 근육의 기억들을 털고 닦는 내 나름의 의식이다. 이젠 정말 퇴근할 시간!

무용동작치료에 대한 오해

Q 무용동작치료를 받으려면 춤을 잘 춰야 하나요?

흔히 공연예술로서의 춤을 떠올리며 무용동작치료에 부담을 갖는 분들이 많습니다. 그러나 무용동작치료에서 사용하는 신체 움직임은 테크닉에 집중하기보다, 내면의 상태나 욕구를 창의적이고 표현적으로 드러내는 움직임입니다. 여기에는 호흡, 제스처, 자세, 표정, 소리 및 움직임 등이 포함되어 있습니다.

Q 무용 프로그램에 참여해 춤을 추면 기분이 전환되거나 운동 효과를 경험하는데, 이것은 무용동작치료와 어떻게 다른가요?

리듬감 있는 놀이를 하거나 춤을 추는 행위는 자기의 몸에 대한 느낌을 향상시키고 움직임을 조절할 수 있도록 도울 뿐만 아니라 정서적인 환기나 카타르시스를 동반하기도 합니다. 반면 무용동작치료는 감정의 정화나 신체적 운동 효과에서 끝나지 않고 움직임을 통하여 개인의 심리적인 문제를 다룰 수 있도록 돕습니다. 때문에 무용동작치료는 어떤 스텝이나 안무된 동작을 가르치기보다, 감정과 이미지의 흐름에 집중하여 움직이거나 그러한 움직임의 경험들을 언어화하여 자신의 심리적·정서적 경험들과 신체적 경험들을 통합해나가는 것을 중요시합니다.

Q 움직임이 제한적인 사람도 무용동작치료를 받을 수 있나요?

무용동작치료에서는 대상자에 대한 움직임 관찰에 의거해 신체 움직임의 수행 정도, 인지, 정서 또는 의사소통 및 사회발달 수준을 고루 평가한 후 치료 목표를 설정합니다. 대상자에 따라 필요한 움직임 발달을 촉진하거나 내적 움직임을 이끌어내도록 개입하기 때문에, 의사소통에 어려움이 있는 대상자들이나 움직임이 제한적인 사람들도 충분히 무용동작치료를 받을 수 있습니다.

Q 무용동작치료와 물리치료와의 차이점은 무엇인가요?

무용동작치료에서는 대상자의 몸, 움직임의 특질, 공간의 사용, 신체의 형태 등을 다루며 움직임에서 드러나는 비언어적인 표현들에 주목합니다. 인간의 신체 움직임은 생애 초기부터 생의 주기마다 필요한 욕구와 과제들을 해결하는 과정에서 특정한 리듬을 가지고 발달하게 되며, 대상자의 심리 상태와 긴밀하게 연결되어 있어 전인적인 발달을 촉진하는 데 중요한 매체가 됩니다. 반면 물리치료는 노화, 부상, 질병 또는 환경 요인에 의한 운동기능 저하를 극복하고 손상된 근골격계의 운동 능력과 기능성을 향상시키는 것을 목적으로 합니다.

5장
마음의 소리를 보다

5장은 미술치료 시간에 작업한 환우들의 작품과 미술치료사의 작품으로 구성되어 있다. 세상 어디에도 없는 단 하나의 작품을 통해 환우들의 마음의 소리를 보고 삶의 희로애락을 느낄 수 있다. 활동을 진행한 치료사들의 수고도 작품 속에 고스란히 녹아 있다. 언어로 다 표현되지 못하거나 의식하지 못했던 감정, 그리고 내면세계가 표현되었고, 창조적인 미술 활동이 가지는 정화 기능으로 불안정했던 감정이 완화되기도 하였다. 개별 치료는 개인의 정서 및 발달을 위한 시간이며, 그룹 치료에서는 상호작용을 통한 모방이나 나눔, 협동심 등을 경험할 수 있다.

목차

대표 집필자

조지연, 주지은

미술치료사

고정윤, 권소현, 김명종, 김수미, 이희숙, 정지혜, 조지연

암 환우 미술치료

암 환우를 위해 진행하는 미술치료 프로그램은 내담자가 감정이나 내면세계를 그림으로 표현하면서 자신의 마음을 돌아볼 수 있도록 도와줍니다. 암이라는 질환으로 인하여 정신적·감정적으로 우울과 극도의 불안을 느낄 수 있는 암 환우들이 그림을 그리면서 스트레스를 완화할 수 있습니다.

※ 〈물과 바람 그리고 나무〉를 제외한 작품들은 항암치료를 마치고 3개월마다 정기 진료를 받는 환우들의 작품입니다.

눈 속에서도 꽃을 피우는 설매화

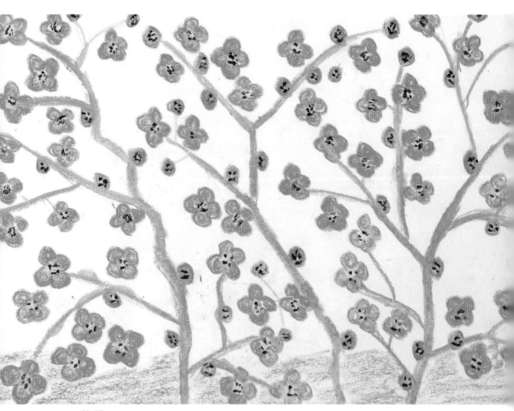

39×27cm
도화지, 크레파스

핑크빛 봄소식을 전해요.
"일어나세요!"라는 편지가 왔어요.

일 년 중 가장 먼저 꽃을 피우는 설매화는 봄을 알리는 전령입니다.
작고 여리지만 눈 속에서도 꽃을 피워내는 설매화처럼,
현재의 어려움 속에서도 포기하지 않고 아픔을 이겨내고
마음에 꽃이 활짝 피어나기를 소망하며 그림을 그렸습니다.

물과 바람 그리고 나무

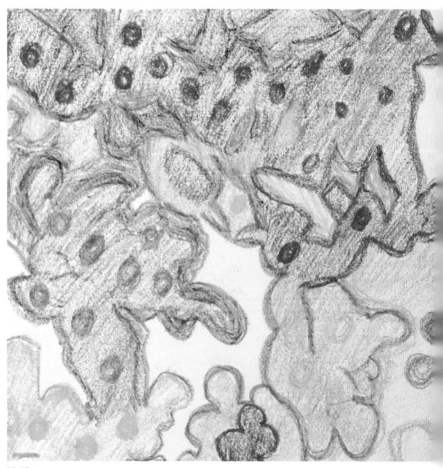

39×27cm
도화지, 크레파스

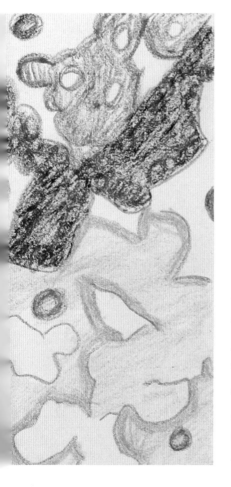

어느 따스한 봄날
계곡 소리를 들어요.
바람, 나무, 빛이 나에게로 와요.
기쁨과 감동의 마음이 솟아나요.

내담자는 잊지 못할 경험을 그림으로 표현했습
니다. 어느 따스한 봄날, 계곡 옆 벤치에서 쉬
고 있는데 바람에 흔들리는 나뭇잎의 그림자가
벤치 위에 잡힐 듯 말 듯 여리면서도 강하게 비
추어지는 광경을 보았습니다. 빛과 바람 그리
고 자연이 빚어낸 경이로움을 떠올리며 겸손한
마음으로 그림자를 그리고 색을 칠하는 마음
은 기쁨과 감동 그 자체였다고 합니다.

파도

우르르 쾅쾅!
비가 내리는 캄캄한 밤에 홀로 선 나를 바라보아요.
두렵기도 하고 무섭기도 해요.
고요해진 바다 저편으로 한 줄기 태양의 빛이 떠오르네요.

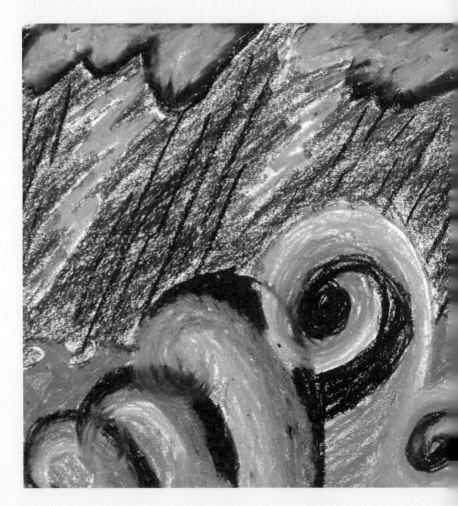

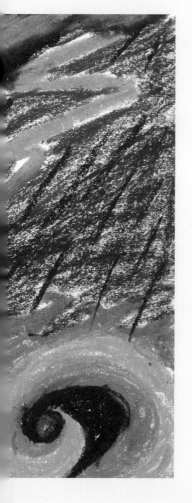

내담자는 미술 활동을 통해 내면을 바라보고 감정을 표현하면서 잠시나마 현재의 고통을 잊었다고 했습니다. 비록 당장은 비가 내리고 캄캄할지라도 언젠가는 환한 햇살이 비추는 아침이 오듯이, 항암치료를 잘 받다 보면 머지않아 몸이 건강해지고 자신의 마음에도 평화가 찾아오게 될 거라는 희망이 생겼다고 말했습니다.

39×27cm
도화지, 크레파스

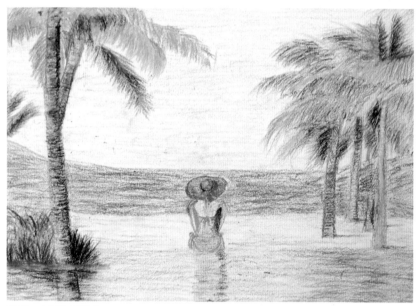

39×27cm, 도화지, 크레파스

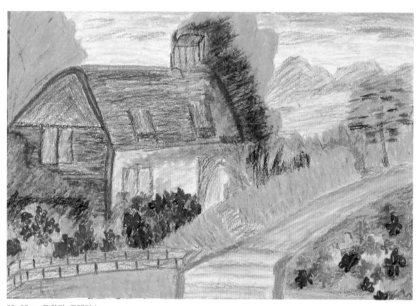

39×27cm, 도화지, 크레파스

300

미래에 대한 소망

끼룩끼룩 갈매기와 만나요.
물에 비친 모자 쓴 나와도 만나요.
옅은 미소가 번져요.

'휴식'을 주제로 한 작품입니다.
내담자가 책에서 본 시원한 바닷가 그림을 표현했습니다. 그림 속 여자는
핑크색 비키니 수영복을 입고 핑크색 모자를 쓴 채 해변에 앉아 있습니다.
양옆으로는 초록 잎을 길게 늘어뜨린 열대나무가 시원한 그늘을 만들어주고 있습니다.
지금은 치료 때문에 답답한 병실에 있지만, 치료가 끝나면 예쁜 수영복을 입고
시원한 바닷가에 앉아 있을 모습을 상상하며 그렸습니다.

미래의 나의 집

자연과 더불어 있으면 몸과 마음이 편안해져요.
꽃향기를 쫓아 벌과 나비가 날아와요.
걱정과 고민은 사라지고 행복만이 찾아와요.

'살고 싶은 집'을 주제로 그린 그림입니다.
내담자는 자연과 함께 휴식을 취할 수 있는 숲속 나무집을 표현했습니다.
잎이 무성한 푸른 나무가 있고, 정원에는 색색의 꽃이 가득합니다.
향긋한 꽃향기 속에서 아무런 걱정도 고민도 없이
행복하게 살고 싶은 소망을 표현했습니다.

별마루 환우를 위한 미술치료

명지병원 정신건강의학과 낮병동 '별마루'는 낮 동안만 통합적 치료와 재활 프로그램에 참여하는 통원 형식의 입원치료 프로그램입니다. 대상 질환은 조현병이나 기분장애와 같이 재발이 잦은 정신질환들로 기질성뇌증후군, 불안장애, 정동장애, 공황장애, 강박장애, 불면증, 알코올의존증, 사회공포증 및 대인공포증, 우울증 등입니다. 정신건강의학과와 예술치유센터가 연계되어 별마루 환우들에게 음악, 연극, 미술 그룹 치료를 진행하고 있습니다.

다음은 20대~50대까지 조현병 환우들의 집단작품으로, 이들에게는 7~8년의 장기적인 치료가 진행되고 있습니다.

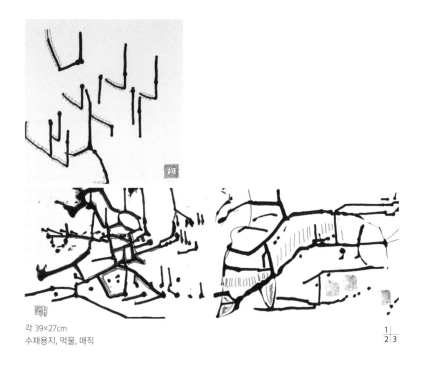

각 39×27cm
수채용지, 먹물, 매직

1
2 3

먹물 난화

먹물을 한두 방울 떨어뜨려 보아요.
위로, 아래로, 옆으로 흐르게 해보아요.
느낌에 따라 형태를 찾아보아요.

장기적인 치료로 매체에 싫증 나 있는 환우들을 위해 단순 미술 활동이 아닌, 전문가
적 기법에 대해 배우고 자기만의 방법으로 표현해보는 시간이었습니다. 먹물을 떨어뜨
린 후 형태를 찾아 그림으로 완성하는 먹물 난화입니다. 자유연상을 통하여 무의식을
의식화하면서 완성도에 대한 부담감을 줄이고 창의적인 표현이 이루어질 수 있었습니
다. 첫 번째 작품은 〈가을〉, 두 번째 작품은 〈로봇〉, 마지막 작품은 〈조랑말〉입니다.

습식수채화

후드득후드득
창밖에 비가 내려요.
눈을 감고 들어보아요.

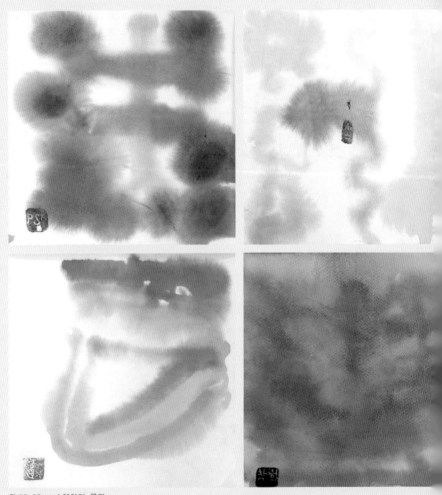

각 25×25cm, 수채화지, 물감

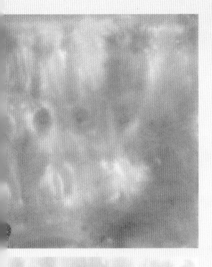

젖은 종이에 물감이 번지는 기법을 활용하는 습식수채화 작업을 해보았습니다. 물이 주는 포용력과 물감이 보여주는 번짐의 운동감은 정서적 안정을 주고 완성도에 대한 부담을 줄여 성취감을 높여주었습니다. 빨강, 노랑, 파랑의 3원색이 섞이는 모습을 가만히 관찰해볼 수 있습니다.

첫 번째 작품은 〈조금 더 열심히〉, 두 번째 작품은 〈바다와 등대〉, 세 번째 작품은 〈무지개와 여러 가지 꽃〉, 네 번째 작품은 〈불꽃놀이〉, 다섯 번째 작품은 〈물, 불, 태양〉, 여섯 번째 작품은 〈비오는 숲속〉입니다.

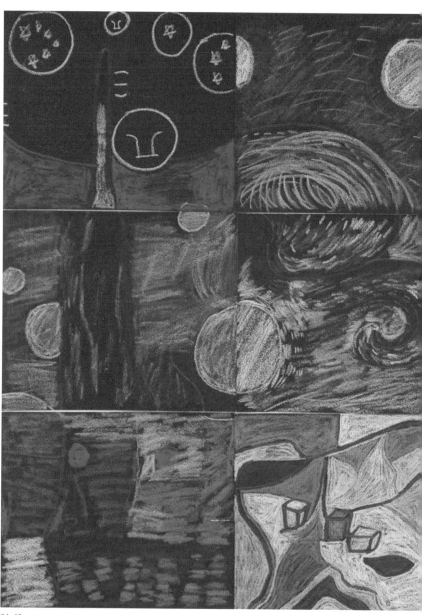

84×69cm
사포, 색연필

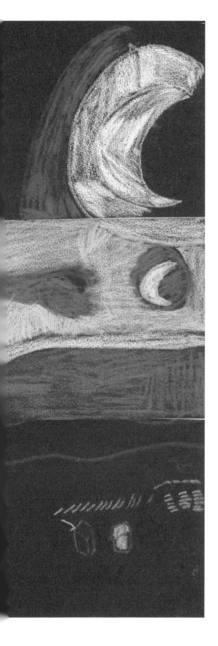

고흐의 별 헤는 밤

고개를 들어 밤하늘을 한번 보아요.
별과 달을 만나보아요.
슥슥 삭삭, 사포에 그려보아요.

집단작품입니다.
환경에 대한 이해와 그 환경을 구성하는
자신의 역할을 통해 내담자들은
소속감을 느끼며 높은 참여도를 보였습니다.
의사결정 부분에서 서로 조율하는 모습을
보였으며 문제해결에 사고의 유연성을 보이는
리더를 정하여 리더십을 발휘하게 했습니다.

도시 설계

뚝딱뚝딱 집을 지어요.
쿵쾅쿵쾅 학교도 지어요.
슥슥삭삭 마트도 지어요.

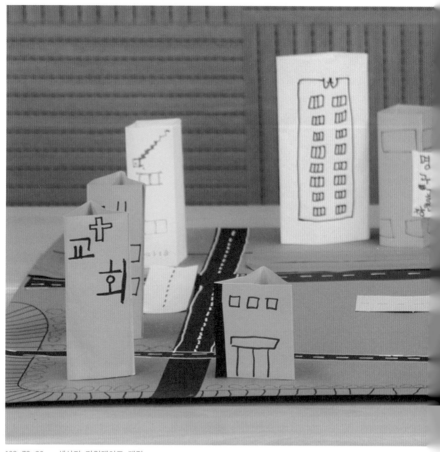

109×79×20cm, 색상지, 라인테이프, 매직

우리가 살고 있는 도시를 생각해보고

무엇을 만들지 고민을 나눈 후 중요한 시설을 만들어 보았습니다.

서로 다른 사람들이 만나 이루어진 이 세상은

모두의 소중한 보금자리입니다.

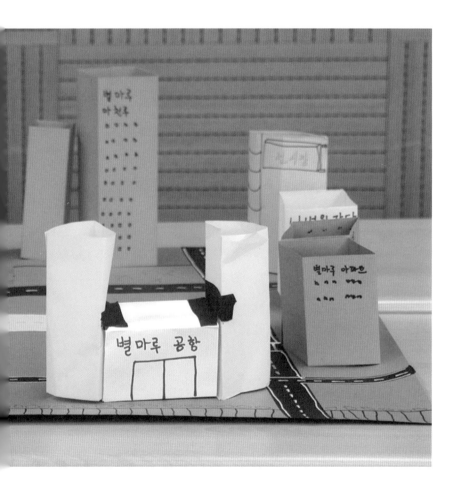

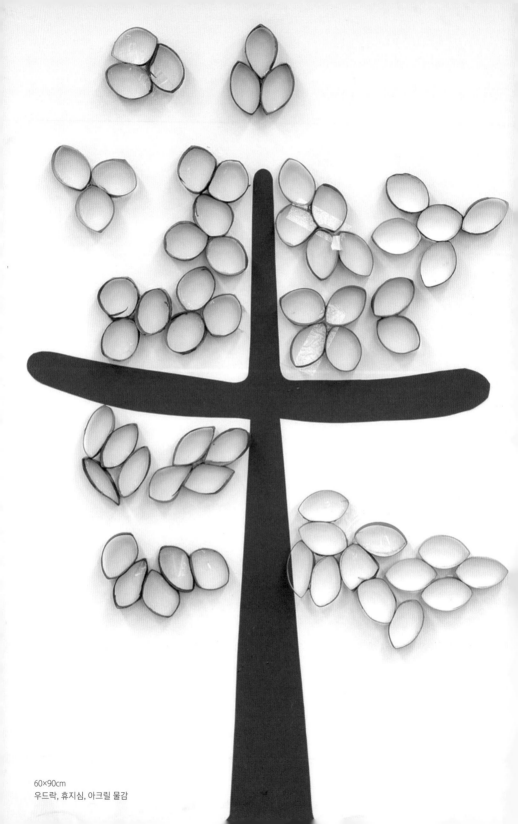

60×90cm
우드락, 휴지심, 아크릴 물감

마음의 나무(공동작품)

알록달록 우리만의 나무를 만들어요.
앙상한 가지에 나뭇잎이 하나둘 생겨요.
연약한 우리 마음에 사랑의 빛이 하나둘 생겨요.

명지병원의 상징 '파란나무'를 모티브로 그룹의 상징나무를 만들었습니다.
휴지심을 자르고 물감으로 칠해 나뭇잎을 만들었으며,
집단원이 함께 한 작품을 만들고 제목을 지어보면서
결속력과 유대관계를 형성하게 되었습니다.
의료법인 명지의료재단의 상징인 '파란나무'는 세상을 향해 사랑을 표현하는
두 팔 벌린 기둥을 중심으로 왕성한 교육과 의료를 통한
사랑의 실천을 의미하는 무성한 나뭇잎으로 구성되어 있습니다.

요한의 집 그룹 미술치료

요한의 집은 강화도 소재의 '우리마을(촌장-김성수 전 대한성공회 대주교)'에 위치한 발달장애우 거주시설입니다. 30여 명의 중증장애우들이 거주하고 있는 요한의 집은 지적 및 자폐성 성인 장애우에게 안정된 거주서비스와 당사자의 욕구에 기초한 서비스를 제공하여 사회 적응 및 자립 능력을 향상시키고 장애우가 지역사회 내에서 사회통합적인 행복한 삶을 영위하도록 돕고 있습니다. 2017년부터 명지병원과 MOU를 맺고 7명의 장애우들이 매달 병원을 방문하여 음악, 미술, 연극, 무용동작 그룹 치료를 받고 있습니다. 다양한 예술 활동 체험을 통해 스트레스 해소 및 심리 정서적 문제 해결 효과를 도와 안정적인 공동체 생활을 하도록 지원하는 프로그램입니다.

사랑하는 사람에게 전하는 꽃다발

수줍게 꽃다발을 내밀어요.
사랑의 마음을 전해요.

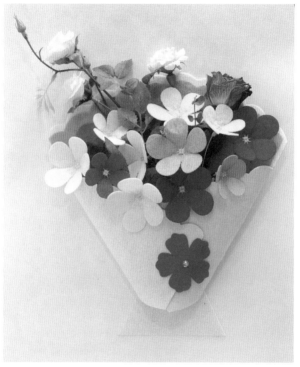

22×30cm
펠트, 철사

집단작품 중 일부

꽃잎과 철사를 연결해 알록달록한 꽃을 만들고, 구름 솜이 담긴 화분에 꽃을 꽂으니 멋진 화분이 되었습니다. 예쁜 포장지로 감싸주니 꽃다발이 완성되었습니다. 꽃을 만들어 화분에 심고 꽃다발로 포장하는 과정은 내담자들에게 인지적으로 도움이 되며 긍정적 정서를 제공합니다.

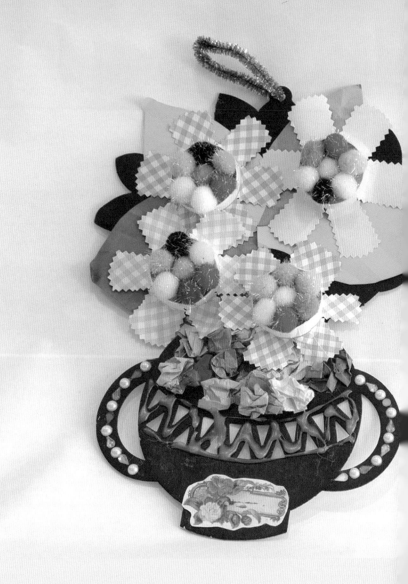

내 방을 환하게 밝혀줄 화분

빨강, 노랑, 분홍 예쁜 꽃이 피어요.
내 방을 환하게 밝힐 화분이에요.
행복한 집으로 놀러오세요.

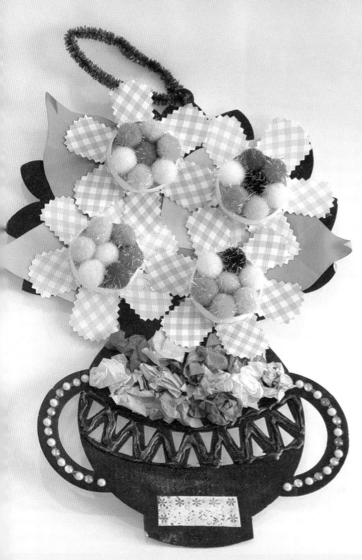

각 26×34cm, 혼합재료

예쁜 꽃을 만들면서 즐거워하는 내담자들의 행복 바이러스가 작업 내내 주변에 전파
되었습니다. 긍정적 정서 지원과 인지적 도움을 주는 작업으로 화분을 완성하면서 촉
감, 시각, 소근육 활동을 할 수 있었습니다. 더불어 색상, 개수, 위치 등을 기억하며 인
지적으로도 도움이 되었습니다.

나무숲(집단작품)

황금빛 나무에 상큼한 열매가 맺혀요.
나무줄기가 반짝거려요.
무지개 숲을 만들어요.

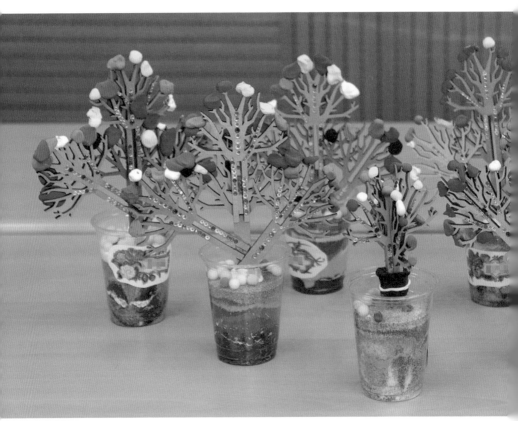

100×50×28cm
색모래, 투명컵, 나무본 우드스틱,
컬러점토

나무는 각자의 개성을 표현하기에 좋은 소재입니다. 황금빛 나무에 다양한 색을 입힌 작품을 한곳에 모아 나무숲을 만들어 보았습니다. 평면적인 나무에서 입체나무로 작업의 변화를 시도하였고, 투명한 컵을 화분으로 사용해 색색의 모래가 보이도록 했습니다. 내담자들은 모래를 채워 넣는 과정을 다소 어려워했으나 점차 과정을 이해하면서 색모래를 차곡차곡 쌓아 화분을 완성했습니다.

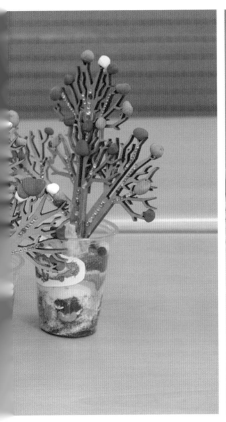
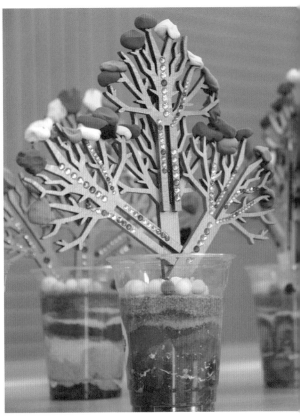

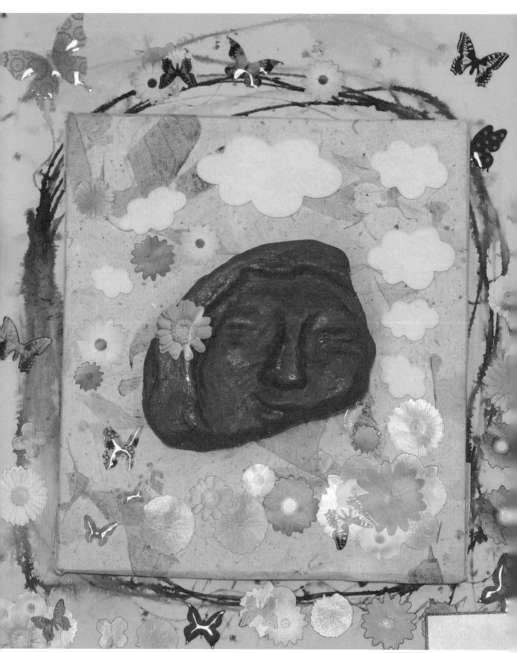

18×19cm, 석고 기와, 우드락, 아크릴 물감, 혼합재료

천년의 미소

방글방글 꽃이 피어요.
나비가 훨훨 날아와 앉아요.
늘 미소 짓는 내 친구 서영이 같아요.

'신라의 미소'라고도 불리는 〈경주 얼굴무늬 수막새〉는
미소 짓는 사람 모양으로 제작된 독특한 문양의 기와입니다.
이 기와 액자를 만들면서 누군가 "서영(가명)이 닮았다!"라고 했는데
정말 늘 미소 지으시는 서영 님과 꼭 닮아 있었습니다.
사인펜이 번지는 느낌과 이중 액자의 입체감을 느끼며 얼굴과 배경을 표현합니다.
현빈(가명) 님은 머리에 꽃 장식을 달고 액자를 어떻게 장식할지 한참 고민하더니
아래쪽에 꽃과 나비를 꾸몄습니다.
정서적 반영과 함께 공간을 인지하여 표현하는 과정으로 진행되었습니다.

해마루 환우를 위한 미술치료

해마루는 '해가 들어오는 마루'라는 뜻으로, 다양한 정신적인 어려움을 겪고 있는 환우들에게 반개방형 병동 생활을 제공합니다. 입원 환우들을 대상으로 매주 진행되고 있으며, 미술작품을 만드는 창조적 과정을 통해 정신병리적 경험들을 통합하고 부정적 감정 및 갈등을 해소할 수 있습니다.

매회기 다른 구성원이 참여하며 10대~50대의 다양한 연령층이 참여하고 있습니다.

연하장

새해가 밝았어요.
새해 소망을 나눠요.
나에게 연하장을 보내요.

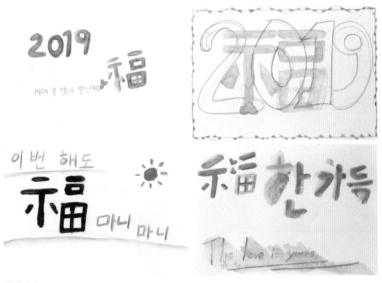

각 20×14cm
도화지, 수채 색연필

기해년 새해를 맞아 자신에게 쓰는 연하장을 만들었습니다. 수채 색연필로 '복福' 자를
쓴 후 붓을 이용해 수채화 효과를 내고 남은 여백은 자유롭게 꾸몄습니다. 카드의 안
쪽에는 스스로에게 해주고 싶은 말을 적은 후 집단원들과 공유하는 시간을 가졌습니
다. '열심히 공부해서 의사가 되고 싶다', '소중한 사람들을 놓치지 않기', '소소한 행복을
누릴 줄 아는 사람이 되기', '꿈이 있는 사람 되기' 등의 다짐을 해보았습니다.

고흐 사포화

밤하늘의 은하수를 보아요.
아몬드 꽃의 향기를 느껴요.

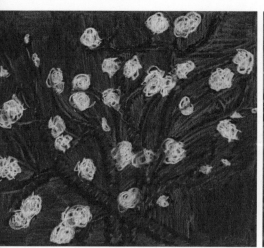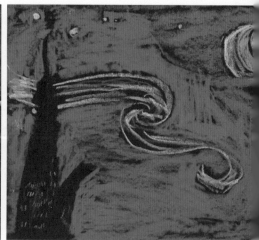

각 28×23cm
사포지, 크레파스

빈센트 반 고흐의 〈별이 빛나는 밤〉에 나오는 '아몬드 나무'를 따라 그리면서 인지 왜곡을 수정하는 활동을 했습니다. 선명한 발색이 가능한 사포에 크레파스를 이용하여 자유롭게 표현할 수 있었습니다. 작품이 내 마음 어디와 맞닿아 있는지 이야기하고 집단원들과 함께 고흐의 삶과 작품의 예술적 가치에 대하여 돌아보는 시간을 가졌습니다.

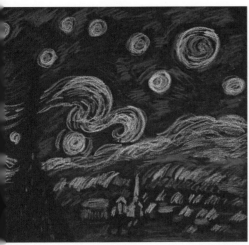 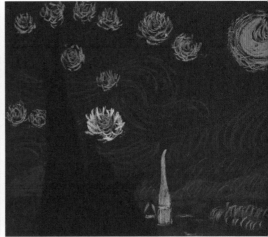

낙엽 연상하기

나뭇잎이 우수수 떨어지는 멋진 가을날을 생각해보아요.
친구와 기차 타며 여행하기도 해요.
들판에 내 옷을 입은 허수아비도 떠올라요.

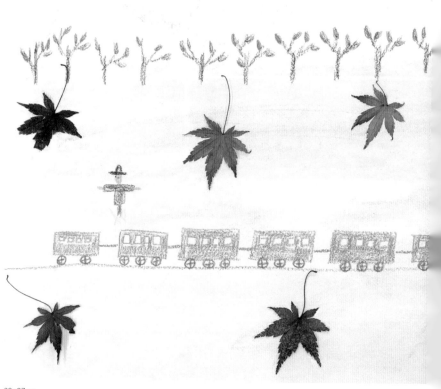

39×27cm
도화지, 색연필, 낙엽

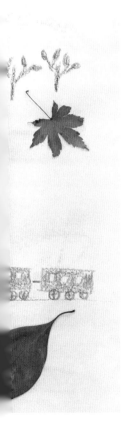

40대 초반 여성의 작품입니다. 계절감 자극을 통한 자유연상 활동이
었습니다. 내담자는 단풍잎을 보며 과거에 친구와 함께했던 기차 여
행이 떠올랐고, 창밖의 가을 풍경을 묘사하며 노랗게 익은 벼와 허수
아비가 있었다고 기억해냈습니다. 작업하면서 그때의 감정이 떠올라
행복했다고 말하며 미소 짓기도 했습니다.

재활 아동을 위한 미술치료

소아재활병동 입원 및 외래 환아를 대상으로 하는 미술치료는 아동의 흥미와 발달단계에 맞는 의미 있는 미술 활동을 제공함으로써 인지, 감각, 신경, 정서, 행동 전반에 긍정적인 영향을 끼치게 됩니다. 아동들은 미술 활동을 통해 자신의 내적세계를 자발적으로 음미할 수 있으며 그들이 발산하고 표현하는 행동 그 자체를 지지받을 수 있습니다.

꼼지락꼼지락

바스락바스락
꾸깃꾸깃
보들보들

3세 지적장애 아동의 작품입니다. 촉감, 시각, 청각 자극이 되는 재료들을 이용해 소
근육 활동을 진행했습니다. 손에서 느껴지는 재미있는 감촉과 소리를 통해 민감한 촉
감 자극을 이완하고 작업을 지속할 수 있는 시간이 늘어났습니다.

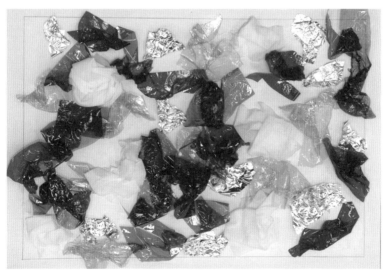

39×27cm
도화지, 복합재료

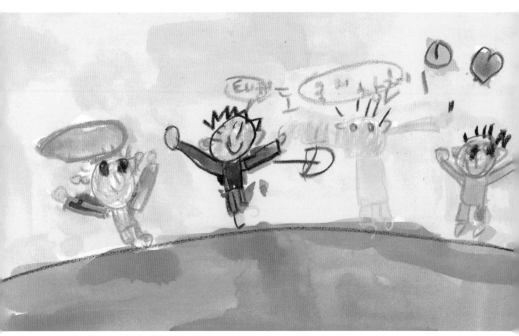

39×27cm, 도화지, 크레파스, 수채화 물감

친구들과 무대에서 노래 불러요

다다다다 도망가고 싶어요.
미영이가 손을 잡아주네요.
함께 노래를 부르고 악기도 연주해요.

디조지증후군*을 가진 7세 아동의 작품입니다. 떨려서 도망가고 싶지만 꾹 참고 무대
에 올라 사람들 앞에서 연극을 공연했던 장면을 그림으로 그려보았습니다. 용기를 낸
덕분에 긍정적 지지를 받게 되었고, 자신감이 향상되었습니다.

---

* 디조지증후군(Di George's syndrome)이란 태아 발생 시 22번 염색체의 특정 부분이 결손하여 생기는
  복합적 질환이다.

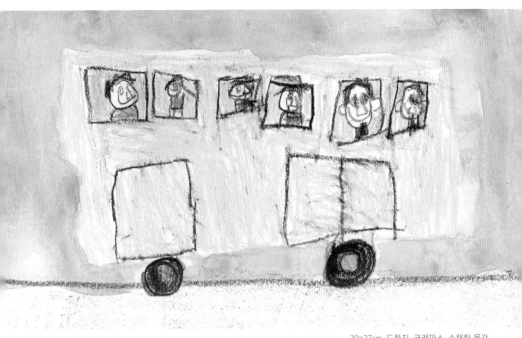

39×27cm, 도화지, 크레파스, 수채화 물감

친구들과 소풍 가는 날

김밥 싸서 소풍을 가요.
푸르른 잔디와 맑은 하늘을 보아요.
까르르 웃고 뛰어놀아요.

7세 발달지연 아동의 작품입니다. 친구들과 즐겁게 소풍 가는 모습을 그렸습니다. 좋아하는 소재를 그리면서 기법을 배웠고, 장난치는 모습을 크레파스로 그리며 표현법을 확장할 수 있었습니다. 재미있는 작업을 통해 그리기에 대한 부담감이 줄고 점차 자신감을 회복했습니다.

곰 만다라

곰 문양의 만다라를 보아요.
원으로 하나가 되어요.

재활 아동들의 작품입니다. 컬러점토는 상상력을 자극하고 촉감이 부드러워 작업에 활용하기 좋습니다. 또한 조형 작업을 하기 편리해서 모든 연령대가 사용하기 좋은 재료입니다. 재미있게 주무르며 놀던 재료로 형태를 만들면서 소근육 및 시지각 협응이 발달하고, 인지적으로 색상과 형태를 익히며, 세부적인 구성 요소를 알게 됩니다. 완성된 점토 작품으로 역할놀이를 하면서 자기표현과 또래 관계 표현을 할 수 있었습니다.

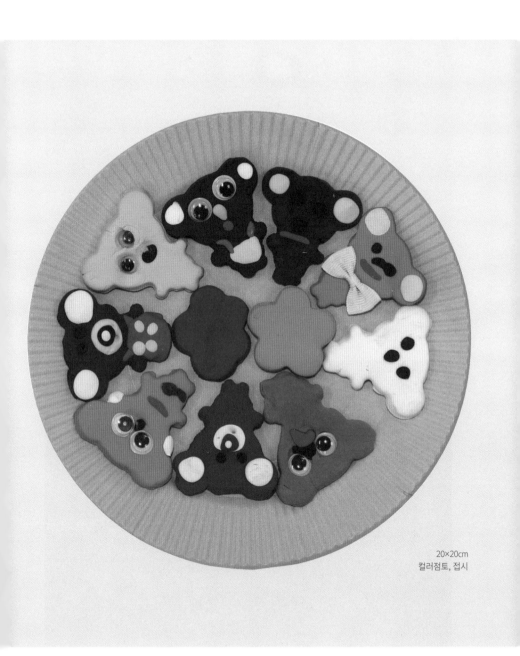

20×20cm
컬러점토, 접시

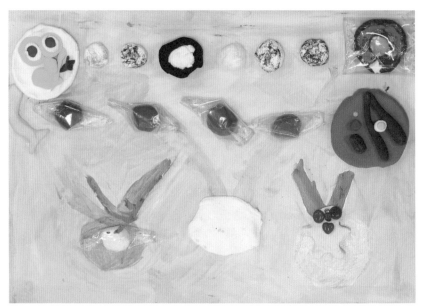

39×27cm, 도화지, 컬러점토, 복합재료

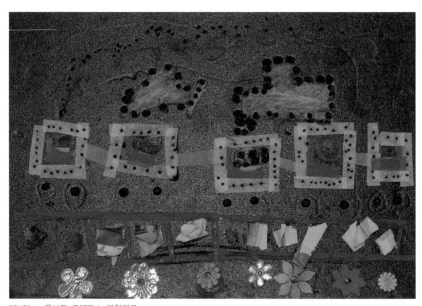

29×21cm, 폼보드, 크레파스, 복합재료

친구들과 음식 나눠먹기

똑똑똑!
맛있는 음식이 가득한 집에 초대됐어요.
친구들 모두 다 함께 춤을 추어요.

6세 전반적 발달지연 아동의 작품입니다. 친구들과 나눠먹을 음식을 정성스럽게 만들고 선생님과 역할놀이를 했습니다. 음식을 실제 모형과 비슷하게 만들면서 정교한 기술을 익히고 소근육 발달에 도움이 되었습니다. 초대 노래와 초대장을 직접 만드는 등의 연계작업으로 다양한 활동도 진행했습니다.

기차

칙칙폭폭 칙칙폭폭
침대 기차가 출발해요.
따뜻한 이불 속에서 구름과 꽃을 보아요.

6세 전반적 발달지연 아동의 작품으로 매체 특성을 익히며 형태를 표현하는 것을 재미있어했습니다. '기차'라는 주제 안에서 과일, 가족, 숫자, 모양 등 다양한 표현을 익혔으며 자기표현의 방법 또한 다양해졌습니다. 원하는 대상이나 관심 있는 형태를 이야기하고 그에 어울리는 매체를 직접 선택해 치료사와 상호작용했으며, 이러한 과정을 반복하자 작업 내용에 대해서 스스로 이야기하는 횟수도 점차 증가했습니다.

뇌건강인지클리닉 미술치료

치매진료센터 뇌건강인지클리닉에서는 경도인지장애(Mild Cognitive Impairment) 어르신들과 함께 미술치료를 진행 중입니다. 기억력 장애나 언어수행의 어려움으로 좌절하거나 의기소침해지기 쉬운 어르신들을 위한 시간입니다. 인지적 능력 향상과 함께 다양한 감각기관의 활성화를 돕고, 색채와 형태 및 공간 경험을 통하여 환경과 사물에 대한 민감성을 유지해줍니다. 또한 숨겨진 창조성을 발휘함으로써 치매 예방과 잃어버린 열정을 되찾는 데 도움을 줍니다.

꽃과 병아리

손에 물감이 닿아요.
구름이 되고, 선인장이 되어요.
병아리가 줄을 지어 어미 닭을 찾아가요.

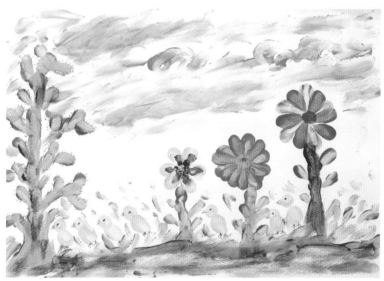

39×27cm
도화지, 수채화 물감

손에 물감을 묻혀 표현하는 활동으로 감각 활성과 이완을 목표로 작업했습니다. 내담자는 손을 도구로 이용하면서 이완의 정서와 아동기 놀이를 하는 것 같은 즐거움을 느꼈습니다. 처음에는 손을 사용하는 것에 낯설어했지만 점차 익숙해지면서 세부 형태를 표현할 수 있었습니다. 빨강, 노랑, 분홍색 꽃을 먼저 그리고 선인장과 노란 병아리 7마리를 그린 후 파란 하늘로 마무리했습니다. 화창한 날 병아리들이 삐악삐악 놀러 가는 동화 같은 풍경입니다.

인생의 씨줄과 날줄

인생의 씨줄과 날줄을 엮어요.
희로애락이 물결을 이뤄요.
보석 같은 시간이 흘러요.

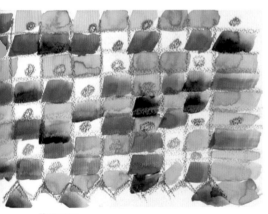

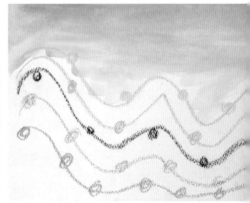

각 39×27cm
수채화지, 크레파스, 수채화 물감

'인생의 씨줄과 날줄' 활동에서는 본인의 인생을 회고하면서 지남력 향상 및 통합을 할 수 있습니다. 단순한 선과 점의 조합으로 인생 여정을 집중해서 표현했으며, 대체적으로 긍정적인 정서가 나타났습니다.

첫 번째 작품은 〈나의 인생은 보석 같았다〉입니다. 어린 시절은 파란색, 젊은 시절은 빨간색, 나이가 조금 들었을 때는 초록색, 지금은 노란색으로 자신의 일생을 표현했습니다. 두 번째 작품은 〈내 인생 일대기〉입니다. 노란색은 어린 시절, 하늘색은 꿈 많던 20대 시절, 검은색은 힘들었던 30대 시절, 다시 좋아졌던 4, 50대 시절은 분홍색으로, 그 후에는 지금처럼 계속 좋았다며 자신의 인생을 회고했습니다. 세 번째 작품은 〈나의 생〉입니다. 삶이 대체적으로 순탄했지만 최근 병치레로 고생했던 때를 검은색 먹구름으로 표현했습니다. 마지막 작품은 〈나의 일생〉입니다. 작업을 통해 과거를 회상할 수 있어 좋다며 그 시절의 추억들을 이야기했습니다.

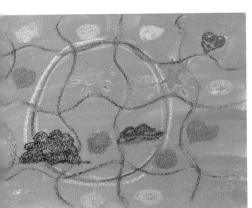
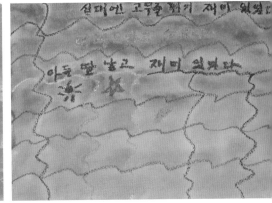

1 | 2 | 3 | 4

백세총명학교 미술치료

초기 치매 진단을 받은 70~80대 노인들의 미술치료 작품입니다. 명지병원 공공의료사업단 산하 백세총명치매관리센터에서는 '백세총명학교'라는 이름으로 지역사회 경도인지장애 및 초기 치매 환자를 대상으로 미술치료, 음악치료, 인지훈련 등의 치매인지재활 프로그램을 운영하고 있습니다. 치매 환자 및 가족의 정신적·신체적·경제적 부담의 완화와 어르신들의 건강 증진과 치매 예방을 목적으로 합니다.

인생길

우리가 걸어온 길마다 반갑게 맞이해준
나뭇잎의 움직임을 기억해보아요.
눈부시게 화려하던 그 날을 생각해보아요.
외롭고 서글펐던 그 날도 생각해보아요.

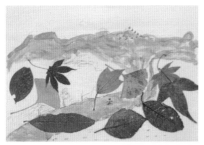

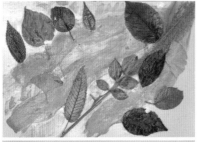

'길'이라는 단어와 '흙'이라는 단어는
우리를 근원으로 돌아가게 하고 자아
를 돌아보게 합니다. 이 작업은 내담
자들의 과거 회상을 도우며 사라진
기억을 회복하게 하고, 삶의 의미를
갖도록 도와줍니다.

첫 번째 작품은 〈혼자서 걸어온 가을
길〉을 표현했고, 두 번째 작품은 〈꿈
의 길〉을, 마지막 작품은 〈한 길을 묵
묵히 걸어온 길〉을 표현했습니다.

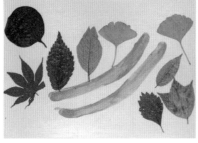

각 39×27cm
하드보드지, 낙엽, 찰흙

시간을 담은 마트료시카

학창 시절에 입었던 새하얀 셔츠를 떠올려보아요.
친구들과 뛰어놀던 집 앞의 버드나무도 생각해보아요.
피난 갔을 때 양철지붕 아래로 떨어지는 물 한 방울을 먹은 기억이 나요.
예전의 나, 지금의 나, 앞으로의 나를 만나보아요.

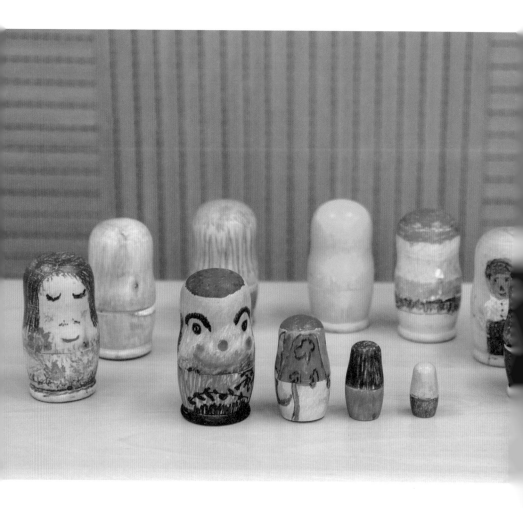

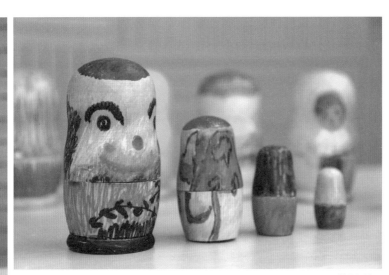

각 5.5×12cm
마트료시카, 크레파스, 매직

자신의 일생을 돌이켜보며 과거를 회상한 후, 이때 떠오르는 이미지와 색감을 표
현해보았습니다. 과거, 현재, 미래를 통합하여 자기를 도출하면서 기억의 자극과
자기 이해의 시간을 보낼 수 있었습니다.

음표(공동작품)

잔잔한 음악과 함께 사포에 만다라를 그려요.
음악과 함께 몰입이 되면서 편안함을 느껴요.

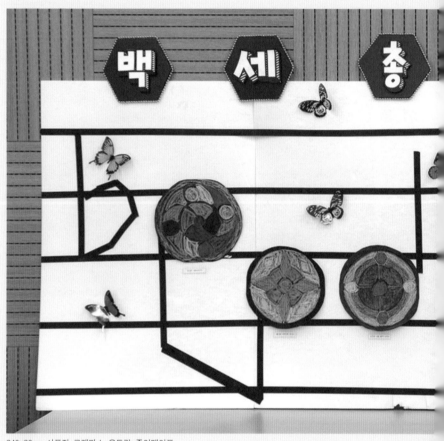

240×90cm, 사포지, 크레파스, 우드락, 종이테이프

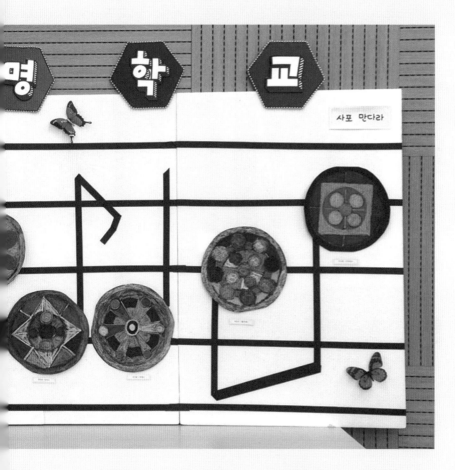

사포 위에 크레파스로 만다라를 색칠하는 활동은 몰입의 경험과 집중력 향상에 도움을 줍니다. 흰 우드락 위에 음표를 표현하는 공동작업을 통해 협동심이 향상되었습니다. 누군가 음악치료 때 불렀던 노래를 흥얼거리기 시작하니 모두가 노래를 흥얼거리며 즐겁게 완성할 수 있었습니다.

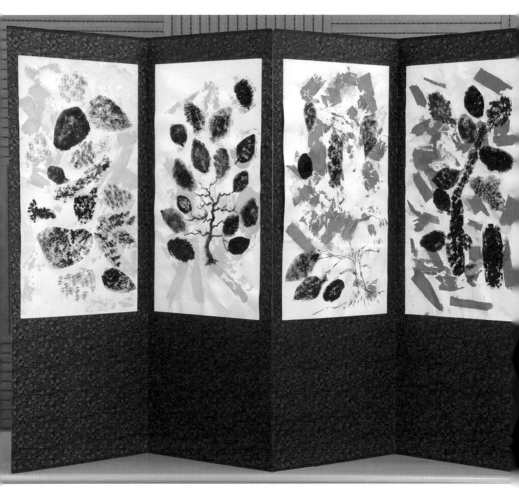

172×105cm
한지, 습자지, 먹물

사계절을 간직한 병풍(공동작품)

시간은 어김없이 지나가요.
나뭇잎에 탁본을 뜨고 계절의 색깔을 담아 시간을 간직해보아요.
아이처럼 맑은 웃음이 가득해져요.
우리에게 행복한 시간이 남겨져요.

이 작업을 통해 사계절의 특성에 대해 인지적으로 생각하고, 습자지를 찢는 퇴행적 행위를 통해 창의성을 발현할 수 있었습니다. 자기 개방에 어려움이 있던 내담자는 이 공동작업을 통해 자기 역할을 수행하면서 상호작용이 증진되고 집단원과 교류할 수 있었습니다.

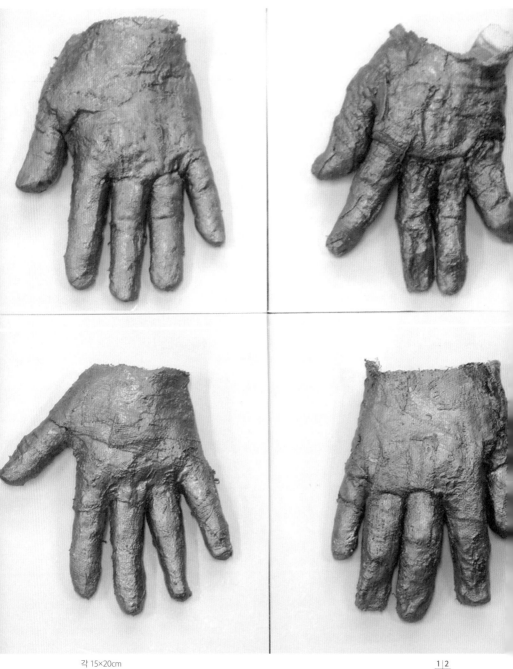

각 15×20cm
하드보드지, 석고붕대, 금색 락커

나의 손

하나 둘, 내 손에 생긴 주름을 보아요.
지나온 세월에 대해 생각해보아요.
고생한 나의 손을 마사지해줘요.
"고마워"라고 말해요.

우리 삶에서 손은 많은 의미를 갖고 있습니다.
손에 로션을 바르며 심신을 이완하고, 지나온 세월을 회상하며
자기 위로와 격려를 통해 자존감을 향상하고자 했습니다.
첫 번째 작품에서는 "내 손은 두툼해서 복스럽게 생겼지?"라며 〈복손〉을 표현했고,
두 번째 작품에서는 "살면서 정말 고생 많았지…"라며
〈부지런한 나의 손, 그동안 미안했다〉는 마음을 표현했습니다.
세 번째 작품에서는 "참 곱게 잘 나왔다. 그동안 열심히 살아왔지"라며
〈열심히 살아온 손〉을 의미하고,
네 번째 작품에서는 "이 손으로 지금까지 먹고살 수 있었어"라는 말과 함께
〈나의 삶을 지켜준 손〉에 대해 표현해보았습니다.

힐링을 위한 창조적 작업

조지연 미술치료사

나에게 그림 작업은 휴식이자 에너지를 충전하는 활동입니다. 그림에 몰입해 작업하다 보면 어느새 마음이 편안해지고 새로운 에너지를 얻게 됩니다.

자작나무 숲

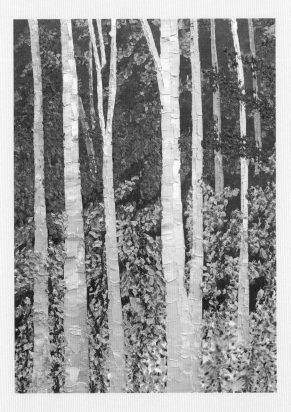

바쁘고 지친
일상을 뒤로하고
무작정 떠난 여행
자작나무 숲이
휴식을 주네요.

45×53cm
캔퍼스, 유화

348

나도 나무처럼

마음이 힘든 날에는 작은 종이에 그림을 그려봅니다.
복잡한 심정을 덕지덕지 표현했는데
어느덧 튼튼하고 풍성한 나무가 되어 있네요.
삭막했던 나의 마음도 나무를 닮아갑니다.

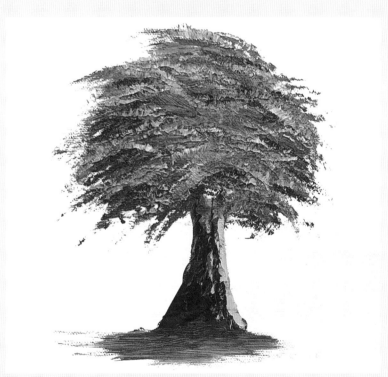

18×20cm, 캔퍼스, 유화

명지병원 예술치유센터

Center of Arts & Healing Myongi Hospital

한국 종합병원 소속의 유일한 통합예술치유센터로 주목받는 명지병원 예술치유센터(센터장-이소영)는 다양한 예술 활동을 통해 환자들의 몸과 마음, 나아가 영혼의 회복과 치유라는 미션을 가지고 2011년 9월에 출범하였다. 예술치유센터는 음악, 미술, 무용동작, 연극 등 4가지 예술 활동을 치료에 접목하고 있으며 대상은 병동 입원 환우(성인/아동), 암 환우, 재활의학과 환우(성인/아동), 정신건강의학과 환우(입원/외래), 신경과 환우(입원/외래) 등을 포괄한다. 이 외에도 지역사회와 연계하여 가정폭력으로 피해를 본 여성과 아동, 인근 지역의 초중등학교 학생들, 고양시 거주 치매 노인들, 시설에 거주하는 성인 중증장애우들에게 다양한 예술치료 프로그램을 제공하고 있다.

명지병원 예술치유센터의 가장 큰 특징은 병원 소속 예술치유센터가 가지는 장점에 기반한다. 한국의 예술치료는 대부분 복지관, 학교, 데이케어센터 등 공공기관에서 제공되고 있어서 병원 의료진과의 유기적 연계가 거의 이루어지지 않고 있다. 이에 비해 명지병원 예술치유센터는 환우들의 질병을 가장 잘 아는 의료진들의 처방으로 예술치료가 의뢰되고 있고 각 환우들의 상태가 병원의 검사 및 진단자료에 의거해서 파악되기 때문에 예술치료사들이 설정하는 치료 목표에서 의료진들과 긴밀히 협의될 수 있다. 또한 그 결과가 EMR 및 컨퍼런스를 통해서 공유되는 등 치료의 시작부터 끝까지 전 과정에서 다학제적 연계가 유기적이고 정기적으로 이루어지고 있다.

다음으로는 환우별 상태에 따른 맞춤형 예술치료가 가능하다는 점이다. 일례로 소아재활에서 발달장애 아동의 경우, 보호자와 환우의 요구needs에 따라 인지 향상이나 정서 안정을 위한 예술치료가 시행된다. 아동의 취향과 적성에 맞춰 연극치료, 미술치료, 음악치료, 무용동작치료를 개별적으로 혹은 동시적으로 시행하면서 전통적 재활치료인 언어 및 작업치료를 보완함으로써 환우 개인에게 가장 적합한 재활치료의 통합적 접근이 가능해진다.

예술치료의 분야

1. 암통합치유센터의 예술치료 프로그램

1) 암 환우 및 완화의료

항암치료나 방사선치료를 위해 내원 및 입원하는 암 환우들을 암통합치유센터의 코디네이터가 연결해주면 이들에 대한 일대일 음악치료가 이루어진다. 이때 대부분 암 환우들이 겪는 심리적 고통과 스트레스를 완화하고 심리적으로 지지해주는 치료가 큰 효과를 얻고 있다. 음악치료에서는 송라이팅과 음악감상 및 연주 활동을 통해 환우들이 자신의 일기나 시, 편지 등을 사용하여 노랫말을 만들고 치료사와 함께 멜로디와 화성을 붙여 자신을 위한 노래를 만든다. 또한 좋아하는 노래를 듣고 악기로 연주하거나 즉흥연주를 통해 암 투병과 연관된 심리적 이슈를 다루며 힐링콘서트에서 시 낭송 또는 노래 부르기 등의 퍼포먼스로 결실을 맺는다.

2) 완화의료와 음악치료

완화의료 환우들의 경우 병원에 입원해서 사별하기까지 평균 3주 정도의 재원 기간을 갖는다. 완화의료 코디네이터는 이 환우들을 예술치유센터와 연결하는 역할을 한다. 음악치료사들은 병실에 방문하여 환우의 상태와 요구에 맞게 음악감상과 간단한 악기 연주, 환자의 종교에 맞는 찬송가 등을 노래한다. 이러한 활동을 통하여 말기 암 환우들은 자신의 인생을 정리하고 잠시 통증의 고통에서 벗어나 심신의 위로와 안정을 찾는 데 많은 도움과 심리적 지지를 받고 있으며, 보호자들에게도 위로와 지지가 이루어지고 있어서 이후 사별가족 음악치료 프로그램과도 연계되고 있다. 또한 음악치료사들과 자원봉사자, 가족들이 참여하여 환우 1인을 위한 가족음악회 형태의 미니 콘서트가 이루어지기도 한다.

2. 재활의학과

1) 성인재활

사지마비 환우들에게 다감각 제공 훈련의 일환으로 시각, 청각, 촉각 등을 자극하는 음악치료가 제공되고 있다. 편마비 환우들에게도 운동 및 인지재활치료의 보완 프로그램으로 음악치료가 제공되고 있다. 또한 언어장애가 있는 재활 환우들에게도 노래 및 호흡 음악치료를 통해 언어치료의 효과를 보완하고 지지해주는 프로그램을 제공되고 있다. 특히 음악치료에서는 뇌신경 손상을 입은 환우들의 전문음악재활치료, NMT\ :sub:`Neurologic Music Therapy`를 받아들여 감각운동훈련\ :sub:`Sensorimotor training`, 말하기 및 언어훈련\ :sub:`Speech and language training`, 인지훈련\ :sub:`Cognition training` 분야에서 환우 특성에 따라 체계적인 중재를 제공하고 재활치료의 새 영역을 개척하고 있다.

2) 소아재활

국내 종합병원 최대 규모에 속하는 40병상의 명지병원 재활의학과 내 소아재활 낮병동 환아들에게 예술치료 프로그램은 특별한 사랑을 받고 있다. 소아재활 낮병동 환아들은 명지병원을 학교처럼 매일 아침에 등원하여 다양한 재활훈련을 받고 집으로 귀가하는 일상을 반복하고 있는데 낮병동 환아의 80% 이상이 음악치료, 미술치료, 연극치료, 무용동작치료 중 한 개부터 네 개의 프로그램을 선택하여 치료받고 있다. 이러한 치료는 재활의학과 전 치료사 및 직원들과 함께 치료 목표에서부터 치료 적용 방법 및 결과까지 다학제 컨퍼런스를 통해 공유되고 상호 검증 과정을 거친다.

소아재활 낮병동 휴게실에서는 월 1회 무료로 소아재활 환아들과 보호자들을 위한 음악치료가 공개적으로 진행됨으로써 치료에 지친 아이들과 엄마들에게 심신의 치유와 위로를 제공한다. 일대일 맞춤치료 외에도 학령기 아동을 위한 사회성 발달 프로그램이 그룹 치료로 개설되고 2~3인의 아동들이 상호작용과 의사소통을 위한 소그룹 프로그램을 이용하기도 한다.

　여름방학 기간에는 재활의학과에서 인근 수영장을 빌려 환아와 가족들에게 무료로 물놀이를 제공하는 '야호, 여름이다'에 참여하여 음악치료사들이 야외에서 체험 음악회를 진행하고 있다.

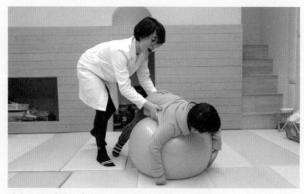

개별 무용동작치료 장면

3. 명지병원 백세총명치매관리지원센터 내 뇌 건강 예술치료

　명지병원은 "청춘 같은 건강으로, 백세까지 총명하게"(백세총명)라는 슬로건하에 치매 예방부터 진행 단계에 따른 적절한 관리 지원 서비스를 체계적·종합적으로 제공하는 백세총명치매관리지원센터를 열었다. 대부분의 치매 노인은 약물중심치료를 받지만 인지기능과 일상생활 능력의 저하를 막기 위한 다양한 비약물치료를 함께 진행한다. 이를 위해 백세총명치매관리지원센터에서는 '백세총명학교'와 '뇌건강인지클리닉'이라는 두 개의 인지재활 프로그램을 운영하고 있다. 주목할 점은 치매 예방 및 뇌 기능 향상을 위해 예술치유센터가 다양한 인지예술치료를 이 두 프로그램에 제공함으로써 인지치료와 예술치료가 유기적으로 결합된 비약물치료가 체계적으로 이뤄지고 있다는 점이다.

1) 백세총명학교

지역사회 주민을 위한 공공의료사업이면서 명지병원의 대표 혁신 프로그램 중 하나로 자리 잡은 백세총명학교는 현재까지 25기(기수당 약 12~13명) 수료생을 배출하였다. 이는 고양시 덕양노인종합복지관과 협력하여 지역적 접근성이 용이한 복지관에 자리를 잡고 매주 2회씩, 두 달간 총 16회기(입학식과 수료식을 포함)로 진행되는 치매 노인을 위한 종합인지재활 프로그램이다. 1회기당 2시간씩이며 2시간 중 첫 1시간은 인지훈련 프로그램으로, 나머지 1시간은 음악 및 미술치료 프로그램이 번갈아 제공된다. 치료 효과를 검증하는 지표로 입학식과 수료식 이후 자가 우울 및 불안 척도와 MMSE, S-IADL, KDSQ 등의 척도지를 환우와 보호자에게 받고 있는데, 치료적으로 유의미한 향상이 이루어지고 있음이 확인되었다.

2) 뇌 건강 인지예술 프로그램

명지병원은 정신건강의학과와 신경과의 협진으로 치매진료센터를 운영하고 경도인지장애 환우들에게 치매 예방을 위한 뇌 건강 인지예술 프로그램의 일환으로 인지훈련, 음악치료, 미술치료로 구성되는 치료를

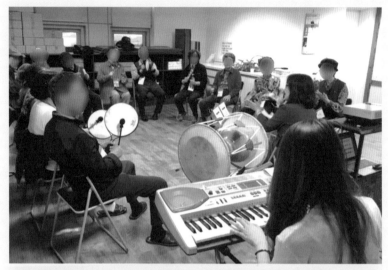

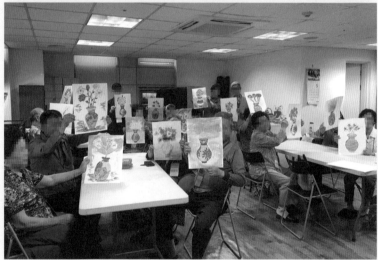

백세총명학교 음악치료(위)와 미술치료(아래) 장면

주 2회 제공한다. 음악치료에서는 집중력 강화를 위한 인지훈련과 정서 및 사회교류 향상에 중점을 두며, 미술치료에서는 인지훈련과 함께 다양한 감각기관의 활성화를 돕고 숨겨진 창조성을 발휘하는 데 목적을 둔다.

4. 정신건강의학과

1) 별마루(정신건강의학과 낮병동)

명지병원 정신건강의학과 낮병동 '별마루'는 낮 동안만 통합적 치료와 재활 프로그램에 참여하는 통원 형식의 입원치료 프로그램이다. 대상자는 조현병이나 기분장애와 같은 재발이 잦은 정신질환자들로 기질성뇌증후군, 불안장애, 정동장애, 공황장애, 강박장애, 불면증, 알코올의존증, 사회공포증 및 대인공포증, 우울증 환우 등이다. 정신건강의학과와 예술치유센터가 연계되어 별마루 환자들에게 그룹 치료를 진행하고 있다.

2) 해마루(정신건강의학과 폐쇄병동)

정신과 폐쇄병동에 입원한 환우들에게 입원기간 동안 다양한 예술치료 프로그램이 이루어진다. 음악치료, 미술치료, 연극치료가 시행되고 있어서 주당 총 3회의 예술치료 프로그램이 그룹 치료로 제공된다. 환우들은 자신의 요구에 따라 1개에서 3개까지 원하는 예술치료 프로그램을 선택해서 이용할 수 있다.

3) 외래

양극성 장애나 우울증 및 사회공포증 등 다양한 정동장애 환우 중 의사의 처방하에 음악치료 및 미술치료가 이루어진다. 환우들은 자신이 원하는 예술치료를 선택하여 주 1회 외래로 내원해서 짧게는 3개월에서 길게는 1년여 동안 꾸준히 예술심리치료를 받는다. 또한 원하는 환자들에게는 사이코드라마를 비롯한 연극치료도 제공된다.

5. 소아병동

어린이날, 성탄절과 같은 특별한 절기나 명절에 소아과 의료진, 간호사들과 함께 특별 이벤트와 작은 음악회를 준비하여 환아들과 보호자들에게 심신의 위로를 제공하고 있다.

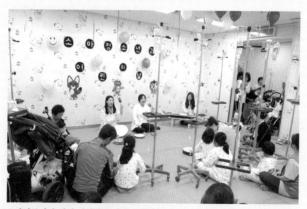

소아병동에서 열린 어린이날 작은 음악회

6. 여성쉼터 장기입소시설 대상자 및 인근 초중등학교

가정폭력으로 여성쉼터 시설에 입소해 있는 여성과 자녀들에 대한 심리치료의 일환으로 한 가정에 평균 12회기의 음악치료가 이루어지며, 엄마와 자녀가 함께 와서 각각 음악치료를 받는다. 이들은 대체로 우울

과 불안 및 분노 지수가 높고 자존감이 매우 낮은데, 치료 종결 후 심리
검사 결과 우울·불안·분노 지수가 낮아지고 자존감이 향상되는 결과를
보였다.

　지역사회를 위한 공공의료사업의 일환으로 인근의 초중등학교와 복
지관의 데이케이센터에서 돌보는 노인들과 장애 청년들에게 출장방문
을 통하여 다양한 예술치료를 제공하고 있다.

7. 요한의 집 예술치료

　명지병원은 강화도 소재의 '우리마을(촌장-김성수 전 대한성공회 대주교)'
에 위치한 발달장애우 거주시설 요한의 집과 MOU를 맺고 장애우들에
게 정신건강의학과 진료와 건강검진을 비롯한 의료케어서비스를 제공
하고 있다. 예술치유센터 주관으로 7명의 장애우들이 매달 병원을 방문
하여 뉴호라이즌힐링센터에서 다양한 그룹 예술치료를 받고 있다.

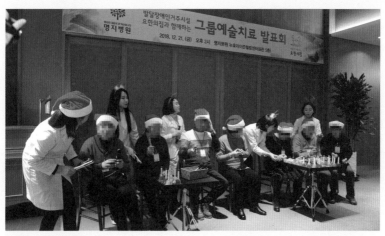

요한의 집 발표회 장면

8. 예술치유 페스티벌과 힐링 콘서트

명지병원예술치유센터는 1년에 평균 6회 정도 환우와 보호자 및 지역주민을 위한 힐링콘서트를 무료로 개최하고 있다. 그 종류도 다양하여 환우와 의사들이 함께 무대에 참가하는 환의콘서트, 병실과 병동으로 찾아가 환우들의 침실 옆에서 음악을 들려주는 베드사이드콘서트 Bedside concert, 전문 음악인들이 자원봉사로 음악회를 참가하는 재능기부콘서트, 미니힐링콘서트 등 다양한 형태의 콘서트가 제공되고 있다. 암환우, 소아재활 환아, 명지병원 임상교수들로 구성된 닥터스힐링콰이어 Doctors Healing Choir, 세종솔로이스츠를 비롯한 전문연주단체 등 다양한 구성원들이 명지병원의 힐링콘서트에 참여하여 매회 치유와 위로의 향연을 감동적으로 펼쳐내고 있다. 이외에 가족의 달이라 불리는 5월에는 환우들의 미술작품들이 전시되는 미술심리치료전시회와 체험마당, 힐링콘서트가 함께 열리는 예술치유 페스티벌이 해마다 개최된다. 12월에는 송년과 성탄의 의미를 담는 성탄음악회가 병원 직원과 입원 환자들을 대상으로 성대히 열린다.

또한 뉴힐하우스콘서트에는 총 15회의 명창명인열전을 기획하여 안숙선, 황병기, 이생강, 신영희 등 국보급 인간문화재들과 명창명인들이 출연하였다. 또한 국내 유수의 챔버오케스트라 '조이 오브 스트링스(감독-이성주 한예종 교수)와 함께하는 특별한 초대'라는 새로운 하우스콘서트를 기획하여 소아 장애우, 성인 장애우, 치매 노인, 암 환우, 정신지체 장애우 등의 환자들을 초청하는 새로운 형태의 하우스힐링콘서트도 진행될 예정이다.

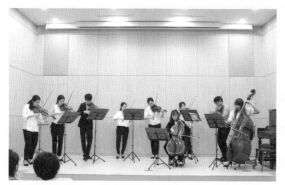

조이 오브 스트링스(Joy of strings-이성주 예술감독)

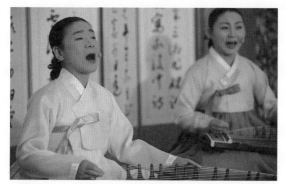

뉴힐하우스콘서트 명창명인열전 안숙선 명창

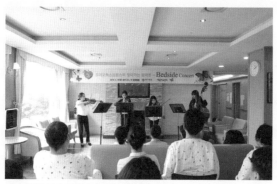

베드사이드콘서트-정신건강의학과 폐쇄병동 해마루에서 조이 오브 스트
링스의 찾아가는 음악회

길과 집*

작사 노혜경 / 작곡 이건용

바람 거센 고단한 길 위에
우리가 집 하나 지어놓으면
새들이 와서 살아주겠지
모래처럼 팍팍한 이 세상
우리가 일구어 꽃밭을 만들면
벌레들 와서 살아주겠지
아침마다 이슬로 목을 축이고
저녁이면 노래도 불러주겠지
가을이 오고 겨울이 오면
날개에 날개를 묻고
얼굴에 얼굴을 비비며
머지않은 봄날의 꿈을 꾸겠지
날아오를 푸르른 하늘을 보겠지
지으리라 길 위에 집 하나
이 세상 온갖 근심과 걱정을
우리가 모두 짐 질 수 없지만
막으리라 없게 하리라
병든 서러움 서러운 아픔
없게 하리라 막으리라

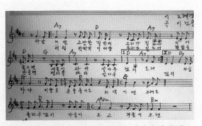

명지병원 병원가를 작곡한 이건용 선생의 자필 악보

---

* 명지의료재단 이왕준 이사장의 설립정신을 반영한 병원가로서 인천사랑병원과 명지병원에서 불리고 있다.

저 자 소 개

이 소 영 명지병원 예술치유센터장

서울대학교에서 피아노와 음악학을 전공한 후 한국학중앙연구원에서 한국음악학으로 박사학위를 취득하고 연구교수로 재직했다. 숙명여자대학교 음악치료대학원에서 음악치료 전문가 과정을 수료하고 명지병원 예술치유센터에서 음악, 미술, 무용동작, 연극이 유기적으로 결합하는 예술치료 프로그램을 운영하고 있으며, 50여 회의 치유콘서트와 예술치유 페스티벌을 진행 및 총괄하고 있다. 백세총명학교 교장으로서 음악치료를 담당하고 있고, 이데일리 문화대상 심사위원, 한국음악치료학회 정회원, 한국연극예술치료학회 이사로 활동 중에 있다. 저서로는 《나는 다르게 듣는다》, 《생존과 자유-이소영의 음악비평》, 《한국음악의 내면화된 오리엔탈리즘을 넘어서》, 《백세까지 총명하게-뇌 건강 인지예술치료》, 《20세기 한국음악의 혼종적 음악하기-신민요를 중심으로》 외 수십 권의 공저서가 있으며 논문으로는 〈인지기능이 저하된 환자에서 그룹 음악치료가 정서 및 일상생활능력에 미치는 영향〉, 〈The Effectiveness of Music Therapy on Cerebral Palsy Patients Receiving Rehabilitation Treatment〉 외 다수가 있다.

주 지 은 명지병원 음악치료사

숙명여자대학교 음악치료대학원 석사 및 박사학위를 취득하였고, 명지병원 예술치유센터 음악치료사로 주로 소아재활 환아를 담당하고 있다. 명지대학교 사회교육대학원 음악치료학과 객원교수를 역임했고, 숙명여자대학교 음악치료대학원 초빙대우교수로 재직 중이며, 한국음악치료학회 실행위원으로 활동 중에 있다. 대표 저서로는 《유아를 위한 음악치료의 이론과 실제(공저)》, 대표 논문으로는 〈산모의 노래 중재가 고위험 신생아의 신체사정지수와 산모의 정서변화에 미치는 영향〉이 있다. 또한 등단하여 동화작가로 활동 중이며, 따스한 쉼을 주는 한 그루의 나무가 되고자 한다.

권 소 현 명지병원 미술치료사

동국대학교 문화예술대학원에서 미술치료 석사학위를 취득하였으며 현재 명지병원 예술치유센터 미술치료사로 근무 중이다. 미술교육 현장에서 다양한 기법과 활동을 연구하고 심리학에 관심을 가지면서 자연스럽게 미술치료의 길로 들어섰다. 특수학교 방과 후 미술 강사로도 활동하고 있으며, 병원뿐만 아니라 학교, 지역아동센터, 양로원 등 지역사회에서 위로와 소통이 필요한 이들을 공감하며 도움을 주기 위해 다방면으로 노력하고 있다.

김 유 미 명지병원 음악치료사

숙명여자대학교 음악치료대학원에서 임상음악치료 석사학위를 취득하였다. 명지병원 예술치유센터에서 인턴 과정을 마치고 현재 음악치료사로 근무 중이며 소아재활 환아를 담당하고 있다. 또한 한국음악치료학회 정회원으로 활동하고 있다. 재활과 더불어 심리적·정서적으로 어려운 이들이 음악을 통해 신체가 건강해지고 마음이 치유되는 데 도움이 되고자 노력하고 있다.

박 안 나 명지병원 음악치료사

숙명여자대학교 음악치료대학원에서 석사학위를 취득하였다. 명지병원 예술치유센터 인턴과정을 거쳐 현재 음악치료사로 근무 중이며, 소아재활 음악치료와 뇌건강인지클리닉 음악치료 프로그램을 담당하고 있다. 여러 아동들을 만나며 재활뿐만 아니라 정서적으로도 즐거움을 주기 위해 노력하고 있다. 한국음악치료학회 정회원으로 활동 중에 있으며, 재활치료 분야에 관심이 있고 다학적으로 접근하기 위해 현재 언어치료를 공부하고 있다.

배 미 현 명지병원 음악치료사

미시간주립대학교 음악치료 박사학위와 숙명여자대학교 음악치료 석사학위를 취득했다. 숙명여대 음악치료센터 음악치료사, 미시간주립대학교 음악치료클리닉 임상수퍼바이저로 근무했으며 GIM 한국심상음악치료학회 회장직을 수행했다. 현재 명지병원 예술치유센터 음악치료사, 한세대학교 일반대학원 음악치료전공 겸임교수로 재직 중이다. 미국 Atlantis Institute for Consciousness and Music 소속 트레이너로 국내에서 심상음악치료 훈련을 시행하고 있다. 심상음악치료 임상가$_{FAMI}$로 성인 정신과 환자에게 음악치료를 제공하며 신경재활음악치료사$_{NMT}$로 성인재활치료를 하고 있다. 한국음악치료학회 실행위원, 한세음악임상학회 부회장으로 활동 중이다.

엄 수 진 명지병원 연극치료사

서울대학교 화학과와 사법학과를 졸업하였고, 용인대학교 예술대학원 연극치료 석사학위를 취득하였다. 여러 곳의 정신건강보건센터와 학교, 데이케어센터에서 만성정신질환자, 부적응 학생, 치매 노인 등과 치료 작업을 해오고 있으며, 현재 명지병원 예술치유센터에서 연극치료사로 근무하고 있다.

이 정 미 명지병원 무용동작치료사

명지대학교 사회교육대학원에서 무용동작심리치료 석사학위를 취득하였으며 중요무형문화재 제79호 발탈 이수자이자 대한무용/동작치료학회의 이사로 활동하고 있다. 현재 명지병원의 예술치유센터에서 무용동작치료사로 재직 중이며 주로 소아재활 환아를 위해 일하고 있다. 그 밖에도 유치원과 초중고에서 심리치료뿐만 아니라 심리교육 및 폭력예방 프로그램을 진행하고, 파킨슨 환자나 치매 노인들을 위한 무용동작치료 프로그램 개발을 위해 노력하고 있다.

임 정 희 명지병원 음악치료사

숙명여자대학교 음악치료대학원에서 석사학위를 수료하였으며, 명지병원 예술치유센터 인턴과정을 거쳐 현재 소아재활 음악치료사 및 행정 실무를 담당하고 있다. 예술치유센터 내 치료진 간의 협업뿐만 아니라 병원 내 의료진들과의 다학제적인 협업이 유기적으로 이루어질 수 있도록 힘쓰며, 뉴힐하우스콘서트 등 원내 다양한 음악회를 지원하며 보람을 느끼고 있다. 한국음악치료학회 정회원으로 활동 중에 있으며, 아이들이 음악을 통해 자신에게 주어진 삶의 기쁨을 충분히 누릴 수 있게 돕는다는 비전을 가지고 매 순간이 소중한 경험이 되기를 소망하며 이들과 함께하고 있다.

장 문 정 전 명지병원 음악치료사

숙명여자대학교 음악치료대학원에서 석사 및 박사수료를 하였으며 심상음악치료사 FAMI, 성악심리치료사 AVPT라는 작은 특별함으로 환우들을 만나고 있다. 주로 심리적 문제를 가진 청소년 및 성인들과 함께 하고 있으며 숙명여자대학교 음악치료센터와 명지병원 예술치유센터 음악치료사로 근무했다. 음악을 통해 내담자와 동행하며 진심을 담아 사는 삶을 꿈꾸는 음악치료사로 살고 있다. 현재는 임상 외에 숙명여자대학교와 경기대학교에서 학생들을 가르치며 음악으로 행복한 삶의 순간을 더하고 있다.

조 지 연 명지병원 미술치료사

동국대학교 문화예술대학원 미술치료 석사 학위를 취득하고, KMK색채연구소에서 색채 및 퍼스널 컬러 전문가, Michel Dumas에서 Maquillage 과정을 수료하였다. 현재는 명지병원 예술치유센터에서 정신건강의학과 및 소아재활 환우들에게 미술치료를 하면서 한국통합미술치료학회 이사로 활동 중이다. 직장인들을 위한 색채교육 및 미술치료 워크숍, 초등학교 아동 미술치료 및 부모 교육, 교사들을 위한 아트 힐링 워크숍, 성인을 위한 '색채 앤 아트 힐링 워크숍' 등 다양한 대상에게 색채 및 미술치료를 진행하고 있다. 대표 논문으로는 〈집단미술치료가 청각장애아동의 주도성과 사고유연성에 미치는 영향〉이 있다.

그 마음, 예술로 위로할게요

책임기획 이소영, 주지은
지 은 이 명지병원 예술치유센터
펴 낸 날 1판 1쇄 2019년 5월 13일
펴 낸 이 양경철
편집주간 박재영
진   행 강지예
디 자 인 박찬희

펴 낸 곳 힐링앤북

발 행 인 이왕준
발 행 처 ㈜청년의사
출판신고 제2013-000139호(2013년 5월 10일)
주   소 (04074) 서울시 마포구 독막로 76-1(상수동, 한주빌딩 4층)
전   화 02-3141-9326
팩   스 02-703-3916
전자우편 books@docdocdoc.co.kr
홈페이지 www.docbooks.co.kr

저 작 권 명지병원 예술치유센터, 2019

ISBN 979-11-950453-6-5 (03510)